中医传承:脉学天髓丛书

医灯续焰

平脉辨证一书就够,
脉方相应驾轻就熟。

明·王绍隆 辑著

清·潘邓林 增注

陈家旭 主校

李晓娟 白晓晖

严志祎 赵方舟 协校

中国中医药出版社

·北京·

U0307898

图书在版编目（CIP）数据

医灯续焰 /（明）王绍隆辑著 . —北京：中国中医药出版社，2017.4
ISBN 978-7-5132-2751-3

Ⅰ . ①医… Ⅱ . ①王… Ⅲ . ①脉学—中国—明代 Ⅳ . ① R241.1

中国版本图书馆 CIP 数据核字（2015）第 208053 号

中国中医药出版社出版

北京市朝阳区北三环东路 28 号易亨大厦 16 层
邮政编码 100013
传真 010 64405750
廊坊市晶艺印务有限公司印刷
各地新华书店经销

开本 710×1000 1/16 印张 17 字数 312 千字
2017 年 4 月第 1 版 2017 年 4 月第 1 次印刷
书号 ISBN 978 – 7 – 5132 – 2751 – 3

定价 39.00 元
网址 www.cptcm.com

如有印装质量问题请与本社出版部调换
版权专有 侵权必究

社长热线 010 64405720
购书热线 010 64065415 010 64065413
微信服务号 zgzyycbs

书店网址 csln.net/qksd/
官方微博 http：//e.weibo.com/cptcm

淘宝天猫网址 http：//zgzyycbs.tmall.com

校注说明

《医灯续焰》作者王绍隆，明代医家（1565-1624 年）。名继鼎，号负笈先生，原籍徽州，后徙居武林（今浙江杭州）。世代业医，与名医卢复过往甚密。收徒甚多，王氏教学得法，颇得好评。其医论由其徒潘楫所著之《医灯续焰》所阐述，而其有关本草之见解，亦在倪朱谟氏之《本草汇言》中所登录。

《医灯续焰》为脉学著作。二十一卷。初刊于1652 年。取崔嘉彦《四言举要》（明·李言闻删补改订本）予以注释。注文多据《内经》《难经》《伤寒杂病论》《脉经》，以及张洁古、刘完素、朱丹溪、李东垣等诸家学说。并能联系各科病症，阐述脉理、治法，内容比较详备。此次整理是以中国中医科学院图书馆藏清顺治九年刻本为底本，以《中国医学大成》本为校本校注而成。

点校说明

本书在校勘过程中遇以下情况处理原则为：

1. 凡书中的异体字，均保留原字，不予修改，并于页下加注。

2. 书中凡出现"藏""府"表"脏""腑"之意时，均改为"脏""腑"；"鬲"表"膈"之意时，径改之，不予标注说明。

3. 书中凡写"舌胎"之处，均保持原貌，不予修改。

4. 书中句读标点遵循现今通行之汉语标点，不予标注说明。

5. 凡书中出现"按"处，均在"按"字后加以"："，不在标注中说明。

6. 因本书由竖排版变为简体横排版，书中凡出现"右""左"表上下文时，均改为"上""下"。

由于时间仓促，书中难免存在纰漏，敬请广大读者提出宝贵的意见，以便再版时修订提高。

校注者

陈 序

武林城之东偏，曩有贤者出于其间，曰绍隆王先生。其为人也。朴遫[1]迟重，人莫知之。敝冠穿履，参绍觉师。师心知其贤。已而得道，遂发灵兰金匮之藏，尽其术，皆解验之。其治病也，划然无疑难矣。先生没而道大行。潘翁邓林，乃其大弟子也，以故城东有潘氏之学。数年以来，翁道日隆，望日重，而翁必嗛[2]然曰：嘻！此吾王先生之教也。着脉及证数万言，啜叶者众，而翁必退然曰：嘻！此吾王先生之教也。人以此贤潘氏，求为弟子者惟恐后。仆观自古师弟之间，盖难言之。自马融大儒，不能不疑其弟子康成；而吕步舒，或不知其师书。况夫士无贤不肖，入朝见嫉；女无美恶，入宫见妒。美好者，不祥之器。秦太医李醯之事，岂必不见于门下哉？而翁终身不忘其师，诸弟子事翁益谨。取黄帝、扁鹊脉书，及近世来诸名家，条分缕析，讲习不倦。翁之所以教弟子，如王先生之于翁；而弟子之事翁，一如翁之所以事王先生，可不谓难耶？夫翁生平诚长者，其神术若长桑、阳庆，固不待言；乃诸子以魁杰之才，丘园之秀，厌弃章句，敝屣功名，而心切向往，如七十子之事孔子。此非翁之道德殊妙，能致是哉？仆于是尤有感焉。士处斯世而全性命，亦极难耳。以谯玄之术数而难免，以李业之志节而难免，以左慈之幻术而难免，以霍原之教授而难免。翁与弟子，治其方书，与物无害，与人无争，亦可谓高蹈君子，质有其文矣。此尤仆所慨叹以为不可及者。岁在执徐，翁春秋六十，适《医灯》一书告竣。仆乐

---

① 遫：(chì) 开；张。

② 嗛：(qiān) 通"谦"。

得而读之。其网罗群有，剖析毫芒，至矣；而犹不敢自名一家，比于诠注。翁学之富，技之精，志之谦，此岂末学浅术所能测其堂奥哉。间者蒋子介眉属予言，因遂述其师弟源流之义，以为翁寿，即以为此书之序。然则翁之所以寿世者，其又在是也夫。

四明陈朝辅燮五氏谨序于西泠之不系舟

潘　序

　　予素不谙医，尝从二三知己后，讲论切磋，粗闻大义，乃知其道与易通，最精微，亦最易简也。近世业医家，源流弗彻，好为奇诡之说以欺人，而其惝恍支离，误人滋甚。宗人邓林子，沉心此道，博综深思。寂寂东城水竹间者，数十年，不藉人知而知藉甚。申酉后，文人墨士，疏笔砚，弃制举，皆负笈邓林之门。邓林初与抉《素问》阴阳生化之奥，晰《灵枢》经脉俞节之微；次辩越人之《难经》，探仓公之断案，阐仲景，论叔和，以及河间、洁古、东垣、丹溪等。诸家异同之说，皆有以究其本而折其衷。座下数十辈，率一时名流，虑无不洞开心胸者。最后，乃取紫虚真人所纂《四言举要》而节解焉。因脉及证，因证及方。举从前所阐《灵》《素》诸家之要，尽融会于平实切近之中，使读者见如指掌，此所谓最精微、最易简也。以为菽粟即菽粟，以为珍奇即珍奇。彼偏僻诡诞，欺人误人者，视之竟何如耶？书成，更名《医灯续焰》。藉此一续，而后得以普照十方。其功德于后世者，又何可纪极。邓林意萧淡，不屑屑逐声利。视诊之余，即闭户垂帘，觞咏以自乐。其高致如此。吾友张卿子，玄湛渊微，覃精易理，与邓林隔水而居。两家门人，无少别异，问难和衷，相长相益。一时相传为艺林盛事，而予亦得数过从聆闳论焉。呜呼！若邓林者，进于道矣，技云乎哉。

壬辰初夏宗末之洪谨序

自　叙

　　绍隆王先生者，楫之受业师也。楫童年即知之。万历壬子夏，有同盟朱仲修相引，乃负笈先生之门。先生与楫同里，相去仅百武。以故朝暮随从，风雨无阻。先生盖未尝暇豫倦教也。先生初命楫读《灵》《素》，次《本经》，次《难经》，次《伤寒论》，次《金匮》，次《脉经》。随读随讲。不升座，不据席，不作学究态。及其兴到理融，口言心应。开阖也，升降也，方圆也，动静也，上下之感应也，左右之往来也，拆之则千，熔之则一。卷舒六合，搏弄五行，真令花落空中，风生座上。愚如楫者，亦隐隐跃跃，有瞻前忽后景象。先生岂常人也哉。先生少孤，早弃学。于经书义理，漠不相入。传家医业，坐此而废。虽常以此为邑邑，然亦相安于无可奈何。已弱冠，听讲于土桥绍觉师。师悯其钝朴，指令求慧。先生乃发愿拜清净，三年如一日。忽心中若初燃之灯，乍明乍暗。久之，觉灯光渐大，灯焰渐高。试一开卷，便能解，非复畴昔之茫然矣。自此日明一日，即大乘中秘、义理幽玄之书，皆若焚山照渚，水陆现形，一无逃遁者。先生道业因之尊崇，家声藉以振起，益信先生之非常人也。先生西归，仅五十有九。时为天启甲子之二月，迄今三十年所。及门者，亦复凋谢殆尽。楫老矣，欲述其指授，愧非游夏之才；不述，又无以毕先生之志。会庚寅夏日，偶及门有以崔氏《脉诀》索讲者。读之良备，因用为张本，下以先生平日所教者注解之，而后附以方。命曰《医灯续焰》，意谓挑灯而续其焰耳。若曰即此是灯，则吾岂敢？先生于楫，名则师生，情同父子。受恩罔极，图报无从。尝欲作一传，以表先生之才异，每苦无因。今本编注成，先后翻阅，皆本先生胸臆，故不敢僭为己有。叙表于首，以充作传之意。

不肖潘楫叙

潘隐君邓林先生传

隐君姓潘氏，名楫字硕甫，一号邓林。先世三川人。自中允公某，扈建炎皇帝跸，因家武林。十六世传至君。虽不仕，少以孝弟闻闾里。及壮，博学有经世才，负大略。遭时丧乱，遁迹城隅，德益高。东南人士，师尊之，至不敢名且字，皆曰邓林先生。先生父云乔公丈，夫子四举，先生最后。三兄走通邑大都贾。云乔公经营先生就外传，不令知生产业。先生移瞬辄诵如宿习。发甫燥，一日忽请云乔公曰：兄也牵车，有弟不能代。兄奉甘旨硕劳，大人为儿藋肉浆酒谋。卜商氏何人哉？事父母能竭其力，未学谓学。儿质下中，颇及效仲由负米故事，即百里犹膝下耳。会延教授余杭溪南者，束修之肉不缺供。与三兄洗腆，分庆伏腊，雍雍如也。云乔公绝怜爱之。念佳儿须卜佳妇，议先生婚。定情已协告。先生长跪阿母前，作婴儿啼，不欲遽受室，割养妻子。迫迟久婚成，先生孝道愈不衰。云乔公素倜傥多奇，鄙小儒章句学。顾盼诸子，惟先生神似。先生配徐孺人卒。继配杨孺人，尤健持门户。与先生执子妇礼，足娱两老人堂上。云乔公遂决策命先生游，观先生胆智。先生亦内顾少慰，从张将军建闻粤东焉。当是时桢朝乱起，所在群盗蚁屯蜂合，不可爬梳。粤峒獠窥伺蠢动。先生角巾乌衣，以如意指麾方略，出奇捣渠。渠一鼓夺隘，余莫敢仰视，争牛酒下先生。先生功还闻帅。归省亲，柔声怡容，仍一孝子，无赫赫功见颜面也。云乔公侦知大喜，语杨孺人曰：若真吾儿。我家安仁。三十年一进阶，郁郁着闲居赋，何如此儿差快人意。复命先生往。先生窃见父母饮啖减畴昔，心忧之。诡言候张将军骑吏来同发。已而云乔公夫妇同夕逝。先生号血数斗，伟躯者骨立矣。丧毕复游粤。张将军执先生手，如两臂复完。流氛猘甚，张迁转去粤，深入败没。先生病不与俱，且见事势多不可为，还里门。自拟清凉居士，卖药都市中。厥后天下大定，交游多至大官，欲举先生于朝。先生掉头不悦，坐医隐，人以伯休目之。自壮及耄，凡受业先生者，数百辈。观其器宇，即识为潘门弟子。有以医从先生游，饮上池照，不失尺寸。知先生者曰：先生寄志于医。盖以兄西怀君善病，先生体阿母志，往师王绍隆。不但烧须灼艾，终日夕视脉和药必精，故通于神明。如此三兄先先生死。未亡暨藐遗孤，悉就先生。生分哺，死归葬。又其常行，无足异者，所著书多可传。诗文落落有高致。年七十四，寿终于家。往岁予疾濒殆，先生方寸匕起之。日一笋舆过余，只鸡尊酒，谈宴欢甚。观先生饮户第一，酡颜俨红玉，与人坐春风中，知其有隐德者。其子杓灿、苍与，皆邑知名士。苍与早夭。杓灿敦伦尚节，慨有父风，而才尤隽爽，光大先生门户未艾。先生没后三年，与余游交最善。蒋苕曰：先生非隐者也，而德以成其隐，时会然也。身不及显，其子欲无显得乎？惟孝友于兄弟，效奇幕府，晚晦迹于方书，是亦为政焉。乃或父子相戾，亲兄弟争钱财，亦独何哉。

目录

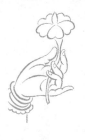

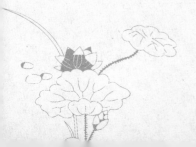

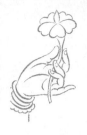

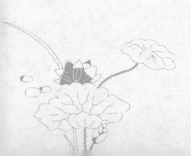

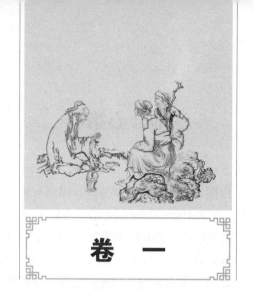

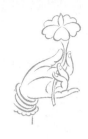

卷 一

血脉隧道第一

脉乃血沠[①]，气血之先，血之隧道，气息应焉。

水自源而分流曰沠。合分起伏，道各井然。人身之血，犹夫水也。血中之脉，犹夫沠也。通则水源活，脉通则气血行。气也，血也，其在于人身，浑沦条析，非一非二。设经脉不先为流转，则潜行默运之机碍矣。呴濡守使，又安望其各尽乃职耶。《难经·二十二难》曰：气主呴之，血主濡之。《素问·阴阳应象大论》曰：阴在内，阳之守；阳在外，阴之使。隧道，即经脉也。言其在血中，精密隐隧，自成一道。《灵枢·营气》篇云：营气之道，内谷为宝。谷入于胃，乃传之肺。流溢于中，布散于外。精专者，行于经隧。营出中焦之义了然。《灵枢·决气》篇云：中焦取汁，变化而赤，是谓血。壅遏营气，令无所避，是谓脉。壅遏犹言拥捆，使入隧道，而无别道可避也。《灵枢·卫气》篇云：其精气之行于经者为营气。《灵枢·营卫生会》篇云：中焦亦并胃中，出上焦之后。此所受气者，泌糟粕，蒸津液，化其精微，上注于肺脉，乃化而为血。以奉生身，莫贵于此，故独得行于经隧。合诸篇论观之，乃知血为总名，而脉则指营气流行不息之道耳。若与血二，实无有二。然非呼吸，不能流行，故曰气息应焉。仲景《平脉》篇云：呼吸者，脉之头也。又，《灵枢·动输》篇云：其行也，以息往来。

---

① 血沠（gū）：沠，古代水名，代指水流。血沠，指血流。

法地合心第二

> 其象法地，血之府也，心之合也，皮之部也。

天阳地阴，气阳血阴。人之脉，以血为体，固当配地。然观其上下周匝，出入脏腑，联络贯通，起伏交会，一如大气之行于地中。故地有脉而山川秀丽，人有脉而形体安全。象之吻合，莫有肖于此者。故曰其象法地，能再因其象而取法焉。则吾医之识脉，与堪舆之寻龙，无二义也。府者，藏也，聚也。隧道乃精专所注，故为血之府。充遍人身，应夏火之气。中焦变赤，得正南之色，故为心之合。肺主皮毛而朝百脉，如部落然，故为皮之部。《素问·五脏生成》篇云：心之合脉也，其荣色也。又《六节藏象》篇云：心者生之本，其充在血。肺者气之本，其充在皮。又，《五脏生成》篇云：诸血者皆属于心，诸气者皆属于肺；又，《平人气象论》云：脏真高于肺，以行营卫阴阳。又《经脉别论》云：脉气流经，经气归于肺。肺朝百脉，输精于皮毛。毛脉合精，行气于府。

始生营卫第三

> 资始于肾，资生于胃。阳中之阴，本乎营卫。

营者阴血，卫者阳气。营行脉中，卫行脉外。肾为十二经脉之根，故曰资始。胃乃生化之源，故曰资生。肾之与胃，盖有先后天之分焉。《灵枢·经脉》篇云：人始生，先成精，精成而脑髓生。骨为干，脉为营，筋为刚，肉为墙，皮肤坚而毛发长。谷入于胃，脉道以通，血气乃行。此即资始资生之注脚也。所谓阳中之阴者，盖本乎营卫耳。营者营运于中，卫者护卫于外。营为阴血，行脉之中，入隧道也。卫为阳气，行脉之外，不入隧道也。

气动脉应第四

> 脉不自行，随气而至。气动脉应，阴阳之谊。
>
> 气如橐籥，血如波澜。血脉气息，上下循环。

气，阳也。血，阴也。阳主动，阴主静。脉之行也，必气为之先。气行则血行，气动则脉动。阴阳相应而不相失，如交谊然。橐，圈囊也，无底之器。

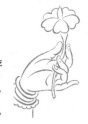

篇，管也，有孔之物。夫阳气之自顶至踵也，虽固护于外，无间隔于中。其游行出入，溪谷募腧，又各有窍穴，故如囊如篇。波，微浪也，涌，叠而前。澜，回澜也，旋涡而返。血之在气中也，陇涌流行，亦复回环灌溉，故如波如澜，若合若分，互为体用。周流上下，无始无终，此则循环之义矣。

寸口大会男女定位第五

十二经中，皆有动脉。惟手太阴，寸口取决。

此经属肺，上系吭嗌。脉之大会，息之出入。

一呼一吸，四至为息。日夜一万，三千五百。

一呼一吸，脉行六寸。日夜八百，十丈为准。

初持脉时，令仰其掌。掌后高骨，是谓关上。

关前为阳，关后为阴。阳寸阴尺，先后推寻。

心肝居左，肺脾居右。肾与命门，居两尺部。

魂魄谷神，皆见寸口。左主司官，右主司府。

左大顺男，右大顺女。本命扶命，男左女右。

关前一分，人命之主。左为人迎，右为气口。

神门决断，两在关后。人无二脉，病死不愈。

男女脉同，惟尺则异。阳弱阴盛，反此病至。

十二经者，即手足三阴三阳之经脉也。其始从中焦注手太阴肺，手太阴肺，注手阳明大肠；手阳明大肠，注足阳明胃；足阳明胃，注足太阴脾；足太阴脾，注手少阴心；手少阴心，注手太阳小肠；手太阳小肠，注足太阳膀胱；足太阳膀胱，注足少阴肾；足少阴肾，注手厥阴心包；手厥阴心包，注手少阳三焦；手少阳三焦，注足少阳胆；足少阳胆，注足厥阴肝；足厥阴肝，还复注手太阴，是谓一周。其脉数，十二经共长十六丈二尺。各有长短，亦逐经各有动脉。如手太阴脉，动中府、云门、天府、侠白；手阳明脉，动合谷、阳溪；足阳明脉，动冲阳、大迎、人迎、气冲；足太阴脉，动箕门、冲门；手少阴脉，动极泉；手太阳脉，动天窗；足太阳脉，动委中；足少阴脉，动太溪、阴谷；手厥阴脉，动劳宫；手少阳脉，动禾窌；足少阳脉，动下关、听会；足厥阴脉，动太冲、五里、阴廉之类。既皆有动脉，是皆可即其脉以诊病。今惟取手太阴寸口动脉，决诸病之死生吉凶者，何耶？盖手太阴一经，内属肺脏。其经起于中府，终于少商，其肺系，上连喉咙吭嗌以通呼吸。肺主一身之气，气非呼吸不行，脉非肺气不布。故仲景云：呼吸者，脉之头也。又寅初方升之气，出于中焦。中焦，指胃也。盖胃为水谷之海，属土居中。灌溉四脏以及百骸。所谓灌溉者，无非一水谷之气。四脏中固有土，而土中亦具四脏。即胃气中要有弦、钩、毛、石，弦、钩、毛、石中要有胃气义。脉之昼夜，五十环周。始于此，亦终于此。始终循环，原无少间。但以一日夜分四时论之，必以寅初为更始也。故《素问·脉要精微论》云：诊法常以平旦。阴气未动，阳气未散，饮食未进，经脉未盛，络脉调匀，气血未乱，故乃可诊有过之脉。盖以此时，诸脉更始于胃。其大小虚实，躁静疾徐，种种毕露。出于胃，即注于肺，最为切近。又必由肺之呼吸以行，此所谓肺朝百脉也。呼出于阳，吸入于阴。一呼脉二至，一吸脉二至，总四至为一息。一日一夜，约一万三千五百息，即此一呼一吸，脉气行去六寸，以一万三千五百息算来，共得八百一十丈。以脉数之十六丈二尺折算，应得周行于身五十度，此昼夜脉行度数之准则也。据越人《二十三难》云：脉数总长十六丈二尺，任督二跷在内。以一呼一吸行六寸算之，昼夜一万三千五百息，共行八百一十丈。周于身者，得五十度。后又云：其始从中焦注手太阴，终于足厥阴。厥阴复还注手太阴，所谓如环无端者。不知二跷、任督从何处接入？岂附行于足少阴、太阳耶？附则不能在循环注接之内。当俟知者。凡初持人之脉，先令仰手。以腕之高骨对平处，谓之关上。关前为阳，后为阴。阳曰寸，阴曰尺。尺至寸，长一寸九分。即此一寸九分，三部分之，为寸、关、尺也。关居中，若为阴阳界限，而阴阳实互交于此。能先后细为推究，未有不得其病情者。三部中，又各有定位。木火居左，金土居右，水居其下。若以相生论之，则左关肝木，生左寸心火；左寸心火，生右关脾土；右关脾土，生右寸肺金；右寸肺金，生两尺肾水。魂为肝神，魄为肺神。谷不可言脾神，然其变化资生，生死以之，更神乎神矣。谷神，一魂魄也；魂魄，一谷神也，而又总摄于心君。游行出入，虽无处不到；而盛衰逆顺，未有不从寸口验焉。左肝、心，为木火，为阳，主升，主生长，职多发施，故曰司官。右肺、脾为金土，为阴，主降，主收受，职多聚纳，故曰司府。男子生于寅，以阳为体。左阳也。左大，则气钟于阳，故在男为顺。女子生于申，以阴为体。右阴也。右大，则气钟于阴，故在女为顺。由是男女之本命，分系于左右。顺则虽病，而本命犹可扶持。关前一分，人命之主者，指魂魄谷神也。左为人迎，右为气口者，指司官、司府也，决断神门。关后有两者，指两肾也。即应肾间动气也，即《难经·八难》所谓三焦之原，守邪之神，故曰神。关前谷神、关后神门，二脉即生人之先后二天也。无二者，言无此二脉也。无则根本绝矣，故死。即无一亦死。仲景云：寸脉下不至关为阳绝，尺脉上不至关为阴绝。殆亦关前关后之谓乎？男女脉同，同于定位。惟尺则异，异于盛衰。男子钟于阳，故阴弱。女子钟于阴，故阴盛。独验于尺者，天一资生之始，阴阳即判于此耳。尺乃生人之根本，如草木之色香华实，皆判定于根荄。反此，

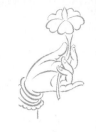

则男得女盛，女得男弱，男女皆失其常，故当病至。

七诊九候第六

脉有七诊。曰浮中沉、上下左右，消息求寻。
又有九候，举按轻重，三部浮沉，各候五动。
寸候胸上，关候膈下，尺候于脐，下至跟踝。
左脉候左，右脉候右。病随所在，不病者否。
浮为心肺，沉为肾肝，脾胃中州，浮沉之间。
心脉之浮，浮大而散。肺脉之浮，浮涩而短。
肝脉之沉，沉而弦长。肾脉之沉，沉实而濡。
脾胃属土，脉宜和缓。命为相火，左寸同断。

与皮毛相得曰浮，按之至骨曰沉，中则在浮沉之间。上下，即寸与尺，此槩[①]两手六部而言也；左右，左手、右手也，是谓七诊。言能消息细求，错综审别，则上下表里之病，无遁情矣。一说上下左右，即《脉要精微论》所云：尺内两旁，则季胁也。尺外以候肾，尺里以候腹中。附上，左外以候肝，内以候膈；右外以候胃，内以候脾。上附上，右外以候肺，内以候胸中；左外以候心，内以候膻中。前以候前，后以候后。上竟上者，胸、喉中事也。下竟下者，少腹、腰、股、膝、胫、足中事也。竟，尽也。上竟于鱼际，下竟于尺末。又《素问·三部九候论》云：独小者病，独大者病，独疾者病，独迟者病，独热者病，独寒者病，独陷下者病。亦谓之七诊，但与本文七诊之义不同，当参看。九候者，言脉分三部。三部中，各有浮中沉，是谓九候。九候之情形，非举按轻重不能得，其候以五动为准。寸则候胸上至头之疾，关候膈下至脐之疾，尺候脐下至足之疾。左脉候身之左，右脉候身之右。病随脉之所在而见。不病，则脉不应。与前七诊，大同小异。七诊九候当参看。总不外仲景所谓效象形容四字而已。心肺居上，脉应浮。肾肝居下，脉应沉。脾胃居心肺肾肝之间，谓之中州，脉亦应在浮沉之间。心肺同一浮也，但浮大而散者，象夏火，故属心；浮涩而短者，象秋金，故属肺。肝肾同一沉也，但沉而弦长者，象春木，故属肝；沉实而濡者，象冬水，故属肾。脉和而缓，不虚微，不实强，不疾不迟，自有一种舒徐冲融气象，土之性也，脾胃宜之。命门右肾，固舍相火，然终不能离水位，故与左同断。

---

① 槩（gài）：为"概"的异体字。

卷一

四时胃气第七

　　春弦夏洪，洪当作钩，秋毛冬石，四季和缓，是谓平脉。

　　太过实强，病生于外。不及虚微，病生于内。

　　春得秋脉，死在金日。五脏准此，推之不失。

　　四时百病，胃气为本。脉贵有神，不可不审。

　　天地之气，东升属木，位当寅卯，于时为春，万物始生。其气从伏藏中透出，如一缕之烟，一线之泉。在人则肝应之而见弦脉。即《素问·玉机真脏论》所谓其气来软弱轻虚而滑，端直以长；《素问·平人气象论》所谓软弱招招，如揭长竿末梢者是也。气转而南，属火。位当巳午，于时为夏，万物盛长。其气从升后散大于外，如腾涌之波，燎原之火。在人则心应之而见钩脉。即《玉机真脏论》所谓其气来盛去衰，《平人气象论》所谓脉来累累如连珠、如循琅玕者是也。气转而西，属金。位当申酉，于时为秋，万物收成。其气从散大之极，自表初收，如浪静波恬，烟清焰熄。在人则肺应之而见毛脉。即《玉机真脏论》所谓其气来轻虚以浮，来急去散；《平人气象论》所谓脉来厌厌聂聂，如落榆荚者是也。气转而北，属水。位当亥子，于时为冬，万物合藏。其气从收降而敛实，如埋炉之火、汇潭之泉。在人则肾应之而见石脉，即《玉机真脏论》所谓其气来沉以搏，《平人气象论》所谓脉来喘喘，累累如钩，按之而坚者是也。《玉机真脏》作冬脉营。营者营聚于中，中必实，亦石之义。钩而按之坚，乃有石义。不尔，是夏脉矣。以上经论所云，四时诸脉形状，虽因时变易，其中总不可少和柔平缓景象。盖和缓为土，即是胃气。有胃气而合时，便是平脉。《玉机真脏论》云：脾脉者土也，孤脏以灌四旁者也。今弦钩毛石中，有此一种和缓，即是灌溉四旁，即是土矣，亦即是脾脉矣。以其寓于四脉中，故又曰善者不可得见。《平人气象论》云：长夏属脾，其脉和柔相离，如鸡践地。察此脉象，亦不过形容其和缓耳。辰戌丑未四季之月，各月土旺一十八日，即是灌溉四旁之义。故分而为四，有土而不见土也。若论五行，则析而为五。土居其中，是属长夏。况长夏居金火之间，为相生之过脉，较他季月不同，故独得见主时之脉。二说虽殊，其义不悖，当参看。所谓太过不及者，言弦钩毛石之脉，与时相应，俱宜和缓而适中。欲其微似，不欲其太显；欲其微见，不欲其不见。今即以一弦脉论之。若过于微弦而太弦，是谓太过。太过则气实强。气实强则气鼓于外，而病生于外。若不及于微弦而不弦，是谓不及。不及则气虚微。气虚微则气馁于内，而病生于内。其钩毛石之太过不及，病亦犹是。今不但不见春弦之太过

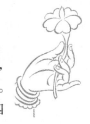

不及，而反见毛浮之秋脉。当升而反降，当生而反杀。气机大逆，神转不回，是谓克贼，未有不病而死者。春木既为金克，金日邪旺，正何不堪，故死于此。五脏皆以此理推之，自无差失。四时有四时之脉，四时有四时之病。但土灌四旁，虽病变百出，必以之为本。况胃气乃水谷之精。诸脉有神，水谷之力也。不闻得谷者昌乎。诚不可不审。

平和迟数第八

　　调停自气，呼吸定息。四至五至，平和之则。

　　三至为迟，迟则为冷。六至为数，数即热证。

　　转迟转冷，转数转热。迟数既明，浮沉当别。

　　医至病家，宜默坐片时。先调停自气，令呼吸均匀，方诊其脉。《平人气象论》云常以不病人调病人。医不病，故为病人平息以调之。大约以我呼吸一息，得彼脉四至五至为准则。呼吸闰以太息，故在四至五至之间。此为平和之脉，断为无病。虽病亦极微浅，以脉不为病变故也。病邪微，不能变易其脉。若一息三至，不及四五，是名迟脉。迟则气寒而行慢，故病主冷。若一息六至，过于四五，是名数脉。数则气热而行快，故病主热。转迟则更迟，在三至以下，而冷者愈冷矣。转数则更数，在六至以上，而热者愈热矣。此迟数脉病之相应也。迟数既明，寒热乃定。欲知寒热之所属，又当别乎浮沉耳。

内外因第九

　　浮沉迟数，辨内外因。外因于天，内因于人。

　　天有阴阳，风雨晦明，人喜怒忧，思悲恐惊。

　　外因之浮，则为表证。沉里迟阴，数则阳盛。

　　内因之浮，虚风所为。沉气迟冷，数热何疑。

　　浮数表热，沉数里热。浮迟表虚，沉迟冷结。

　　表里阴阳，风气冷热。辨内外因，脉证参别。

　　脉理浩繁，总括于四。既为提纲，引申触类。

　　在表则浮，在里则沉。迟则为寒，数则为热。固一定不易之理，而因则有二焉。此内外之不可不辨也。外感六淫，因之于天。内伤七情，因之于人。六淫者，天之阴阳风雨晦明也。即《左传》医和所云：阴淫寒疾，阳淫热疾，风淫末疾，雨淫腹疾，晦淫惑疾，明淫心疾也。淫者，淫佚偏胜，久而不复之谓。故阴淫则过于清冷，而阳气不治，寒疾从起，如上下厥逆，中外寒栗之类。阳淫则过于炎燠，而阴气不治，热疾从起，如狂谵烦渴，血泄浸淫之类。风淫则过于动摇，而疾生渺末，如肢废毛落、挈习瘛疭 ① 之类。雨淫则过于水湿，而疾生肠腹，如腹满肿胀，肠鸣濡泻之类。晦淫则过于昏暗，阳光内郁，而成惑疾，如百合狐惑，热中脏燥之类。明淫则过于彰露，阳光外散，而成心疾，如恍惚动悸，错妄失神之类。七情者，人之喜怒忧思悲恐惊也，即所谓七气。而巢氏《病源论》，以劳气易惊气，又增寒热二气，广为九气。若配四时五脏，则又止言五气。如《素问·阴阳应象大论》云：天有四时五行，以生长收藏，以生寒暑燥湿风。人有五脏，化五气，以生喜怒悲忧恐是已。据巢氏言九气之状，谓怒则气上，喜则气缓，悲则气消，恐则气下，寒则气收聚，热则腠理开而气泄，忧则气乱，劳则气耗，思则气结。怒气上者，怒则气逆，甚则呕血及食，故气上矣。喜气缓者，喜则气和，营卫通利，故气缓矣。悲气消者，悲则心系急，肺布叶举，使上焦不通，营卫不散，热气在内，故气消矣。恐气下者，恐则精却，精却则上焦闭。闭则气还，还则下焦胀，故气下矣。寒气收聚者，寒则经络涩滞，故气收聚矣。热气泄者，热则腠理开窍，营卫通，故汗出而气泄矣。忧气乱者，忧则心无所寄，神无所归，虑无所定，故气乱矣。劳气耗者，劳则喘且汗，内动外泄，故气耗矣。思气结者，思则身心有所止，气留不行，故气结矣。是谓九气，而七气即在其中。虽皆内因，而为病则有二种。一种因感触情境，气久不散，着而为病者，病生于情也。一种因五行之盛衰，五脏之虚实，互相胜复，病中见情者，情生于病也。病生于情者，如《素问·阴阳应象大论》云：喜怒伤气，寒暑伤形。暴怒伤阴，暴喜伤阳。厥气上行，满脉去形。喜怒不节，寒暑过度，生乃不固。又曰：东方生风，在声为呼，在变动为握，在志为怒。怒伤肝，悲胜怒。南方生热，在声为笑，在变动为忧，在志为喜。喜伤心，恐胜喜。中央生湿，在声为歌，在变动为哕，在志为思。思伤脾，怒胜思。西方生燥，在声为哭，在变动为咳，在志为忧。忧伤肺，喜胜忧。北方生寒，在声为呻，在变动为栗，在志为恐。恐伤肾，思胜恐。又《灵枢·口问》篇云：夫百病之始生也，皆生于风雨寒暑，阴阳喜怒，饮食居处。大惊卒恐，则血气分离，阴阳破散，经络厥绝，脉道不通。阴阳相逆，卫气稽留，经脉虚空，血气不次，乃失其常。又《素问·玉机真脏论》云：忧恐悲喜怒，令不得以其次，故令人有大病矣。因而喜大虚，则肾气乘矣。怒则肝气乘矣。悲则肺气乘矣。恐则脾气乘矣。忧则心气乘矣。又《灵枢·本神》篇云：怵惕思

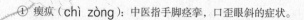

① 瘛疭（chì zòng）：中医指手脚痉挛，口歪眼斜的症状。

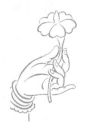

虑者，则伤神，神伤则恐惧流淫而不止。悲哀动中者，竭绝而失生。喜乐者，神惮散而不藏。愁忧者，气闭塞而不行。盛怒者，迷惑而不治。恐惧者，神荡惮而不收。心怵惕思虑则伤神，神伤则恐惧自失，破䐃脱肉。脾忧愁而不解，则伤意，意伤则悗乱，四肢不举。肝悲哀动中则伤魂，魂伤则狂忘不精，当人阴缩而筋挛，两胁骨不举。肺喜乐无极则伤魄，魄伤则狂，皮革焦。肾盛怒而不止，则伤志，志伤则善忘其前言，腰脊不可以俛仰屈伸。恐惧而不解，则伤精，精伤则骨酸痿厥，精时自下。又《素问·调经论》云：喜怒不节，则阴气上逆。上逆则下虚，下虚则阳气走之，故曰实矣。喜则气下，悲则气消，消则脉虚空。因寒饮食，寒气熏满，则血泣气去，故曰虚矣。又《素问·痿论》，岐伯曰：悲哀太甚，则胞络绝，胞络绝，则阳气内动。发则心下崩，数溲血也。又曰：思想无穷，所愿不得，意淫于外，入房太甚，宗筋弛纵，发为筋痿及为白淫。又《素问遗篇》云：人忧愁思虑即伤心。恚怒气逆，上而不下，即伤肝。又《灵枢·邪气脏腑病形》篇云：愁忧恐惧则伤心。又《灵枢·口问》篇云：口鼻者，气之门户也。故悲哀愁忧则心动，心动则五脏六腑皆摇，摇则宗脉感，宗脉感则液道开。液道开，故涕泣出焉。又《寿夭刚柔》篇云：忧恐忿怒伤气。气伤脏，乃病脏。又《素问·血气形志》篇云：形乐志苦，病生于脉。形乐志乐，病生于肉。形苦志苦，病生于咽嗌。形数惊恐，经络不通，病生于不仁。又《素问·疏五过论》云：尝贵后贱，虽不中邪，病从内生，名曰脱营。尝富后贫，名曰失精，五气流连，病有所并。又云：暴乐暴苦、始乐后苦，皆伤精气。精气竭绝，形体毁沮。暴怒伤阴，暴喜伤阳。厥逆上行，满脉去形。愚医治之，不知补泻，不知病情。精华日脱，邪气乃并。又曰：故贵脱势，虽不中邪，精神内伤，身必败亡。始富后贫，虽不伤邪，皮焦筋屈，痿躄为挛。又《素问·生气通天论》云：阳气者，大怒则形气绝而血菀于上，使人薄厥。又《通评虚实论》云：隔则闭绝，上下不通，则暴怒之病也。又《灵枢·刺节真邪》篇曰：饮食不节，喜怒不时，津液内溢，乃下留于睾。又《素问·经脉别论》曰：有所堕恐，喘出于肝，淫气害脾。有所惊恐，喘出于肺，淫气伤心。惊而夺精，汗出于心。疾走恐惧，汗出于肝。此皆病生于情也。情生于病者，如《素问·金匮真言论》曰：东方色青，入通于肝，开窍于目，藏精于肝，其病发惊骇。又《素问·调经论》曰：血并于阴，气并于阳，故为惊狂。又曰：血并于上，气并于下，心烦惋，善怒。血并于下，气并于上，乱而喜忘。又《宣明五气》篇曰：胃为气逆、为哕、为恐。又云：胆为怒。又云：精气并于心则喜，并于肺则悲，并于肝则忧，并于脾则畏，并于肾则恐。又云：阳入之阴则静，阴出之阳则怒。又《素问·调经论》曰：神有余则笑不休，神不足则悲。又曰：血有余则怒，不足则恐。又《灵枢·行针》篇曰：多阳者多喜，多阴者多怒。又《素问·解精微论》曰：水之精为志，火之精为神。水火相感，神志俱悲，是以目之水生也。故谚言曰：心悲名曰志悲。又《灵枢·本神》篇曰：肝藏血，血舍魂。肝气虚则恐，实则怒。又云：心藏脉，脉舍神。心气虚则悲，实则笑不休。又《玉机真脏论》曰：春脉太过，则令人善怒。又《素问·脉解》篇云：阳明所谓甚则厥，恶人与火，闻木音则惕然而惊者，阳气与阴气相薄，水火相恶，故惕然而惊也。又曰：少阴所谓恐如人将捕之者，秋气万物未有毕去，阴气少，阳气入，阴阳相薄，故恶也。又曰：肝气当治而未得，故善怒。善怒者，名曰煎厥。又《灵枢·根结》篇曰：厥阴为阖，阖折即气绝而喜悲。又《素问·缪刺》篇曰：邪客于足少阴之络，令人无故善怒，气上走贲上。又《素问·生气通天论》曰：俞气化薄，传为善畏，及为惊骇。又《灵枢·五变》篇曰：此人薄皮肤而目坚固以深者，长冲直扬。其心刚，刚则多怒，怒则气上逆。胸中蓄积，血气逆留，膲皮充肌，血脉不行，转而为热。热则消肌肤，故为消瘅，此言其人暴刚而肌肉弱者也。又《素问·痹论》曰：心痹者，脉不通，烦则心下鼓，暴上气而喘，嗌干善噫，厥气上则恐。又曰：肝痹，夜卧则惊。此皆情生于病也。故病生于情者治其情，如喜胜悲，悲胜怒之类。情生于病者治其病，如平肝怒解，温胆悸宁之类。外因之邪，自表而入。当其在表，正气应之，其脉必浮。若见沉脉，邪已去表而入里矣。若脉不及四至，名曰迟。迟则邪在阴分，主冷。过于四至，名曰数。数则邪在阳分，主热。内因之邪，自内而生，如暴喜、卒惊、暴怒、阳气浮越，脉应之而浮，其中必虚。如今之暴怒蹶仆、卒惊晕倒、大喜伛痛，如中风状，而非外来之风，此即所谓虚风也。若忧思悲恐，久积沉郁，脉应之而沉，以无虚浮风象，故直指曰气耳。迟则为冷。若脉迟，不论因于何气，皆主冷也。数则为热。若脉数，不论因于何气，皆主热也。数皆主热。若浮而得之，不论何因，其热在表。沉而得之，其热在里。迟既主冷，若浮而得之，不论何因，其冷在表而虚。沉而得之，其冷在里而结。外因之表里阴阳，内因之风气冷热，非参以脉，则不能分别。然而脉理浩繁，能提括其纲，自可条析其目，但以浮沉迟数四者而触类焉。则引彼可以证此，申此可以例彼，而诊家之精义，思过半矣。

浮脉第十

浮脉法天，轻手可得。泛泛在上，如水漂木。

有力洪大，来盛去悠。无力虚大，迟而且柔。

虚甚则散，涣漫不收。有边无中，其名曰芤。

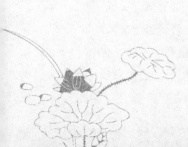

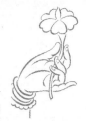

浮小为濡，绵浮水面。濡甚则微，不任寻按。

天覆于上，阳也。浮脉似之，故曰法天。其脉应手皮毛，轻手可得。按之且有泛泛欲上之势，如水中漂木，虽按之使沉，亦必随手而起，《脉经》所谓举之有余，按之不足者是也。若浮脉中加以洪大，来盛去悠，是为有力之浮脉，谓之浮大之脉亦可。若浮脉中加以虚大，迟而且柔，是为无力之浮脉，谓之虚大之脉亦可。若浮而虚大之甚，则涣散弥漫，不敛不实，名曰散脉，《脉经》所谓气实血虚，有表无里者是也。若四边有而中则无，名曰芤脉。芤者，中空之草，其状如葱。《脉经》所谓浮大而软，按之中央空，两边实者是也。若浮而小，名曰濡脉。如帛浮于水，按之软薄，全无力也。若浮濡之甚，则极虚极小，名曰微脉。不胜重为寻按，《脉经》所谓若有若无，或欲绝者是也。

沉脉第十一

　　沉脉法地，近于筋骨。深深在下，沉极为伏。

　　有力为牢，实大弦长。牢甚则实，幅幅而强。

　　无力为弱，柔小如绵。弱甚则细，如蛛丝然。

地载于下，阴也。沉脉似之，故曰法地。其脉近在筋骨，非重按不可得，更有深深下沉之势，《脉经》所谓举之不足，按之有余者是也。若沉之极，似附着于筋骨，名曰伏脉，《脉经》所谓极重按之乃得者是也。若沉而有力，实大弦长。弦则强急，且大且实，坚牢之义，自可想见。《脉经》有革脉而无牢脉，要知牢即革也。革脉形如按鼓，亦即强急坚牢之义，皆有余于外者。若牢之甚，则内外皆实，幅幅而强，如有根蒂也。沉而无力，既小且柔，是名为弱。《脉经》所谓极软而沉细，按之欲绝指下者是也。弱之甚，则更柔更小，若有若无，萦萦如蜘蛛之丝，名曰细，与微脉固不相远也。

迟脉第十二

　　迟脉属阴，一息三至。小快于迟，缓不及四。

　　二损一败，病不可治。两息夺精，脉已无气。

　　浮大虚散，或见芤革。浮小濡微，沉小细弱。

　　迟细为涩，往来极难，易散一止，止而复还。

　　结则来缓，止而复来。代则来缓，止不能回。

一呼一吸为一息，脉应四至，是其常也。迟则一息三至，气不振发，行不如度，故曰属阴。缓则小快于迟，犹未能及于四至。若一息二至，元气已损。一息一至，元气已败，病则必不可治。两息一至，真精夺去，虽一见脉，正气已无，不过烬灯之余焰耳。迟而浮大，或为虚散，或为芤革。迟而浮小，不为濡，则为微。迟而沉小，不为细，则为弱。迟而细，则力不足于往来，名曰涩。往来艰涩，则易于散，而或有一止。不足之止。然非绝脏之脉，故止而复还也。结则缓中时或一止，止而复来。盖气有结滞，脉为阻碍，暂一止而复来。阻塞之止。与涩之易散一止者，不相悬也。代则缓中一止，止不能回。脱根之止。《脉经》所云：不能自还，因而复动。正如替代之代，有出无入，有去无来之象。

数脉第十三

数脉属阳，六至一息。七疾八极，九至为脱。

浮大者洪，沉大牢实。往来流利，是谓之滑。

有力为紧，弹如转索。数见寸口，有止为促。

数见关中，动脉可候。厥厥动摇，状如小豆。

脉以四至为平，闰以太息，大约不出五至。若一息六至，是为数脉。气行速疾，逾于常度，故曰属阳。一息七至，气更速快，故曰疾。一息八至，阳热已极。一息九至则元神散脱，而与迟之夺精者，固无异也。数而浮大，其名曰洪。数而沉大，不为牢，即为实。数而往来流利，是名曰滑，即《脉经》所云辗转替替然。与数相似者。数而有力，是名曰紧。紧原以形状言，不以至数言。但紧脉敛实似弦，弦则直急如弦。紧则《脉经》所云如转索，如切绳，内有搅动弹搏之状，似乎数也。若数中时见一止，失伦之止。名曰促脉。脉流数疾，势如奔逸，偶不相继，故一止耳。仲景云：阳盛则促，故当于寸口见焉。若数脉见于关上，名曰动脉。盖关为阴阳交互之处，阴阳不和，两相抗激，势不相下，故迸于上，而厥厥动摇也。然上下无头尾，只在一分之关上，非圆实之小豆，不足以形容其状也。

长脉第十四

长则气治，过于本位。长而端直，弦脉应指。

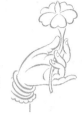

脉位有三，寸关尺也。长则透出本位。惟其透出，乃见长象。非气之充畅，不能有此，故曰治。若长而端直，应于指下，是为弦脉。即《素问·玉机真脏论》曰：其气来软弱轻虚而滑，端直以长者是也。

短脉第十五

短则气病，不能满部，不见于关，惟尺寸候。

一脉一形，各有主病。数脉相兼，则见诸证。

脉短，则气不充畅，无论在寸在尺，俱不能满足本部。惟其不能满部，乃见短象。气不足，非病而何？然此惟尺寸见之。设若在关而不满本部，则与尺寸不相接矣，理无是脉。盖脉类多矣。有一脉，自有一脉之形。形有不同，故病亦各异。若脉数形兼见，而病亦数种兼成。仲景所谓此自经常，不失铢分者也。如下文云云。

浮脉主病第十六

浮脉主表，里火不足。有力风热，无力血弱。

浮迟风虚，浮数风热，浮紧风寒，浮缓风湿，

浮虚伤暑，浮芤失血，浮洪虚火，浮微劳极，

浮濡阴虚，浮散虚极，浮弦痰饮，浮滑痰热。

皮毛曰表，言在外也。浮脉与皮毛相得。亦有势泛泛外浮者，皆主表。气应于表，其里必虚，故里不足。浮亦主风。浮而有力，风热所为。盖风为阳邪，其性轻浮动荡，加之以热，势必壅盛，故有力也。宜荆防羌壳芩栀石膏之类。无力则浮而虚矣。血主里，气主表。血弱不能谐气，故反浮，亦里不足之义。宜参芪四物汤之类。脉浮而迟，乃鼓动之不及也，为风虚。宜四君子汤或防桂参芪之类。脉浮而数，乃鼓动之太过也，为风热。宜荆防膏薄栀芩丹皮生地之类。脉浮而紧，紧则紧敛，寒之性也，风中有寒。九味羌活汤、麻黄汤或苏芎羌杏姜葱之类。脉浮而缓，缓则缓漫，湿之性也，风中有湿。宜羌防苍白术防己黄芪桂附之类。浮虚伤暑者，暑伤乎气。气主浮外，而暑性张散，故伤暑者多汗。经曰脉虚身热，得之伤暑者是也。宜清暑益气汤、十味香薷饮之类。浮芤失血者，血去脉空耳。盖卫行脉外，营行脉中，血失则营损，营损则脉中空，如芤草之状也。宜黄芪归芍或当归补血汤、琼玉膏之类。脉浮而洪，充涌指下，火之象也。但浮则有表无

里，故曰虚火。宜当归补血汤、四物汤、六味丸、八味丸之类。浮微劳极，阳气欲绝也。《素问·生气通天论》曰：阳气者，烦劳则张，精绝，辟积于夏，使人煎厥，目盲不可以视，耳闭不可以听。溃溃乎若坏都，汩汩乎不可止。盖言阳气清净，烦劳则阳精张散而竭绝。积于夏长之时，当振发而反退陷，故变病如上，是名煎厥。煎厥者，气应振而反靡，应出而反入，如煎迫之自外及里，煎熬之由多渐少，即《难经·十四难》所谓自皮毛以及于骨之五损，从上下者是也。今之五劳六极，虚怯损瘵，皆煎厥之类。阳主浮，以其因于耗阳，故脉浮微耳。宜十全大补汤、生脉散、大造丸、四君子汤、八珍汤之类。脉浮而濡，衰薄之甚，仅有其上，若无其下，故主阴虚。宜四物汤、六味丸之类。若浮而散，则又阴虚之极矣。阳在外，阴之使；阴在内，阳之守。阴虚极而不能为守，则阳无所依，浮越而散，略无阴凝内敛之象，故阴虚剧。然而孤精于内，气耗于外，谓之阴阳两虚亦可。宜十全大补汤、《金匮》肾气丸之类。脉浮弦者痰饮。痰饮何自而生乎？《素问·经脉别论》曰：饮食入胃，游溢精气，上输于脾。脾气散精，上归于肺。通调水道，下输膀胱，水精四布，五经并行。又《营卫生会》篇曰：上焦如雾，中焦如沤，下焦如渎。二说虽殊，其理则一。方饮之由胃游溢而上输于脾也，腐熟如酒醴之喷发，炊釜之沸腾，即中焦之如沤。由脾散精而上归于肺也，拔粹升纯，氤氲若喷，即上焦之如雾。由肺之通调而下输膀胱也，气化开通，溲便注泄，即下焦之如渎。名虽有三，实则一气。若气虚寒不运，则饮亦停留不行，随不运之处停留，则随停留之处见病矣。大约暴则为饮，久则成痰。清薄则为饮，浊厚则成痰；寒多则为饮，热多则成痰。熬汁收膏，煮水结盐之义也。弦乃阴脉，为阳不足。仲景云：弦为阳运，正言阳之不能运也。又云：沉潜水蓄，支饮急弦，俱言阳气衰弱，不能营运其饮，故见此弦敛不鼓之脉耳。宜《金匮》苓桂术甘汤、小青龙汤之类。水饮应沉，而言浮者，当在上焦。若浮而滑，则非弦敛不鼓之脉，寒当化热，饮当成痰，此必然之理也。宜二陈汤，或栀芩花粉玄明粉之类。

附　方

参芪四物汤

治血虚。气不能与之谐，反上气喘促，自汗恶寒，面白，脉浮，按之空涩。或曾经失血者。

人参一钱　黄芪蜜炙、二钱　当归二钱　熟地黄二钱　白芍药酒炒、一钱半　芎劳八分

上为粗末，水二盏，煎七分，温服。

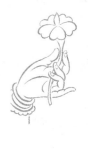

四君子汤 治真气虚弱，及短气、脉弱。加陈皮，名异功散；加陈皮、半夏，名六君子汤。白术　人参　茯苓　甘草各等分

上为粗末，每服五钱。水一盏，煎至七分，食远温服。

九味羌活汤

羌活　防风　苍术各一钱二分半　甘草　白芷　川芎　生地黄　黄芩各一钱　细辛四分　加生姜三片，大枣一枚，水二盏，煎八分，热服取汗。陶节庵云：春夏秋感冒，头疼发热，恶寒无汗，脉浮紧，见太阳表证，宜服此，平正方也。其加减法，在人自变通耳。

仲景麻黄汤 治伤寒太阳脉浮，头项强痛，腰脊疼，发热恶寒，身体痛，无汗而喘者。

麻黄一两半　桂枝一两　甘草五钱　杏仁去皮尖、五十粒

为粗末，每服五钱，水二盏，煎初沸，去上沫，再煎至七分，温服取汗。汗出不必服尽剂。清暑益气汤

黄芪一钱半，汗少减五分　苍术一钱半　升麻一钱　人参去芦　白术　陈皮　神曲　泽泻各五分　甘草炙　黄柏酒浸　葛根　青皮去瓤　当归身　麦门冬去心各三分　五味子九粒

水二大盏，煎至一盏，去滓，食远稍热服。剂之多少，临时斟酌。此东垣所制，以治长夏土令湿胜，非独暑也。其论云：暑湿蒸炽，人感之则四肢困倦，精神短少，胸满气促，肢节沉疼。或气高而喘，身热而烦，小便黄数，大便溏频。或痢如黄糜，或如泔色。或渴或不渴，不思饮食，自汗或汗少，血先病而气不病也，其脉洪缓。若血气相搏，必更加迟。病虽互换少差，其天暑湿令则一也。宜以清燥之剂治之。《内经》曰：阳气者，卫外而为固也。炅则气泄，今暑邪干卫，故身热自汗。以黄芪甘温补之为君。人参、橘皮、当归、甘草甘微温，补中益气为臣。苍术、白术、泽泻渗利而除湿。升麻、葛根甘苦平，善解肌热，又以风胜湿也。湿胜则食不消而作痞满，故炒曲甘辛、青皮辛温，消食快气。肾恶燥，急食辛以润之，故以黄柏苦辛寒，借甘味泻热。补水虚者，滋其化源，以人参、五味子、麦门冬酸甘微寒，救天暑之伤，于庚金为佐，名曰清暑益气汤。

百一十味香薷饮 消暑气，和脾胃。

香薷一两　人参去芦　陈皮汤泡去白　白术　白茯苓　白扁豆炒、去壳　黄芪去芦　干木瓜　厚朴姜汁制、炒黑色　炙甘草各半两

上为细末，每服二钱。不拘时，热汤或冷水调下。

当归补血汤 治气血俱虚，肌热恶寒，面目赤色，烦渴引饮，脉洪大而虚，重按似无，此脉虚血虚也。此病多有得于饥饱劳役者。

黄芪一两，炙　当归二钱，酒洗

上吹咀作一服。水三盏，煎至一盏，去滓温服。食前。

琼玉膏　治吐血咳嗽。

生地新鲜者，取汁四斤　白茯苓十三两　人参六两

以参、苓为极细末，以地黄汁和蜜拌入。用瓶贮，纸箬包其口，用桑柴火重汤煮三昼夜。取出水浸三日。白汤点服。

六味丸一名地黄丸　治肾经不足，发热作渴，小便淋闭，气壅痰嗽，头目眩晕，眼花耳聋，咽燥舌痛，齿牙不固，腰腿痿软，自汗盗汗，便血，诸血失音，水泛为痰，血虚发热等证。其功不能尽述。

熟地黄八两，酒蒸、杵膏　山茱萸肉　干山药各四两　牡丹皮去骨　白茯苓去皮　泽泻去毛，各三两

上各另为末，和地黄膏加炼蜜，丸桐子大。每服七八十丸，空心滚汤下。

八味丸　治命门火衰，不能生土，以致脾胃虚弱，饮食少思，大便不实，脐腹疼痛，夜多溲溺等证。即六味丸加肉桂、附子各一两。

十全大补汤　治气血俱虚。发热恶寒，自汗盗汗，肢体倦怠，或头痛眩晕，口干作渴，喉痛舌裂。及久病虚损，口干食少，咳而下利，惊悸发热。或寒热往来，晡热内热，遗精白浊，二便见血，小腹作痛，小便短少，大便干涩。或大便滑泄，肛门下坠，小便频数，阴茎痒痛。或脐腹阴冷，便溺遗沥。或心神不宁，寤而不寐。或形容不充，肢体作痛，或鼻吸气冷，急趋气促等证，皆是无根虚火。但服此药，诸病悉除。凡元气素弱，起居失宜，饮食劳倦，用心太甚，以此为主。

肉桂　甘草　芍药　黄芪　当归　川芎　人参　白术　茯苓　熟地黄各等分

上水煎服。

生脉散　治热伤元气。肢体倦怠，气短懒言，口干作渴，汗出不止。或湿热大行，金为火制，绝寒水生化之源，致肢体痿软，脚欹眼黑，最宜服之。

人参五钱　五味子　麦门冬各三钱

上水煎服。

大造丸　治诸虚百损，精血两亏，形体尫羸，筋骨痿弱。或七情伤感，以致成劳。或外感失调，久成虚乏。凡一切不足之疾，服此渐复真元，功难尽述。

紫河车一具，用米泔水浸，轻轻摆开，换洗令净白为度。勿动筋膜，用竹器盛于长流水中，浸一刻取生气提回，以瓦瓶隔汤煮极烂如糊取出。先倾汁入药内，用石臼、木椎捣极均细为度，入后药　干地黄一两五钱　熟地黄二两　麦门冬去心　天门冬去心，各一两半　当归一两　枸杞子七钱　五味子　牛膝各七钱　杜仲一两半　小茴香　黄柏　白术各二两　陈皮二钱　干姜二钱　侧柏叶采向东嫩枝，隔纸焙二两

如气虚，加人参、黄芪各一两。血虚，倍当归、地黄。肾虚，加覆盆子炒、巴戟去心、山茱萸肉各一两。腰痛，加白术盐水炒、草薢、锁阳酥炙、续断酒洗各一

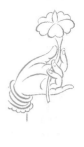

两。骨蒸，加地骨皮、知母、丹皮各一两。如妇人，去黄柏，加川芎、香附、条芩，俱酒炒，一两共末，同河车为丸，如桐子大。每服三钱，清晨白汤下。

八珍汤 治肝脾伤损，气血虚弱，恶寒发热，烦躁作渴。或不时寒热，眩晕昏愦。或大便不实，小便淋赤。或饮食少思，小腹胀痛等证。

人参　白术　白茯苓各三钱　甘草炙　芍药各一钱　当归　熟地黄各三钱　川芎一钱五分

上水煎服。

仲景苓桂术甘汤 《伤寒论》云：治伤寒吐下后，心下逆满，气上冲胸，起则头眩，脉沉紧。发汗则动经，身为振振摇者，服此汤。又治停痰寒饮，中虚冷泻等证。

茯苓四两　桂枝三两，去皮　白术　甘草各二两，炙

上水六升，煮取三升，去滓，分温三服。

仲景小青龙汤 《伤寒论》云：伤寒表不解，心下有水气，干呕，发热而咳。或渴，或利，或噎，或小便不利、少腹满，或喘者，服此汤又治停饮，久咳肺寒。

麻黄去节　芍药　细辛　干姜　甘草炙　桂枝去皮，各三两　五味子半升　半夏半升，洗

上以水一斗，先煮麻黄减二升，去上沫。内诸药，煮取三升，去滓，温服一升。若渴，去半夏，加瓜蒌根三两。若微利，去麻黄，加荛花如鸡子大，熬令赤色。若噎者，去麻黄，加附子一枚、炮。若小便不利、少腹满者，去麻黄，加茯苓四两。若喘者，去麻黄，加杏仁半升、去皮尖。

二陈汤 治脾胃虚弱，中脘停痰，或呕吐恶心，或头目不清、饮食少思等证，乃诸痰主药。陈皮一钱五分　半夏二钱五分　白茯苓去皮，二钱　甘草八分

加姜一钱煎服。

沉脉主病第十七

沉脉主里，主寒主积。有力痰食，无力气郁。沉迟虚寒，沉数热伏，沉紧冷痛，沉缓水蓄，沉牢痼冷，沉实热极，沉弱阴虚，沉细痹湿，沉弦饮痛，沉滑宿食，沉伏吐利，阴毒聚积。脉按之至骨曰沉。对待浮表，是曰主里。寒乃水寒，积乃脏积，总属阴凝，故见沉脉。沉而有力，有物在里，非痰即食。痰宜用王隐君滚痰丸，食宜用仲景大承气汤之类。沉而无力，里原非实，但气不伸。宜《和剂》四七汤、河间正气天香散之类。沉为在里而复迟，虚寒可必。宜仲景理中丸或附子理中汤之类。沉为在里而加数，伏热何疑。宜《宝鉴》既济解毒汤、导

赤散、黄连解毒汤之类。沉而紧，则寒为敛实，故冷痛也。宜《金匮》乌头煎、《和剂》来复丹之类。沉而缓，则阳不健行，故水蓄焉。宜仲景五苓散、苓桂术甘汤之类。沉而牢，乃阴寒之滞着，应当痼冷。宜《和剂》来复丹，大七香丸。沉而实，是阳气之聚搏，宜乎热深。宜仲景大承气汤、子和神芎丸之类。沉为阴，弱为虚，沉弱必主阴虚。宜《金匮》肾气丸、六味丸之类。沉为里，细为湿，沉细定成痹湿。宜《金匮》桂枝附子汤、《和剂》渗湿汤或胃苓汤之类。沉为阴，弦为饮。沉弦，则饮停腹阴而时痛。宜仲景小青龙汤、五苓散之类。沉为里，滑为食，沉滑则食宿肠里而难推。宜仲景大承气汤、洁古枳术丸、丹溪保和丸之类。沉已气沉于骨，伏则至骨如无。势甚笃危，须分久暴。暴则既吐且利而暴脱，温补可回；宜《和剂》大七香丸、仲景理中汤或藿香正气散之类。久则阴毒聚积之久阻，峻攻莫愈。宜枳实理中丸之类。

附 方

王隐君滚痰丸《养生主论》 痰之为病，成偏头风，成雷头风，成太阳头痛。眩晕如坐舟车，精神恍惚。或口眼瞤动。或眉棱耳叶俱痒。或颔、腮、四肢游风肿硬、似疼非疼。或浑身燥痒，搔之则瘾疹随生，皮毛烘热，色如锦斑。或齿颊似痒似痛，而疼无定所，满口牙浮，痛痒不一。或嗳气吞酸，鼻闻焦臭，喉间豆腥气，心烦鼻塞，咽嗌不利，咯之不出，咽之不下。或因喷嚏而出。或因举动而唾。其痰如墨，又如破絮，或如桃胶，或如蚬肉。或心下如停冰铁，闭滞妨闷，嗳噫连声，状如膈气。或寝梦刑戮，刀兵剑戟。或梦入人家，四壁围绕，暂得一窦，百计得出，则不知何所。或梦在烧人地上，四面烟火枯骨，焦气扑鼻，无路可出。或不因触发，忿怒悲啼，雨泪而瘟。或时郊行，忽见天边两月交辉，或见金光数道，回头无有。或足膝酸软。或骨节腰肾疼痛，呼吸难任。或四肢肌骨间痛如击戳，乍起乍止，并无常所。或不时手臂麻疼，状如风湿。或卧如芒刺不安，或如毛虫所螫。或四肢不举，或手足重滞。或眼如姜蜇，胶粘痒涩，开阖甚难。或阴晴交变之时，胸痞气结，闭而不发，则齿痒咽痛，口糜舌烂；及其奋然而发，则喷嚏连声；初则涕唾稠粘，次则清水如注。或眼前黑暗，脑后风声，耳内蝉鸣，眼瞤肉惕。治之者，或曰腠理不密，风府受邪，或曰上盛下虚，或曰虚，或曰寒，或曰热邪。惟洞虚子备此疾若，乃能治疗。病势之来，则胸腹间如有二气交纽，噎塞烦郁，有如烟火上冲，头面烘热，眼花耳鸣，痰涎涕泪，并从肺胃间涌起，凛然毛竖，喷嚏千百，然后遍身烦躁，则去衣冻体，稍止片时。或春秋乍凉之时，多加衣衾，亦得暂缓。或顿饮冰水而定，或痛饮一醉而宁，终不能逐去病根。乃得神秘沉香丸方，屡获大效，愈人数万。但不欲轻传匪人，故以隐语括之。诗曰：甑里翻身甲带金，于今头

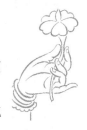

戴草堂深，相逢二八求斤正，硝煅青礞倍若沉，十七两中零半两，水丸梧子意须斟，除驱怪病安心志，水泻双身却不任。

大黄蒸少顷、翻过再蒸、少顷即取出，不可过　黄芩各八两　礞石硝煅如金色沉香　百药煎此用百药煎，乃得之方外秘传。盖此丸得此药乃能收敛周身顽涎聚于一处，然后利下，甚有奇功。曰倍若沉者，言五倍子与沉香，非礞倍于沉之谓也。以上各五钱

上为末，水丸如梧子大，白汤食后空心服。一切新旧失心丧志，或癫或狂等证，每服一百丸。气盛能食，狂甚者，加二十丸，临时加减消息之。一切中风瘫痪，痰涎壅塞，大便或通或结者，每服八九十丸，或加至百丸，永无秘结之患。一切阳证风毒脚气，遍身游走疼痛，每服八九十丸，未效，加至百丸。一切无病之人，遍身筋骨疼痛，不能名者，或头痛牙疼，或摇或痒，风蛀等证，风寒鼻塞，身体或疼或不疼，非伤寒证者，服八九十丸。痰盛气实者加之。一切吞酸嗳逆膈气，及胸中疼闷，腹中气块冲上，呕沫吐涎，状如反胃，心下恍惚，如畏人捕，怵惕不安，阴阳关格，变生乖证，食饥伤饱，忧思过虑，心下嘈杂，或痛或哕，或昼夜虚饱，或饥不喜食，急慢喉闭，赤眼，每用加减服。一切新旧痰气喘嗽，或呕吐，头晕目眩，加减服之。一切腮颔肿硬若瘰疬者，及口糜舌烂，咽喉生疮者，每服六七十丸，加蜜少许，一处嚼碎噙化，睡时徐徐咽之。曾有口疮者，服二三十丸，依前法噙之，三二夜即瘥。凡一切男妇大小，虚实心疼连腹，身体羸瘦，发时必呕绿水、黑汁冷涎，乃至气绝。心下温暖者，量虚实加减服之。若事属不虞之际，至于百丸，即便回生。未至颠危者，虚弱疑似之间，只服三十丸，或五十丸，立见生意。然后续续进之，以瘥为度，兼服生津化痰，温中理气之药。一切荏苒疾病，凡男妇患非伤寒内外等证，或酒色过度，或吐血，或月事愆期，心烦志乱，或腹胀胁痛，劳倦痰眩，或暴行日中，因暑伏痰，口眼㖞斜，目痛，耳聩，鼻塞，骨节酸疼，干呕恶心，诸般内外疼痛，百药无效，众医不识者，依前法加减服之效。大抵服药，须临卧在床，用熟水一口许，咽下便卧，令药在喉膈间，徐徐而下。如日间病出不测，疼痛不可忍，必欲急除者，须是一依前卧法服，大半日不可服汤水，及不可起身行坐言语，直候药丸除逐下焦痰滞恶物，遇膈入腹，然后动作，方能中病。每夜须连进二次。次日痰物既下三五次者，仍服前数。下五七次，或直下二三次而病势顿已者，次夜减二十丸。头夜所服，并不下恶物者，次夜加十丸。人壮病实者，多加至百丸，惟候虚实消息之。或服过仰睡，咽喉稠粘，壅塞不利者，痰气泛上，乃药病相攻之故也。少顷药力既胜，自然宁帖。往往病久结实于肺胃之间，或则暴病全无泛滥者，服药下咽，即仰卧，顿然百骸安静，五脏清宁。次早先去大便一次。其余遍数，皆是痰涕恶物。看甚么粪，用水搅之，尽是痰片粘涎。或稍稍腹痛，腰肾拘急者，盖有一种顽痰恶物，闭气滞肠，里急后重者，状如痢疾，片饷即已。若有痰涎易下者，快利不可胜言。顿然满口生津，百骸爽快。间有片时倦怠

者，盖因连日病苦不安，一时为药力所胜，气体暂和，如醉得醒，如浴方出，如睡方起。此药并不洞泄刮肠大泻，但取痰积恶物，自肠胃次第而下。腹中糟粕，并不相伤。其推下肠腹之粪，则药力所到之处，是故先去其粪。其余详悉不能尽述，服者当自知之。

仲景大承气汤 此仲景以之下邪热入里、成痞满燥实坚者。后人用下腹中一应有余积聚食物皆效。但寒饮冷积不宜。

大黄四两，酒洗　厚朴半斤，炙、去皮　枳实五枚，炙　芒硝三合

上以水一斗，先煮二物，取五升。去滓，内大黄煮取二升。去滓，内芒硝，更上微火一两沸，分温再服。得下，余勿服。

仲景小承气汤 功力稍次于大承气。不甚坚便燥结者宜之。

大黄四两　厚朴二两　枳实三枚

上三味，以水四升，煮取一升二合，去滓，分温二服。初服汤，当更衣。不尔者，尽饮之。若更衣，勿再服。

大七气汤 即《和剂》四七汤　治喜怒不节，忧思兼并，多生悲恐，致脏气不平，心腹胀满。半夏　茯苓各四两　厚朴炒三钱　紫苏二钱

上剉入姜煎服。

河间正气天香散 治九气。

乌药二两　香附末八两　陈皮　苏叶　干姜各一两

上为细末，每服一钱匕，盐汤下。

仲景理中丸 加附子二钱、炒，即名附子理中丸。今人用为汤更捷　治伤寒霍乱，下利清谷，感冒吐泻，一切脾胃虚寒，中冷不食等证。

干姜炮　白术炒　甘草炙　人参各二钱半

水二钟，煎八分，食前温服。

《宝鉴》既济解毒汤 治上热头目赤肿而痛，胸膈烦闷，不得安卧，身半以下皆寒，足胻尤甚，大便微秘。

大黄酒煨，大便利勿用　黄连酒炒　黄芩酒炒　甘草炙　桔梗各二钱柴胡　升麻　连翘　当归身各一钱

上㕮咀作一服。水二钟，煎至一钟。去滓，食后温服。忌醇酒湿面，及生冷硬物。

钱氏导赤散 治小肠伏热。小便赤涩，或痛，或手心热，或心烦动悸，白浊等证。

生地黄　木通　甘草各等分

上同为末，每服三钱，水一盏，入竹叶七片，同煎至五分，食后温服。一本用黄芩，不用甘草。

黄连解毒汤 治下焦一切伏热实热。或小便赤色而痛，大便热结，腹中热，或大小便见血。黄连七钱半　黄柏　栀子各半两　黄芩一两

每服五钱，水一盏半，煎至一盏，去滓热服。未知再服。

《金匮》乌头煎 治寒疝绕脐疗痛欲死，及沉寒痼冷，一切温暖药不能取效者，宜此主之。

乌头大者五枚，熬、去皮，不㕮咀

上以水三升，煮取一升。去滓，内蜜二升，煎令水气尽，取二升。强人服七合，弱人服五合。不瘥，明日更服。不可日再服。

《和剂》来复丹 治上盛下虚，里寒外热，伏暑泄泻呕吐，心腹疼痛等证。

硝石一两，同硫黄为末。入瓷罐内，以微火炒，用柳篦搅，不可火太过，恐伤药力。再研极细，名二气末　太阴玄精石研飞　舶上硫黄透明者各一两　五灵脂水澄，去砂，晒干　青皮去白　陈皮去白，各二钱

上用五灵脂、二橘皮为末，次入玄精石末，及前二气末拌匀，好醋打糊为丸，豌豆大。每服三十丸，空心米饮下。印作锭子，磨服更佳。

仲景五苓散　《伤寒论》云：太阳病，发汗后，大汗出，胃中干，烦躁不得眠。欲得饮水者，少少与饮之，令胃气和则愈。若脉浮小便不利，微热消渴者，五苓散主之。此盖治汗后表不尽解，渴多饮水，水液复停。服此解未尽之表。一以行停中之水。今人用为行饮利小便之常药，亦多效验。

猪苓十八铢，去皮　泽泻一两六铢　白术十八钱　茯苓十八铢　桂枝半两，去皮

上五味，捣为末　以白饮和服方寸匕。日三服。多饮暖水，汗出愈。

《和剂》大七香丸 治脾胃虚冷，心膈噎塞，渐成膈气，脾泄泻利，反胃呕吐。

香附子二两　麦蘗一两　丁香皮三两半　缩砂仁　藿香　官桂　甘草　陈皮各二两半　甘松　乌药各六钱半

上十味为末，蜜丸弹子大。每服一丸，盐酒、盐汤任嚼下。忌生冷肥腻物。

《和剂》小七香丸 温中快膈，化积和气。治中酒呕逆，气膈食噎，茶酒食积，小儿疳气。

甘松八两　益智仁六两　香附子炒　丁香皮　甘草炙，各十二两　蓬术煨缩砂各二两

上为末，蒸饼为丸，绿豆大。每服二十丸，温酒、姜汤、热水任下。

神芎导水丸

黄芩一两　黄连　川芎　薄荷各半两　大黄二两　滑石　黑牵牛头末各四两河间制。治一切热证，其功不可尽述。设或久病热郁，无问瘦瘵老弱，并一切证可下者，始自十丸以为度。常服此药，除肠胃积滞，不伤和气。推陈致新，得利便快。并无药燥搔扰，亦不困倦虚损，遂病人心意。或热甚，必急须下者，使服四五十

丸。未效再服，以意消息。常服二三十丸，不动脏腑，有益无损。或妇人血病下恶物，加桂半两。病微者常服，甚者取利，因而结滞开通，恶物自下也。凡老弱虚人，脾胃经虚，风热所郁，色黑齿槁，身瘦萎黄。或服甘热过度，成三消等病。若热甚于外，则肢体躁扰。病于内，则神志躁动，佛郁不开，变生诸证，皆令服之。惟脏腑滑泄者，或里寒脉迟者，或妇人经病产后，血下不止，及孕妇等，不宜服。

《金匮》肾气丸见第十六

六味丸见第十六

《金匮》桂枝附子汤　**《伤寒论》**云：太阳病发汗，遂漏不止。其人恶风，小便难，四肢微急，难以屈伸者，此汤主之。盖亡阳脱液，故见上证。是汤和营卫以复阳。若风寒湿痹等证，用之亦妙。

桂枝三两，去皮　芍药三两　甘草二两，炙　生姜三两切　大枣十二枚　附子三枚

上㕮咀，以水七升，微火煮取三升。去滓，适寒温，服一升。服已，须臾啜热稀粥一升余，以助药力。温覆令一时许，半身染微似有汗者益佳；不可令如水流漓，病必不除。若一服汗出病瘥，后服不必尽剂。若不汗，更服依前法。又不汗，后服小促其间，半日许令三服尽。若病重，一日一夜服，周时观之。服一剂尽，病证犹在者，更作服。若汗不出，乃服至二三剂，禁生冷、粘滑、肉面、五辛、酒酪、臭恶等物。

《和剂》渗湿汤　治寒湿所伤。身体重着，如坐水中，小便赤涩，大便溏泄。

苍术炒　白术炒　甘草炙，各一两　茯苓去皮　干姜炮，各二两　橘红　丁香各二钱半

每服四钱，水一盏，枣一枚，姜三片，煎七分，食前去滓温服。

胃苓汤　治湿郁小便不利，胸腹胀闷，或四肢沉重，或饮食停中，或湿郁发黄，或伤食泄泻，并一切山岚瘴气，侵乘而成疟痢者，皆效。

苍术炒　厚朴姜汁炒　陈皮　白术　茯苓各一钱半　泽泻　猪苓各一钱　甘草六分　官桂五分

上水加生姜煎服。

仲景小青龙汤见第十六

洁古枳术丸　治痞积，消食强胃。海藏云：本仲景枳术汤也。今易老改为丸，治老幼虚弱，饮食不化或脏腑软弱者。

枳实去瓤，麸炒，一两　白术二两

上为末，荷叶裹，烧饭为丸，如桐子大。每服五十丸，白术汤下。服白术者，本意不取其食速化，但久服令人胃气强实，不复伤也。

丹溪保和丸　治食积，酒积。

山楂肉二两　半夏姜制　橘红　神曲　麦芽炒　白茯苓各一两　连翘　莱菔子

炒　黄连各半两

上为末，滴水为丸。加白术二两，名大安丸。

藿香正气散　治外感风寒，内停饮食，头痛寒热，或感湿暑，霍乱泄泻，脚转筋，或作疟疾。常服除山岚瘴气。

桔梗　大腹皮　紫苏叶　茯苓　厚朴制，各一钱　甘草炙，五分　藿香一钱五分
白芷　白术　陈皮去白　半夏各一钱半

上姜、枣水煎热服。加香薷、扁豆、黄连，名藿香汤。

枳实理中丸　治寒实结胸。

茯苓　人参　白术　干姜　甘草各一两　枳实十六片

上为细末，炼蜜丸如鸡子黄大。每服一丸，热汤化下。连进二三服。

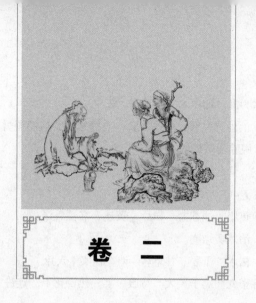

卷 二

迟脉主病第十八

> 迟脉主脏，阳气伏潜。有力为痛，无力虚寒。

迟为阴脉。五脏为阴，故主脏。《难经·九难》曰：迟者，藏也。又曰：迟则为寒。《伤寒论》亦曰：迟为在脏。以阳气伏潜，不能健行，故至数迟耳。迟而有力，有壅实不通利之意，痛可想见。宜温而行，《和剂》苏合香丸、四七汤之类。迟云阳伏，而又无力焉，虚寒必矣。宜温而补，四君子汤姜桂附子之类。

附 方

《和剂》苏合香丸 疗传尸，骨蒸，殗殜，肺痿，疰忤鬼气，卒心痛，霍乱吐利，时气，鬼魅瘴疟，赤白暴痢，瘀血月闭，痃癖，疔肿，惊痫，鬼忤中人，小儿吐乳，大人狐狸等病。又治中风卒仆，九窍闭塞，并百邪暴乘，腹痛下利，开关避邪之药也。

白术炒 青木香 乌犀角屑 香附子炒，去毛 朱砂研，水飞 诃黎勒煨，取皮 白檀香 安息香另末，无灰酒一升熬膏 沉香 麝香研 丁香 荜茇各二两 龙脑研 薰陆香另研 苏合香油入安息香膏内，各一两

上为细末，入研药匀，用安息香膏，并炼白蜜和剂。每服旋丸如梧子大。早朝取井华水，温冷任意，化服四丸。老人、小儿化服一丸。温酒化服亦得，并空心服之。用蜡纸裹一丸，如弹子大，绯绢袋当心带之，一切邪神不敢近。今则俱用蜡壳，可久藏备用。

四七汤见第十七

四君子汤见第十六

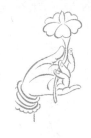

数脉主病第十九

数脉主腑，主吐主狂。有力为热，无力为疮。

数脉为阳，六腑亦为阳，故主腑。《难经·九难》曰：数者腑也。又曰：数则为热。《伤寒论》亦曰：数为在腑。此以迟数分阴阳，故即以配脏腑，亦不可言其大概耳。至若错综互见，在腑有迟，在脏有数，在表有迟，在里有数，又安可以脏腑二字拘定也。数脉主吐者，脉始于中焦，吐则胃气逆，中焦扰乱，气逆而动，故脉数。宜六君子汤、生姜、竹茹、茱连之类。主狂者，狂则神志昏乱，气无所御。气无所御，则奔逸于四肢，而四肢实。四肢实，是以能登高行远，跳跃异常。夫四肢为诸阳之本，阳邪实之，故力倍也。《难经·二十难》曰：重阳者狂。又《病能论》曰：狂生于阳也。又曰：阳明者常动，巨阳、少阳不动，不动而动大疾，此其候也。盖言阳明之脉常动，巨阳、少阳之脉不动。今无论常动者，即不动者亦动，动且大疾，是为狂病之候。观此则狂病之见数脉明矣。宜东垣朱砂安神丸、《集验》龙脑安神丸之类。数而有力，聚热所鼓。有外感证者宜汗散：仲景有汗者桂枝汤、无汗者麻黄汤之类，无外感者，《和剂》凉膈散、芩连栀柏之类。数而无力，虽有热而虚散。热散于外，发疮之候也。宜黄连解毒汤、消肿汤、当归饮子之类。

附 方

六君子汤见第十六

东垣朱砂安神丸 治心乱烦热怔忡，心神颠倒，兀兀欲吐，胸中气乱而热，有似懊恼之状。皆膈上血中伏热，蒸蒸不安。宜用权法以镇阴火之浮行，以养上焦之元气。用甘草之甘温补之。当归、生地又为长生阴血之圣药。黄连去心烦，除湿热。朱砂纳浮游之火而安神明。

朱砂一钱，研，水飞 黄连净、酒炒，一钱半 甘草炙，五分 生地黄 当归头各一钱

上为极细末，蒸饼为丸，如黄米大。每服十丸，津唾咽下。

集验龙脑安神丸 治男妇小儿，五积癫痫。无问远年近日，发作无时。但服此药，无不痊愈。

龙脑研 麝香研 牛黄研，各三钱 犀角屑 茯苓去木 人参去芦 麦门冬去

心　朱砂水飞，各二两　金箔三十五片　马牙硝二钱　甘草炙　地骨皮　桑白皮各一两

上为细末，炼蜜和丸如弹子大，金箔为衣。如有风痫病岁久，冬月用温水化下，夏月用凉水化下，不拘时候。如病二三年，日进三服。小儿一丸分作二服。又治男妇虚劳发热喘嗽，新汲水一盏化开服，喘满痰嗽立止。又治男子妇人语涩舌强。食后温、凉水化下，日进三服。仲景桂枝汤《伤寒论》云：太阳中风，阳浮而阴弱。阳浮者热自发，阴弱者，汗自出。啬啬恶寒，淅淅恶风，翕翕发热，鼻鸣干呕者，桂枝汤主之。此仲景治中风第一方也。虽云取微汗，实则和荣卫而助中气。其药即建中汤小变。近医以中风自汗，竟认桂芍为敛汗之药，冤哉。

桂枝　芍药炒　生姜各三两　甘草炙二两　大枣劈，二十枚。煎服法：同前第十七桂枝附子汤。

仲景麻黄汤见第十六。

《和剂》凉膈散　治大人小儿积热，烦躁多渴，面热唇焦，咽燥舌肿，喉闭目赤，鼻衄，颔颊结硬，口舌生疮，谵语狂妄，肠胃燥涩，便溺闭结，睡卧不安，一切风壅。

栀子仁　连翘　薄荷　黄芩　甘草各一两半　大黄　芒硝各半两

上为粗末。每一两，水二盏，竹叶七片，煎至一盏。去滓。入蜜少许，食后服。加姜煎亦得。去六经热。减大黄、芒硝，加桔梗、甘草、人参、防风，治肺经邪热。咳嗽有痰，加半夏。凉膈与四物各半服，能益血泄热，名双和散。钱氏去连翘，加藿香、石膏，为泻黄散。《宝鉴》连翘四两，硝黄各二两，余各一两。

黄连解毒汤见第十七

消肿汤　治马刀疮。

柴胡二钱　连翘三钱　当归尾　甘草各一钱　生黄芩　红花少许　黄连　鼠粘子炒，各一钱　瓜蒌根　黄芪各一钱半

上件每服五钱，或一两，水煎热服，食后。

当归饮子　治疮疥风癣，湿毒燥痒疮。

当归　白芍药　川芎　生地黄　白蒺藜　防风　荆芥各一两　何首乌　黄芪　甘草各五钱

上㕮咀。每服一两。水煎。或为末，每服一二钱亦得。

滑脉主病第二十

滑脉主痰，或伤于食。下为蓄血，上为吐逆。

痰乃水饮所结，薄则稠粘，老则魂磡。滑脉，滑泽近于水象，如数疾而替替然，形相似也。不腐不化之食，象亦如之，皆有物之脉也。痰宜二陈汤；食宜丹溪保和丸，洁古枳术丸、曲糵枳术丸之类。在下则见于尺。主蓄血者，血亦类液，瘀凝类痰，以其在尺，故以血断。宜仲景桃核承气汤、《准绳》代抵当丸之类。若见于寸，必主吐逆，盖因滑脉之流利滑动，势不安定，切近上焦，自当为吐。宜六君子汤、仲景大半夏汤、温胆汤、东垣藿香安胃散之类。然而所吐之物，非痰即食。设无痰食，是为呕逆，则脉不应见滑，而又当见涩矣。

附　方

二陈汤见第十六

丹溪保和丸见第十七

洁古枳术丸见第十七

曲枳术丸　治强食所致，心胸满闷不快。

神曲炒　麦糵炒　枳实去瓤、麸炒，各一两　白术炒，二两

上制，服如枳术丸法。

仲景桃核承气汤　《伤寒论》云：太阳病不解，热结膀胱，其人如狂。血自下，下者愈。其外不解者，尚未可攻，当先解外。外解已，但少腹急结者，乃可攻之。宜桃核承气汤。此下热与血结成瘀之剂也。今用下瘀血于肠腹胁下者，皆效。

桃仁五十个，去皮尖，味甘平　桂枝二两，去皮，味辛热　大黄四两　芒硝二两　甘草二两，炙

上五味，以水七升，煮取二升半。去滓，内芒硝。更上火，微沸下火。先食温服五合。日三服。当微利。

准绳代抵当丸　行瘀血。

自制大黄川产、如锦纹者，去皮及黑心，四两　芒硝一两。如欲稳，以玄明粉代桃仁麸炒黄，去皮尖，另研如泥，六十枚　当归尾　生地黄　穿山甲蛤粉炒，各一两桂三钱或五钱

上为极细末，炼蜜丸如桐子大。若蓄血在上焦，丸如芥子大。临卧去枕仰卧，以津咽之，令停留喉下，搜逐膈上。中焦食远，下焦空心。俱桐子大，以百沸水煎汤下之。用归地者，欲下血而不损血耳，且引诸药至血分也。诸药皆犷悍，而欲以和济之也。如血老成积，此药攻之不动，宜去归地，加广茂醋浸透、焙干、一两肉桂七钱

六君子汤见第十六

仲景大半夏汤　治反胃呕吐。

半夏二升，洗　人参三两　白蜜一升

以水一斗三升，和蜜扬之二百四十遍。煮药取三升，温服一升，余分再服。

温胆汤《三因》　治心胆虚怯，触事易惊，或梦寐不祥，遂致心惊胆慑，气郁生涎。涎与气搏，变生诸证。或短气悸乏，或复自汗。

半夏汤洗　枳实　竹茹各一两　橘皮一两半去白　甘草炙四钱　白茯苓七钱

每服四钱。水一盏半，生姜七片，枣一枚，煎七分，食前热服。

东垣藿香安胃散　治脾胃虚弱，不进饮食，呕吐不待腐熟。

藿香一钱半　丁香　人参各二钱　橘红五钱

上为细末，每服二钱。水二盏，生姜三片，同煎至一盏，去滓凉服，食前。和滓服亦可。

涩脉主病第二十一

涩脉少血，或中寒湿，反胃结肠，自汗厥逆。

《灵枢·决气》篇曰：中焦取汁，变化而赤，是谓血。壅遏营气，令无所避，是谓脉。脉之与血，同质异名，是二而一。况体为阴液，多则滑利，少则枯涩，理势之必然者。枯涩、虚涩血少，宜四物汤之类。寒湿袭人，肌腠痹着，气道不利，脉安得不涩。滞涩之涩，宜《和剂》渗湿汤、百一除湿汤、《三因》肾着汤之类。反胃，则朝食暮吐，暮食朝吐，或随食随吐。胃无余液，以致肠中枯燥而大便秘结，脉安得不涩。枯涩之涩，宜六君子汤、《宝鉴》人参利膈丸、《统旨》滋血润肠汤、滋阴清膈饮之类。自汗者，汗时时自出也。出则液耗，是谓脱液。漏而不止，卫气散失，四肢厥寒，是谓亡阳。阳亡液脱，脉又安得不涩。虚涩之涩，宜十全大补汤、《济生》芪附汤、黄芪建中汤之类。一涩脉也，而有虚涩、滞涩、枯涩之分，是又在诊之者，自为灵通耳。

附　方

四物汤　治肝脾肾血虚发热，或寒热往来，或日晡热甚，头目不清，或烦躁不寐，胸膈作胀，胁肋疼痛等症。凡血虚诸病，以此为主治。若脾气虚而不能生血，宜四君子。若脾气郁而血虚，宜归脾汤。若肾水涸而不生肝血，宜六味丸。

当归二钱　白芍药一钱　熟地黄三钱　川芎钱半

上水煎服。

《和剂》渗湿汤见第十七

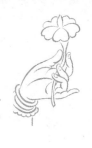

百一除湿汤 治寒湿所伤，身体重着，腰脚酸疼，大便溏泄，小便或涩或利。

半夏曲炒 厚朴姜制 苍术米泔制，各二两 藿香叶 陈皮去白 白茯苓去皮，各一两 甘草炙七钱 白术生用一两

上㕮咀。每服四钱。水一盏，姜七片，枣一枚，煎七分，食前温服。

《三因》肾着汤 治肾虚伤湿，身重腰冷，如坐水中，不渴，小便自利。

干姜炮 茯苓各四两 甘草炙 白术各二两

每服四钱，水一盏，煎七分，空心温服。

六君子汤见第十六

《宝鉴》人参利膈丸 治胸中不利，大便结燥，痰嗽喘满，脾胃壅滞，推陈致新，治膈气之圣药也。

木香 槟榔各七钱半 人参 当归酒洗 藿香 甘草 枳实麸炒黄，各一两 大黄酒湿蒸熟 厚朴姜制，各二两

上为细末，滴水为丸，如桐子大。每服三五十丸。食后诸饮下。

《统旨》滋血润肠汤 治血枯，及死血在膈，饮食不下，大便燥结。

当归酒洗，三钱 芍药炒 生地黄各一钱半 红花酒洗 桃仁去皮尖炒 大黄酒煨 枳壳麸炒各一钱

水一钟半，煎七分，入韭菜汁半酒盏，食前服。

滋阴清膈饮《统旨》 治阴火上冲，或胃火太盛，食不入脉洪数者。

当归 芍药煨 黄柏盐水炒 黄连各一钱半 黄芩 山栀 生地黄各一钱甘草三分

水二钟，煎七分，入童便、竹沥各半酒盏，食前服。

十全大补汤见第十六

《济生》芪附汤 治气虚阳弱，虚汗不止，肢体倦怠。

黄芪去芦、蜜炙 附子炮、去皮脐，各等分

上㕮咀，每服四钱。水一盏，生姜十片，煎八分。食前温服。未应，更加之。

黄芪建中汤 治血气不足，体常自汗。

黄芪 桂各一钱半 白芍药三钱 甘草一钱

每服五钱。水一钟半，姜五片，枣二枚，煎八分。去滓，入稠饧一大匙，再煎服。旧有微溏或呕者，不用饧。

卷
二

弦脉主病第二十二

弦脉主饮，病属胆肝。弦数多热，弦迟多寒。浮弦支饮，沉弦悬痛。阳弦

头痛，阴弦腹痛。夫饮入于胃，必阳气为之游溢输布。脏腑受其灌溉，形体赖其濡滋。若阳运之力薄，则不能游溢输布，停留于中，而饮之诸证起矣。其脉弦者，弦为阴脉，敛束急直，无抑扬鼓动之势，正阳运之不足也。若非有饮而见弦脉，病又当在胆与肝耳。盖胆为甲木，肝为乙木。自北而东，在肝为厥阴而阴尽，在胆为少阳而阳微初春之象，逗气尚少，升如一缕，有弦义焉。数则为热，弦而兼数者，病亦兼热。迟则为寒，弦而兼迟者，病亦兼寒。弦则为饮。弦而浮，则饮停在上，名曰支饮。支者，支分之义，不在胃而支留于心胸间也。宜仲景苓桂术甘汤、小青龙汤、《和剂》倍术丸、破饮丸、六君子汤、仲景泽泻汤、海藏五饮汤之类。弦而沉，则饮停在下，当为悬痛。悬者，悬阁之义，不在胃，而悬留于腹胁间也。以寒饮而留于阴分，故在内痛。宜《济生》八神来复丹、《三因》控涎丹之类。弦脉不但主饮，而又主痛者，以弦寒敛束，气不舒之故耳。阳弦者，寸弦也。邪在三阳，三阳走头，故头痛。宜《玄珠》茶调散、半夏白术天麻汤、仲景吴茱萸汤之类。阴弦者，尺弦也。邪在三阴，三阴走腹，故腹痛。宜仲景小建中汤、香砂理中汤、东垣厚朴汤、仲景四逆汤之类。

附　方

仲景苓桂术甘汤 见第十六

仲景小青龙汤 见第十六

《和剂》倍术丸 治五饮。一曰留饮，停水在心下。二曰澼饮，水在两胁。三曰痰饮，水在胃中。四曰溢饮，水溢在膈。五曰流饮，水在胁间，沥沥有声。皆由饮水过多，或饮冷酒所致。

白术二两　桂心　干姜各一两

上为末，蜜丸。每二十丸，温米饮下。加至三十丸。食前服。

破饮丸 治五饮停蓄胸膈。呼吸之间，痛引两胁，胀满气促。胸腹结为癥癖。支满胸膈，旁及两胁，抢心疼痛，饮食不下，反胃吐逆。九种心疼，积年宿食不消，久疟久痢，遁尸疰忤，癫痫厥运，心气不足，忧愁思虑，妇人腹中诸病，并皆治之。

荜茇　丁香不见火　缩砂仁　蝎梢　胡椒　木香不见火　乌梅肉　青皮　巴豆去皮膜，各等分

上将青皮、巴豆以浆水同浸一宿，次日滤出同炒。青皮焦，去巴豆。水淹乌梅肉蒸一炊久，细研为膏，入药末和匀，丸如绿豆大。每服五七丸，临睡生姜汤下。

六君子汤 见第十六

仲景泽泻汤 治饮停心下，常苦眩冒。或胸中痞结，坚大如盘。下则小便不利。

泽泻五两　白术二两

水二升，煮一升，分温再服。

海藏五饮汤　治五饮最效。

旋复花　人参　陈皮去白　枳实　白术　茯苓　厚朴制　半夏制　泽泻　猪苓　前胡　桂心　白芍药　炙甘草各等分

上每一两分四服。姜十片，水二盏，煎至七分。去滓温服无时。因酒成饮，加葛根、葛花、砂仁。

《济生》八神来复丹　治寒痰冻饮，久积心胸。或呕逆喘促，或心腹搅疼，或饮食不安，状如反胃等证。

硝石一两，同硫黄为末、瓷器内以微火炒、用柳篦搅。不可火太过，恐伤药力。再研极细，名二气末　太阴玄精石飞研，一两　五灵脂水澄清，滤去砂石，晒干　青皮去白　陈皮去白，各二两　舶上硫黄透明　沉香　木香坚实者　天南星粉白者，各一两

上为末，飞面糊为丸，如桐子大。每服三十丸，空心米饮送下。

《三因》控涎丹　凡人忽患胸背、手足、颈项、腰胯等，隐痛难忍，筋骨牵引钓痛，时时走易不定，乃是痰涎在心膈上下，变为此疾。或手足冷痹，气脉不通，误认瘫痪也。

甘遂去心　紫大戟去皮　真白芥子各等分

上为末，糊为丸，桐子大，晒干。食后卧，淡姜汤或热水下五七丸，至十丸。痰猛加数丸。

《玄珠》茶调散　治风热上攻头目，及头风热痛不可忍。

片芩二两酒拌，炒三次，不可令焦　小川芎一两　细茶叶三钱　白芷五钱　薄荷三钱　荆芥穗四钱

头巅及脑痛，加细辛、藁本、蔓荆子各三钱。上为细末，每服二三钱，用茶清调下。

《秘藏》半夏白术天麻汤　治素有脾胃之证，时显烦躁，大便不利，又出入为寒气所郁，闷乱大作，火郁不伸故也。医疑有热，服疏风丸下之。原证不减，复添呕逆，食不能停，痰唾稠粘，涌出不止，眼涩头旋，恶心烦闷，气短促上喘，无气力，目不敢开，如在风云中，头苦痛如裂，身重如山，四肢厥冷，是胃气已损，复下两次，重虚脾胃，病名曰痰厥头痛。厥者，痰之浊气逆上，涫溷清阳，故眩晕，非有痰厥逆而上也。

半夏一钱五分　白术　炒曲各一钱　天麻　黄芪　人参　苍术　陈皮　泽泻　茯苓各五分　大麦面一钱半　干姜三分　黄柏二分

仲景吴茱萸汤　《伤寒论》云：食谷欲呕者，属阳明也，吴茱萸汤主之。《金匮》

云：呕而胸满者，茱萸汤主之。又云：干呕吐涎沫，头痛，茱萸汤主之。观此则凡胃虚寒不能纳食，或吐冷冻饮酸水者，皆效。

吴茱萸一升洗　人参三两　生姜六两　大枣十二枚

上四味，以水七升煮取二升。去滓温服七合，日三服。

仲景小建中汤加黄芪一两半、人参二两，名黄芪建中汤 《金匮要略》云：虚劳里急，悸衄，腹中痛，失精，四肢酸疼，手足烦热，咽干口燥，小建中汤主之。又《千金》疗男女因积冷气滞，或大病后不复，常苦四肢沉重，骨肉酸疼，吸吸少气，行动喘乏，胸满气急，腰背强痛，心中虚悸，咽干唇燥，面体少色。或饮食无味，胁肋腹胀，头重不举，多卧少起，甚者积年。轻者百日渐致瘦弱。五脏气竭，则难可复常。六脉俱不足，虚寒乏气，少腹拘急，羸瘦百病，黄芪建中汤主之。

桂枝三两　甘草炙二两　大枣十二枚　芍药六两　生姜三两　胶饴一升

上六味，以水七升，煮取三升。去滓，内饴，更上微火消解。温服一升，日三服。呕家不可用建中汤，以甜故也。

香砂理中汤即理中丸加木香、砂仁。服法亦同。见第十七　治脾虚气滞，或受外寒，泄泻腹痛喜温，或呕吐，胸膈满闷，肠腹雷鸣等证。

东垣厚朴汤　治胸腹胀痛，或肠鸣后重，或受寒及寒饮食作痛。脉沉迟而弦者宜之。

厚朴姜制　陈皮去白，各二两　甘草炙　干姜各五钱　茯苓去皮，一两

上㕮咀。每服一两，水煎服。

仲景四逆汤　治中外皆寒，四肢逆冷，腹痛肠鸣。或汗多亡阳，或中寒泻利清谷，舌滑气冷。一切阴寒胜而阳虚，脉沉迟弦弱者，此方主之。

甘草炙，一两　干姜一两半　附子一枚，生用去皮，破八片

上三味，以水三升，煮取一升二合，去滓，分温再服。强人大附子一枚，干姜三两。

紧脉主病第二十三

　　　　紧脉主寒，又主诸痛。浮紧表寒，沉紧里痛。

紧与弦相似，但多暴动夭矫之势，所谓如转索者是也。阳为寒束，崛强不平，故作是状。为诸病者，亦此义耳。浮以候表，浮而紧，寒在表也。宜温散。沉以候里，沉而紧，寒在里也。宜温中。里为阴分，以阴寒而袭阴分，阳困阴凝，故痛也。

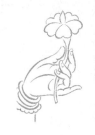

长短细大主病第二十四

　　　　长脉气平，短脉气病，细则气少，大则病进。

　　长脉气畅，故曰平。短脉气促，故曰病。细为正不足，故气少也。大为邪有余，故病进也。

浮沉主病第二十五

　　　　浮长风痫，沉短宿食。血虚脉虚，气实脉实。

　　长类乎弦，亦肝木之象也。《素问·玉机真脏论》曰：肝脉端直以长是也。浮则为风，风木偏胜，痫证作矣。宜疏风豁痰养荣，如河间犀角丸、集验龙脑安神丸之类。沉主里，沉而短，为中气局促，宿食停留之碍也。宜温而推之，如《和剂》感应丸、红丸子之类。脉为血府，脉虚者血虚。脉由气行，气实者脉实。

附　方

　　河间犀角丸　治风癫痫，发作有时，扬手掷足，口吐痰涎，不省人事，暗倒屈伸。

　　犀角末半两　赤石脂三两　朴硝二两　白僵蚕一两　薄荷叶一两

　　上为末，面糊丸，如梧子大。每服二三十丸，温水下。二三服，不拘时。如觉痰多，即减数。忌油腻炙炒。

　　集验龙脑安神丸见第十九

　　《和剂》感应丸　治中虚积冷，气弱有伤，停积胃脘，不能传化。或因气伤冷，或因饥饱食，饮酒过多，心下坚满，两胁胀痛，心腹大痛，霍乱吐泻，大便频数，后重迟涩，久痢赤白，脓血相杂，米谷不化，愈而复发。又治中酒呕吐，痰逆恶心，喜睡头眩，胸膈痞满，四肢倦怠，不思饮食，不拘新旧冷积，并皆治之。

　　南木香　肉豆蔻　丁香各一两半　干姜炮，一两　巴豆七十粒，去皮、心、膜、研出油　杏仁一百四十粒，汤泡、去皮尖、研　百草霜二两

　　上前四味为末，外入百草霜研，与巴豆、杏仁七味同和匀。用好黄蜡六两，溶化成汁，以重绢滤去滓；更以好酒一升，于银石器内煮蜡数沸，倾出候酒冷，其蜡自浮于上，取蜡称用丸，春夏修合。用清油一两，铫内熬令香熟，次下酒煮蜡四

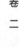

两，同化成汁，就铫内乘热拌和前项药末。秋冬修合，用清油一两半，同煎煮熟成汁，和前药末成剂，分作小锭，油纸裹放，旋丸服之。每三十丸，空心姜汤下。

《和剂》红丸子　壮脾胃，消宿食，去膨胀。

京三棱浸软、片　蓬莪术煨　青皮去白　陈皮去白，各五斤　干姜炮胡椒各三斤

上为末，用醋面糊丸，如梧桐子大，矾红为衣。每服三十丸，食后姜汤送下。小儿临时加减与服。

洪细主病第二十六

洪脉为热，其阴则虚。细脉为湿，其血则虚。

洪脉满指，浮大兼备，阳有余之象，故当为热。有余于阳，则不足于阴，故为阴虚。细为阴脉，细貌不振，阴湿之候。细又为血虚者，盖脉以血为体，细貌之甚，体于何有？故血虚。

缓类主病第二十七

缓大者风，缓细者湿，缓涩血少，缓滑内热。

空疏缓大，风所致也。缓漫濡细，湿所侵也。缓而涩滞，血必少也。缓而滑疾，内有热也。

濡弱小主病第二十八

濡小阴虚，弱小阳竭。阳竭恶寒，阴虚发热。

濡小之脉，即所谓如帛浮水面，有上无下，阴虚之候也。弱小之脉，体不充，势不鼓，阳竭之候也。阳竭，则阴乘阳，故恶寒。阴虚，则阳乘阴，故发热。阳竭者补阳，宜四君附之类。阴竭者补阴，宜六味丸、四物汤之类。

附　方

四君子汤见第十六

六味丸见第十六

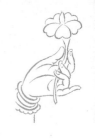

微脉主病第二十九

阳微恶寒，阴微发热。男微虚损，女微泻血。

《脉经》云：微脉不胜寻按，若有若无，言其虚极也。寸微为阳微，阳微即阳虚，而阴气上入阳中，故恶寒也。尺微为阴微，阴微即阴虚，而阳气下陷入阴中，故发热也。男人得此，不惟恶寒发热，而且为虚损。女人得此，不惟恶寒发热，而且为泻血。虚损者未必不失血，泻血者未必不成虚损。男子补其阳，女子补其阴。

动脉主病第三十

阳动汗出，阴动发热，为痛与惊，崩中失血。

《伤寒论》曰：阴阳相搏名曰动。又曰：数脉见于关上，上下无头尾，如豆大，厥厥动摇者，名曰动。既云在关，是居尺寸之中，若不能分阴分阳者。然云阴阳相搏，又云阳动阴动，又似乎有胜有负。故阳虚者，为阳动阳负，负则外卫不密，而汗自出矣。阴虚者，为阴动阴负，负则内守不宁，而热自发矣。为痛为惊者，阴阳不和。气搏击则痛，气揣进则惊。味厥厥动摇四字，情形宛然。阴阳相搏不和，则卫、守两失其职，而崩中失血之证，有自来矣。阳卫阴守。

革脉主病第三十一

虚寒相搏，其名为革。男子失精，女子失血。

《伤寒论》辨脉法云：脉弦而大，弦则为减，大则为芤。减则为寒，芤则为虚。虚寒相搏，此名为革。妇人则半产漏下宜补血。男子则亡血失精。宜填精。此节正革脉之注脚也。盖革如皮革，急满指下。今云脉弦而大，非革而何？只此四字，可以尽革脉之形状矣。弦则为减以下，又发明所以为革，并革之所以为病也。弦则脉体弦急细敛，是阳气之减少也。弦而大，是改细敛为阔大，其弦急之体仍在。弦急为阳减，改大则中芤。阳减为寒，中芤为虚。既虚且寒，徒革于外，而中则空，在女则为半产漏下，在男则为亡血失精，是皆中空之验。

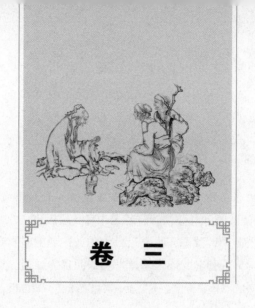

卷 三

促结主病第三十二

阳盛则促，肺痈阳毒。阴盛则结，疝瘕积郁。

数脉时见一止，名曰促。数则为热，为阳盛，主上焦热聚成毒，或热聚肺成痈。阳毒宜清散，如黄芩、花粉、连翘、枳壳、荆防之类。肺痈宜清解，如仲景桔梗汤之类。脉气流行，为其阻碍，故一止也。不数而缓，时见一止，名曰结，为阴盛，主阴分或腹中聚疝瘕痃癖。宜元戎万病紫菀丸、《宝鉴》沉香桂附丸之类。久积成郁，气坚结不散，脉气至此，亦为所碍，故一止也。《难经·十八难》曰：结甚则积甚，结微则积微，是又当审止歇之多寡，而断病之轻重耳。

附 方

仲景桔梗汤 《金匮要略》云：咳而胸满，振寒脉数，咽干不渴，时出浊唾腥臭，久久吐脓如米粥者，为肺痈。又治心脏发咳，咳而喉中如梗状，甚则咽肿喉痹，亦治血痹。

桔梗一两 甘草二两

上二味，以水三升，煮取一升，分温再服，则吐脓血也。

元戎万病紫菀丸 治脐腹久患痃癖如碗大及诸黄病。每地气起时，上气冲心，绕脐绞痛。一切虫咬，十种水病，十种蛊病，及反胃吐食，呕逆恶心，饮食不消，天行时病。女人多年月露不通，或腹如怀孕多血，天阴即发。又治十二种风，顽痹不知年岁，昼夜不安，梦与鬼交，头多白屑，或哭或笑，如鬼魅所着，腹中生疮，腹痛，服之皆效。

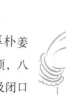

紫菀去苗　菖蒲九节者，去毛　吴茱萸汤洗七次、焙干　柴胡去须　厚朴姜制，一两　桔梗去芦　茯苓去皮　皂荚去皮、弦子炙　桂枝　干姜炮　黄连去须，八钱　巴豆去皮膜，出油，研　人参去芦　羌活　独活　防风各半两　蜀椒去目及闭口者，微炒出汗　川乌炮，去皮脐，半两加三钱

上为细末，入巴豆研匀，炼蜜丸如桐子大。每服三丸，渐加至五丸、七丸。生姜汤送下。食后临卧服。孕者不宜服。此方分两，一依元版善本校定。厚朴、黄连下有分两而无各字。川乌乃云半两加三钱，不知何谓？考温白丸方，惟川乌二两半，余药各半两，亦恐有讹。重于变古，姑仍之。痔漏肠风，酒下。赤白痢，诃子汤下。脓血痢，米饮汤下。堕伤血闷，四肢不收，酒下。蛔虫咬心，槟榔汤下。气噎忧噎，荷叶汤下。打扑损伤，酒下。中毒，帚灰，甘草汤下。一切风，升麻汤下。寸白虫，槟榔汤下。霍乱，干姜汤下。咳嗽，杏仁汤下。腰肾痛，豆淋酒下。阴毒伤寒，温酒下。吐逆，生姜汤下。饮食气块，面汤下。时气，井花水下。脾风，陈皮汤下。头痛，水下。心痛，温酒下。大小便不通，灯草汤下。因物所伤，以本物汤下。吐水，梨汤下。气病，干姜汤下。小儿天吊风搐，防风汤下，防己亦可。小儿疳痢，葱白汤下。小儿乳食伤，白汤下。月信不通，红花酒下。妇人腹痛，川芎酒下。怀孕半年后胎漏，艾汤下。有子气冲心，酒下。产晕痛，温酒下。血气痛，当归酒下。产后心腹胀满，豆淋酒下。难产，益智汤下。产后血痢，当归汤下。赤白带下，酒煎艾汤下。解内外伤寒，粥饮下。室女血气不通，酒下。子死腹中，葵子汤下。又治小儿惊痫，大人癫狂，一切风，及无孕妇人，身上顽麻，状如虫行，四肢俱肿，呻吟走痛等疾。杨驸马患风气冲心，饮食吐逆，遍身枯瘦。日服五丸至七丸。至二十日，泻出肉块如虾蟆五六枚，白脓二升愈。赵侍郎先食后吐，目无所见，耳无所闻。服至五十日，泻青蛇五七条，长四寸许，恶脓三升愈。王氏患大风病，眉发堕落，手掌生疮。服之半月，泻出癞虫二升，如马尾，长寸许，后愈。李灵患肥气，日服五丸，经一月，泻出肉鳖三枚愈。茹黄门卒中风，病发时服药，泻出恶脓四升，赤黄水一升，一肉虫如乱发愈。李知府妻杨氏，带下病七年，月崩不止，骨痿着床。日服五丸至十丸、十五丸。取下脓血五升，黄水一升，肉块如鸡子状愈。此药治一切万病如神，唯初有孕者不宜服。

《宝鉴》沉香桂附丸　治中气虚弱甚，脾胃虚寒，脏腑积冷，心腹疼痛，手足厥逆冷。便利无度，七疝引痛不可忍，喜热熨少缓者。

沉香　附子炮　川乌炮　干姜炮　良姜　官桂　吴茱萸汤泡、去苦水　茴香炒，各一两

上末，好醋煮糊丸梧子大。每服五十丸至七八十丸，空心米饮下。

代脉主病第三十三

代则气衰，或泄脓血，伤寒心悸，女胎三月。

代亦歇止之脉，但促结之止，内有所碍，虽止而不全断，中有还意；代则大止不还，下复至，如更代者。非元气衰微之甚，不至此也。泄脓血者，则营血耗竭，隧道空虚，故见此欲脱不续之状。《素问·脉要精微论》云：数动一代者，病在阳之脉也。泄及便脓血。伤寒心悸，有中气虚者、有停饮者、有汗下后者。中气虚，则阳陷，阳受气于胸中。阳气陷，则不能上充于胸中，故悸。宜黄芪建中汤之类。停饮者，饮水多而停于心下也。水停心下，水气上凌，心不自安，故悸。宜小青龙汤之类。汗后则里虚矣，况汗乃心液，心液耗则心虚，心虚故悸。宜炙甘草汤、黄芪建中汤之类。诸悸者，未必皆脉代。今脉代者，正指汗后之悸，以汗为心液，脉为心之合耳。女胎十月而产，腑脏各输真气，资次培养。一月之时，足厥阴脉养之。足厥阴者，肝也。二月足少阳脉养之。足少阳者，胆也。三月，手厥阴脉养之。手厥阴者，心胞络也。四月，手少阳脉养之。手少阳者，三焦也。五月，足太阴脉养之。足太阴者，脾也。六月，足阳明脉养之。足阳明者，胃也。七月，手太阴脉养之。手太阴者，肺也。八月，手阳明脉养之。手阳明者，大肠也。九月，足少阴脉养之。足少阴者，肾也。十月，足太阳脉养之。足太阳者，膀胱也。是以诸经脉各养三十日也。若至期当养之经，虚实不调，则胎孕为之不安，甚则下血而堕矣。十二经中，独心与小肠不养胎者何欤？夫心为牡脏，小肠为之腑，主生血而合脉。《素问·平人气象论》曰：脏真通于心，心藏血脉之气也。有孕则经血不通，许学士所谓妊娠闭经隧以养胎者是也。《平人气象论》又曰：妇人手少阴脉动甚者，妊子也。历观经论，是知胎以血为体，而始终十月，皆赖乎心，自不当在轮养中又分次第矣。三月之时，心包络养胎。《灵枢·经脉》篇云：心包主脉，若分气及胎，脉必虚代。在《五脏生成》篇又云：心合脉。盖心与心包，虽分二经，原属一脏故耳。

附　方

黄芪建中汤 见第二十一

仲景小青龙汤 见第十六

仲景炙甘草汤 《伤寒论》云：伤寒脉结代，心动悸，炙甘草汤主之。

甘草炙，四两　生姜切，三两　桂枝去皮，三两　人参二两　生地黄一斤　阿胶

二两　麦门冬去心，半升　麻子仁半升　大枣擘，十二枚

上九味，以清酒七升，水八升，先煮八味，取三升。去滓，内胶烊消尽。温服一升，日三服。一名复脉汤。《圣济经》曰：津耗散为枯。五脏痿弱，营卫涸流，湿剂所以润之。麻仁、阿胶、麦门冬、地黄之甘，润经益血，复脉通心也。

脉病顺逆第三十四

脉之主病，有宜不宜。阴阳顺逆，吉凶可推。

有是病，则有是脉，如影之随形也。与病相宜则顺，不相宜则逆。逆之与顺，何从区别，是又在阴阳耳。如表病见表脉，里病见里脉，实病见实脉，虚病见虚脉，阳病见阳脉，阴病见阴脉之类，皆顺而相宜者也。反此则逆。逆顺一分，而病之吉凶，从可推矣。

中风脉证第三十五

中风浮缓，急实则忌。浮滑中痰，沉迟中气。尸厥沉滑，卒不知人。入脏身冷，入腑身温。

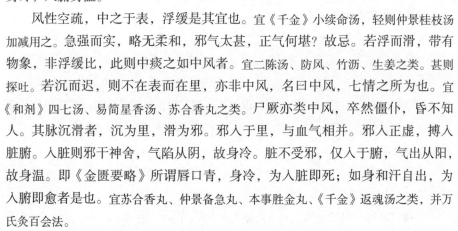

风性空疏，中之于表，浮缓是其宜也。宜《千金》小续命汤，轻则仲景桂枝汤加减用之。急强而实，略无柔和，邪气太甚，正气何堪？故忌。若浮而滑，带有物象，非浮缓比，此则中痰之如中风者。宜二陈汤、防风、竹沥、生姜之类。甚则探吐。若沉而迟，则不在表而在里，亦非中风，名曰中风，七情之所为也。宜《和剂》四七汤、易简星香汤、苏合香丸之类。尸厥亦类中风，卒然僵仆，昏不知人。其脉沉滑者，沉为里，滑为邪。邪入于里，与血气相并。邪入正虚，搏入脏腑。入脏则邪干神舍，气陷从阴，故身冷。脏不受邪，仅入于腑，气出从阳，故身温。即《金匮要略》所谓唇口青，身冷，为入脏即死；如身和汗自出，为入腑即愈者是也。宜苏合香丸、仲景备急丸、本事胜金丸、《千金》返魂汤之类，并万氏灸百会法。

附　方

《千金》小续命汤　通治八风五痹痿厥等疾。以一岁为总，六经为别。春夏加石膏、知母、黄芩，秋冬加官桂、附子、芍药。又于六经别药内，随证细分加减。

自古名医不能越此。

麻黄去节　人参去芦　黄芩去腐　芍药　甘草　川芎　杏仁去皮尖、炒　防风两半　防己　官桂各一两　附子炮、去皮脐,半两

上除附子、杏仁外,为粗末,后入二味和匀。每服五钱,水一盏半,生姜五片,煎至一盏。去滓,稍热,食前服。

附云岐子加减法:如精神恍惚,加茯苓、远志。心烦多热者,加犀角屑半两。骨节间烦痛有热者,去附子,倍芍药。骨节冷痛,倍用桂枝、附子。燥闷小便涩者,去附子,倍芍药,入竹沥一合煎。脏寒下痢者,去防己、黄芩,倍附子,加白术一两。热痢不可用附子。脚弱加牛膝、石斛各一两。身疼痛,加秦艽一两。腰痛,加桃仁、杜仲各半两。失音加杏仁一两。如或歌或笑,无所不至者,用麻黄三两,人参、桂枝、白术各二两。去附子、防风、生姜,加当归一两。自汗者,去麻黄、杏仁,加白术一两。春加麻黄一两;夏加黄芩七钱;秋加当归四两;冬加附子半两。

仲景桂枝汤见第十九

二陈汤见第十六

《和剂》四七汤见第十七

易简星香汤　治中风痰盛,服热药不得者。

南星八钱　木香一钱

每服四钱。水一盏,姜十片,煎七分。不拘时温服。

苏合香丸见第十八

仲景三物备急丸

大黄一两　干姜一两　巴豆一两,去皮心、熬、外研如脂

上药各须精新。先捣大黄、干姜为末,研巴豆内末中,合捣一千杵,用为散。蜜和丸亦佳。密器中贮之,莫令泄。主心腹诸卒暴百病,苦中恶客忤,心腹胀满,卒痛如锥刺,气急口噤,停尸卒死。以暖水若酒,服大豆许三四丸。或不下,捧头起灌令下咽,须臾当瘥;如未瘥,更与三丸;当腹中鸣,即吐下便瘥。若口噤,亦须折齿灌之。

本事胜金丸　治中风忽然昏倒若醉,形体昏闷,四肢不收,风涎潮于上膈,气闭不通。

生薄荷半两　猪牙皂角二两,槌碎,水一升,二味一处浸,取汁,研成膏　瓜蒂末一两　藜芦二两　朱砂半两,研

上将朱砂末二分,与二味末研匀,用膏子搜和,丸如龙眼大,以朱砂为衣。温酒化下一丸,甚者二丸,以吐为度。得吐即醒,不醒不可治。必用方论中风无吐法,引金虎碧霞为戒。且如卒暴涎生,声如引锯,牙关紧急,气闭不行,汤药不能入,命在须臾者,执以无吐法可乎?但不当用银粉药。恐损脾,坏人四肢尔。罗谦

甫方有粉霜、铅粉，无藜芦。

《千金》返魂汤 治卒感忤，鬼击飞尸。诸奄忽气绝，无复觉。或已死，绞口，口噤不开。去齿下汤。汤入口不下者，分病人发，左右捉踏肩引之。药下，复增取尽一升，须臾立醒。

麻黄三两　桂心二两　甘草一两　杏仁七十枚

上㕮咀，水八升，煮取三升，分三服。《肘后方》云：张仲景方无桂心，只三味。灸法灸风池、百会、曲池、合谷、风市、绝骨、环跳、肩髃、三里等穴。皆灸之以凿窍疏风。

风寒脉证第三十六

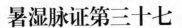

风伤于卫，浮缓有汗。寒伤于营，浮紧无汗。

风为阳邪，卫为阳气。风阳空疏，卫阳浮越。寒为阴邪，营为阴血。寒阴敛束，血阴凝泣。故风必伤卫，寒必伤营者，皆类同而象似也。空疏浮越，自当有汗而脉缓矣。仲景桂枝汤证。敛束凝泣，自当无汗而脉紧矣。仲景麻黄汤证。

附　方

仲景桂枝汤见第十九
仲景麻黄汤见第十六

暑湿脉证第三十七

暑伤于气，脉虚身热。湿伤于血，脉缓细涩。

暑亦阳邪，性热而散。伤于气分，从其类耳。阳邪伤气，气必烦蒸，故身热。气散不敛，故脉虚。宜清暑益气汤、加味香薷饮之类。湿为水湿，血液相近，伤血亦从其类。脉缓细涩，流衍渗着之象也。宜败毒散、《和剂》五积散之类。

附　方

清暑益气汤见第十六
十味香薷饮见第十六

败毒散活人

羌活　独活　前胡　柴胡　芎劳　枳壳　白茯苓　桔梗　人参以上各一两　甘草半两上为细末，每服二钱。水一盏，入生姜二片，煎七分，温服。或沸汤点亦得。治伤寒温疫，风湿风眩，拘蜷，风痰头疼目眩，四肢痛，憎寒壮热，项强睛疼，及老人、小儿皆可服。或瘴烟之地，或瘟疫时行，或胸多风痰，或处卑湿脚弱，此药不可缺也。日二三服，以知为度。烦热口干，加黄芩。

《和剂》五积散　治感冒寒邪，头疼身痛，项背拘急，恶寒呕吐，或腹痛。又治伤寒发热，头疼恶风，无问内伤生冷，外感风寒，及寒湿客于经络，腰脚疼，及妇人经血不调，或难产并治。

白芷　茯苓　半夏汤洗七次　当归　芎劳　甘草炙　肉桂　芍药各三两　枳壳去瓤、麸炒　麻黄去节根　陈皮去白，各六两　桔梗去芦，十二两　厚朴去粗皮、姜制　干姜各四两　苍术泔浸、去皮，二十四两

上咬咀，每服四钱。水一盏，姜三片，葱白三根，煎七分热服。冒寒用煨姜，夹气加茱萸。妇人调经催产，加艾醋。

伤寒脉证第三十八

伤寒热病，脉喜浮洪。沉微涩小，证反必凶。汗后脉静，身凉则安。汗后脉躁，热甚必难。阳病见阴，病必危殆。阴病见阳，虽困无害。上不至关，阴气已绝。下不至关，阳气已竭。代脉止歇，脏绝倾危。散脉无根，形损难医。

《素问·热论》曰：今夫热病者，皆伤寒之类也。又曰：人之伤于寒也，则为病热。热虽甚，不死。观此，则知伤寒虽是阴寒之邪，袭人生气中，正气与之抗拒，郁蒸成热，亦理势之必然者。抗拒在表，故脉浮。郁蒸成热，故脉洪。热病得此阳脉，知正气不陷缩而能鼓发，胜邪必矣，故喜焉。若沉微涩小，是皆阴类。证阳脉阴，表病见里。证与脉反，邪盛正衰，凶之兆也。至若汗后，邪解正复。此时脉躁盛者，亦应宁静。身体自然凉和。设脉仍躁而热加甚，是正气已衰，邪气更进，必难乎其为生矣。即《素问·评热论》所谓有病温者，汗出辄复热，而脉躁疾，不为汗衰，狂言不能食，病名阴阳交者是也。一派阳邪，阴不能复。若与阳交，并为一而不分，是阴已绝亡，故死。阳病见阴者，见阴脉也，即上文所云热病而得沉微涩小之类。言证与脉反，故亦危殆。阴病见阳者，见阳脉也。亦似与证相反，惟伤寒则不然。伤寒自表入里，从阳之阴，刻刻侵传，层层渐入。今阴病得阳脉，是转寒凛而变温和，起深沉而出浮浅。死阴忽作生阳，病虽困笃，自当无害。故仲景云：阴病见阳脉者生，阳病见阴脉者死。

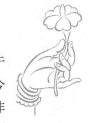

尺为阴，尺脉上不至关，是阴已绝于下。寸为阳，寸脉下不至关，是阳已竭于上。《脉经》曰：阳生于寸，动于尺。阴生于尺，动于寸。言阴阳互相生动。今两不至关，是阴阳离异矣。《素问·生气通天论》曰：阴阳离决，精气乃绝，非此之谓欤！代脉止歇者，乃脏真不能接续，其倾危可立见也。散脉无根者，谓脉外散而不敛，内无根蒂之候。若形见损伤，必难医治。仲景《平脉篇》云：伤寒咳逆上气，其脉散者死，谓其形损故也。其义谓咳逆属肺，散脉属心。肺金心火，火刑其金，故主死。形刑二义俱通，姑两存之。

饮食劳倦第三十九

　　饮食内伤，气口急滑，劳倦内伤，脾脉大弱。饮食有节，五内受益，何言伤乎？伤则过于饮食，甚至停蓄不消，而气口急滑之脉见矣。急则不运不输，滑则有水有物，胃中停滞。而急滑应于气口者，以气口正在右关脾胃之前故也。宜推之运之，如东垣枳术导滞丸、丹溪保和丸、洁古枳术丸、曲枳术丸、东垣葛花解醒汤之类。动而生阳，身固不宜久逸。东垣先生论升阳益胃汤方后云：小役形体，使胃气与药，得以转运升发，此即动而生阳之义。又《上古天真论》云：不妄作劳，皆不言不劳。但令小役，不令过役，并不妄劳耳。若烦扰而过于劳，外则体倦，内则脾伤。盖脾土合肌肉而主四肢。配阳明胃腑，受纳水谷，酝酿精微，以灌溉四脏，为人身阳气生化之源。过劳则肢体转旋，四肢举动。阳气张乱，无往非脾气之应，则无往非脾气之伤矣。脾脉反大弱者，气张则大，气耗则弱也。宜补中益气汤之类。

附　方

枳术导滞丸东垣　治伤湿热之物，不得旋化而作痞，满闷不安。

　　黄芩　茯苓　白术　黄连各三钱　泽泻一钱　枳实麸炒、去瓤　神曲炒，各五钱　大黄煨，一两

　　上为末，汤浸蒸饼为丸。食远白汤下五十丸。

丹溪保和丸见第十七

洁古枳术丸见第十七

鞠薁枳术丸见第二十

东垣葛花解醒汤　治饮酒太过，呕吐痰逆，心神烦乱，胸膈痞塞，手足颤摇，饮食减少，小便不利。

青皮去瓤，三钱　木香五分　橘红　人参　猪苓去皮　白茯苓各一钱半　神曲炒　泽泻　干姜　白术各二钱　白豆蔻　葛花　砂仁各五钱

上为极细末。每服三钱，白汤调服。但得微汗，则酒病去矣。此盖不得已而用之，岂可恃此酣饮成病，自损元气。惟病酒者思之。

东垣补中益气汤　治劳役过度，饮食失节，四肢倦怠，口干身热，手心蒸热，手背不热，时或头痛，微恶风寒，自常汗出。或气高而喘，身热而烦。其脉洪大无力，或脉微细软弱，或惟右脉虚大。凡中气虚弱而不能摄血，或中气不足而误用克伐，或饮食劳倦而患疟痢，脾胃气虚而久不能愈，或腠理不密，易伤风寒，微邪凑肺而咳嗽不已，或病久元气下陷，或伤恐元气不升，或元气虚弱，感冒风寒，不胜发表，或入房之后，劳役感冒，或劳役感冒而后入房，或阳气不升而头晕作眩，额上喜温而渐愈等证。不论内外病候，审是因于劳役者，以之为主治之法，能生长身中胃气，而行春夏之令。亦能使脾土以生肺金，为肝、心、脾、肺滋化源之剂。

黄芪病甚、热甚者一钱　人参三分，有嗽去之　甘草炙，五分　当归酒制橘皮　升麻　柴胡各三分　白术五分薛新甫常用方：芪、参、术各一钱半，归一钱，橘七分，柴、升各五分。

水二盏，枣一枚，姜一片，煎至一盏。量气弱气盛，临病斟酌水盏大小。去滓，食远稍热服。如伤重者，不过二服而愈。

气病脉证第四十

欲知是气，下手脉沉。沉极则伏，涩弱久深。

气者，七气也。七气为内因，故脉沉。沉之极，虽按之至骨，犹不显露，是为伏脉。再或见涩之往来不利，弱之无力衰微，非七气内伤之久，不如是也。

六郁脉证第四十一

六郁多沉，滑痰紧食，气涩血芤，数火细湿。

郁有六种，亦为内因。郁则不复浮畅，故脉多沉。多沉者，不尽沉也。沉而滑，则有水有物，痰停之郁也。沉而紧，则寒实有物，食积之郁也。沉而涩，则往来滞涩，气虚不畅之郁也。沉而芤，则沉下中空，血虚不濡之郁也。沉而数，则不能炎上，火伏之郁也。沉而细，则附骨流衍，湿着之郁也。大抵以越鞠丸为主最妙。如欲分治，痰宜《济生》导痰汤，重则滚痰丸。食宜丹溪保和丸。气宜

《准绳》气郁汤。血宜血郁汤。火宜热郁汤。湿宜湿郁汤之类。

附　方

越鞠丸丹溪　治六郁胸膈痞满，或吞酸呕吐，饮食不化。此治郁之圣药也。

苍术米泔浸一宿炒　神曲炒　抚芎　山栀炒　香附炒　山楂净肉　麦芽炒，各等分

上末。水调神曲、麦芽作糊丸，如梧子大。每七八十丸，白汤下。

《济生》导痰汤　治痰涎壅盛，胸膈留饮，痞塞不通。

半夏汤洗七次，四两　南星炮、去皮　枳实去瓤、麸炒　赤茯苓去皮　橘红各一两　甘草炙，半两

上㕮咀，每服四钱。水一盏，姜十片，煎八分，食远温服。

滚痰丸见第十七

丹溪保和丸见第十七

《准绳》气郁汤　治因求谋不遂，或横逆之来，或贫窘所迫，或暴怒所伤，或悲哀所致，或思念太过，皆为气郁。其状胸满胁痛，脉沉而涩者是也。

香附童便浸一宿，焙干，杵去毛，为粗末三钱　苍术炒　橘红　制半夏各一钱半　贝母去心　白茯苓去皮　抚芎　紫苏叶自汗则用之　山栀仁炒，共一钱　甘草　木香　槟榔各五分　生姜五片

煎服。如胸胁作痛，此有血滞也，宜参血郁汤治之。

血郁汤　凡七情郁结，盛怒叫呼，或起居失宜，或挫闪致瘀，一应饥饱劳役，皆能致血郁。其脉沉涩而芤，其体胸胁常有痛如针刺者是也。

香附童便制，二钱　牡丹皮　赤曲炒　川通草　穿山甲炒　降真香　苏木　山楂肉　大麦芽炒、研，各一钱　红花七分

水、酒各一半煎。去滓，入桃仁，去皮、泥七分，韭汁半盏，和匀通口服。

热郁汤　有阴虚而得之者，有胃虚食冷物，抑遏阳气于脾土中而得之者。其治法皆见发热条中。此则治夫非阴虚，非阳陷，亦不发热，而常自蒸蒸不解者也。

连翘四钱　薄荷叶　芩各一钱五分　山栀仁炒，二钱　麦门冬去心，三钱　甘草五分　郁金一钱　瓜蒌皮穰二钱　竹叶七片，煎服。

问何不用苍术、香附、抚芎？曰：火就燥，燥药皆能助火，故不用也。

湿郁汤　治因雨露所袭，或岚气所侵，或坐卧湿地，或汗出衣衫，皆为湿郁。其状身重而痛，倦怠嗜卧，遇阴寒则发，脉沉而细缓者是也。

苍术三钱　白术炒　香附炒　橘红　厚朴姜汁炒　半夏制　白茯苓去皮　抚芎　羌活　独活各一钱　甘草五分　生姜五片，水煎。

虞抟云：一男子，年二十九。三月间房事后，骑马渡溪，遇深渊沉没，幸得马健无事。连湿衣行十五里抵家。次日憎寒壮热，肢节烦疼，似疟非疟之状。一医作虚证治而用补气血药，服之月余不效。又易一医，作劳瘵治，用四物汤，加知柏、地骨皮之类，及丹溪大补阴丸，倍加紫河车。服至九月，反加满闷不食。乃顾请有乳妇人在家，只吃人乳汁四五杯，不吃米粒。召余诊视，六脉皆洪缓，重按若牢，右手为甚。余作湿郁处治，用平胃散，倍苍术，加半夏、茯苓、白术、川芎、香附、木通、砂仁、防风、羌活，加姜煎服。黄昏服一帖，一更时又进一帖。至半夜，遍身发红丹如瘾疹，片时随没而大汗。索粥。与稀粥二碗，由是前病除减，能食。仍与前方服三帖。后以茯苓渗湿汤，倍加白术，服二十帖平安。

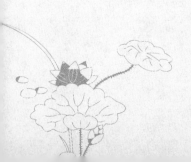

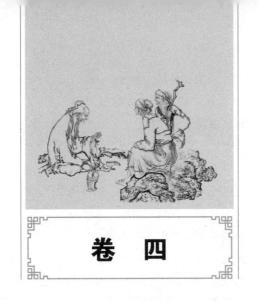
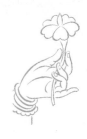

卷 四

痰病脉证第四十二

　　滑主多痰，弦主留饮。热则滑数，寒则弦紧。浮滑兼风，沉滑兼气。食伤短疾，湿留濡细。

　　滑为水物兼有之象。主多痰者，以痰为饮结成形故也。弦则弦直而敛，不能抑扬鼓荡，是阳运之力薄，故饮留焉。宜《和剂》倍术丸、苓桂术甘汤之类。以饮较痰，尚未结聚，所以弦不似滑之累累替替有物形也。大约气机鼓动属热，滑数是已。敛束属寒，弦紧是已。鼓动浮越，风之象也，故浮滑者兼风。宜青州白丸子、法制半夏清心牛黄丸、沉香堕痰丸、清气化痰丸之类。动疾沉下，气之郁也，故动滑者兼气。停食于中，则气为食碍，不能透达，脉为之短。短则气遏于内，势反成疾。短疾之脉，与滑近似，故滑亦主食也。宜丹溪保和丸之类。湿为阴邪，留必缓渗，非若阳邪之变动迅疾，故脉亦濡细耳。宜仲景泽泻汤之类。

附　方

　　《和剂》倍术丸见第二十二

　　仲景苓桂术甘汤见第十六

　　《和剂》青州白丸子　治男妇手足瘫痪，风痰壅盛，呕吐涎沫，及小儿惊风，妇人血风。

　　半夏生七两，水浸洗　南星生三两　白附子生二两　川乌生半两，去皮脐

　　上为末，以生绢袋盛，于井花水内摆出粉。如未出者，更以手揉出。如有滓，更研，再入绢袋，摆尽为度。置瓷盆中，日晒夜露。至晓撇去旧水，别用井水搅，

又晒至来日早，再换新水，搅如此法。春五日，夏三日，秋七日，冬十日。去水晒干，后如玉片。研细，以糯米粉煎粥清丸绿豆大，姜汤下二十丸。无时。如瘫痪风，温酒下。小儿惊风，薄荷汤下五丸。

法制半夏　治一切痰嗽，或呕吐冷饮酸水，风痰痰癖，胸膈痞闷，喘促等证。

半夏拣大者五斤　明矾一斤四两，捣碎　生姜一斤四两，捣碎

上三味，用泉水共浸七日，擦去半夏皮，加朴硝二斤八两，换水浸七日。加猪牙皂角切片一斤四两，浸七日。此后用泉水，每日一换。至四十九日，捞起晒干为末。每用二钱，煎萝卜汤调下。小儿量减之。

《和剂》清心牛黄丸　治诸风缓纵不随，语言謇涩，心忪健忘，恍惚去来，头目眩冒，胸中烦郁，痰涎壅塞，精神昏愦。又治心气不足，神志不定，惊恐悲忧，虚烦少睡，喜怒无时。或发狂癫，神情昏乱。

白芍药　麦门冬去心　黄芩　当归去苗　防风去苗　白术各一两半　柴胡　桔梗　芎䓖　白茯苓去皮　杏仁去皮尖双仁、麸炒黄、别研，各一两二钱半　神曲研　蒲黄炒　人参去芦，各二两半　羚羊角屑　麝香研　龙脑研，各一两　肉桂去粗皮　大豆黄卷碎、炒　阿胶碎、炒，各一两七钱半　白蔹　干姜炮，各七钱半　牛黄研，一两二钱　犀角屑二两　雄黄研飞八钱　干山药七两　甘草锉炒，五两　金箔一千二百片，内四百片为衣　大枣一百枚，蒸熟、去皮核、研成膏

上除枣、杏仁、金箔、二角屑及牛黄、雄黄、脑、麝外，共为细末，入余药和匀。用炼蜜与枣膏为丸。每两作十丸，金箔为衣。每服一丸，温水化下，食后服。小儿惊痫，酌量多少，竹叶汤化下。

沉香堕痰丸　治宿食不消，咽膈不利，咳嗽痰涎，头目昏晕，呕逆恶心，胸膈不快。

沉香　木香各二钱　青皮去白，二钱半　半夏曲二两　槟榔大者，三枚，用面裹煨熟

上为细末，用生姜汁浸，蒸饼为丸，如小绿豆大。每服二十丸，不拘时，姜汤下。

清气化痰丸　顺气快脾，化痰消食。

半夏　南星去皮脐　皂角切　白矾　干姜各四两

上先将白矾等三味，用清水五碗，煎取水三碗。却入半夏二味，浸两日。再煮至半夏、南星无白点为度，晒干。青皮去穰　陈皮　真苏子炒　萝卜子炒、另研　杏仁去皮尖、炒、研　葛根　神曲炒　麦蘖炒焦　山楂去核　香附各二两

上为末，蒸饼丸桐子大。每服五七十丸，临卧食后茶汤下。

丹溪保和丸见第十七

仲景泽泻汤见第二十二

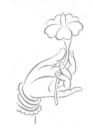

疟疾脉证第四十三

疟脉自弦。弦数者热，弦迟者寒，代散者折。

《素问·疟论》曰：夫痎疟皆生于风，盖风属木而应春。弦是其本脉，生于风，则象风，故脉自弦。又疟之作也，邪正交争，或寒而热，热而寒。寒热往来，正邪出入，枢主于中。《经》云：少阳为枢。少阳亦应乎春，故脉亦当弦。弦而兼数，数为热，是知疟之多热也。多热多汗，宜小柴胡汤，或加知母、石膏、黄连之类。甚则渴欲冷饮，脉数大者，宜白虎汤之类。弦而兼迟，迟为寒，是知疟之多寒也。热少寒多，甚则厥冷呕逆，宜二陈、姜、桂、柴胡、白术、草果之类，虽附子亦不妨用，但宜细审其证，则百发百中矣。若代止而又散，乃正气虚脱，不续不敛之象。邪盛正衰，定主凶折。此属危殆之证。若欲用药，非大补气血如参芪炙甘术附姜桂之类，不能挽回于万一者。

附　方

仲景小柴胡汤 《伤寒论》云：伤寒五六日，中风往来寒热，胸胁苦满，默默不欲饮食，心烦喜呕。或胸中烦而不呕，或渴，或腹中痛，或胁下痞硬，或心下悸，小便不利，或不渴，身有微热，或咳者，小柴胡汤主之。此半表半里，寒热往来之药也。今用治疟之寒热往来者皆效。

柴胡半斤　黄芩　人参　甘草炙　生姜各三两　半夏半斤　大枣十二枚上七味，以水一斗二升，煮取六升。去滓，再煎取三升。温服一升，日三服。若胸中烦而不呕者，去半夏、人参，加瓜蒌实一枚。若渴者，去半夏加人参，合前成四两半，加瓜蒌根四两。若腹中痛者去黄芩，加芍药三两。若胁下痞硬，去大枣，加牡蛎四两。若心下悸，小便不利者，去黄芩，加茯苓四两。若不渴，外有微热者，去人参加桂枝三两，温覆取微汗愈。若咳者，去人参、大枣、生姜，加五味子半升、干姜三两。

仲景白虎汤加人参名人参白虎汤 《伤寒论》云：伤寒脉浮滑，此表有热，里有寒，白虎汤主之。又云：吐下后，七八日不解，热结在里，表里俱热，时时恶风，大渴，舌上干燥而烦，欲饮水数升者，白虎加人参汤主之。大抵表里皆热，在表多汗，非闭郁之热；在里渴烦，非入腑坚实之热，转夏为秋之剂也。

知母六两　石膏一斤　甘草炙，二两　粳米六合

上四味，以水一斗，煮米熟汤成。去滓，温服一升。日三。

泄泻脉证第四十四

　　泄泻下利，沉小滑弱。实大浮洪，发热则恶。

　　泻痢见于下部，时时惟出，无论因之内外，总属伤阴耗里之虚证。沉小滑弱，乃为相宜。滑乃有余，似乎相反。然喜其有水液，而不因泻痢枯涸耳。大约宜五苓散、平胃散、东垣升阳除湿汤、理中汤、五味子散、四神丸、七味白术散。痢则芍药汤、香连丸、益元散、败毒散、东垣芍药黄芩汤、《和剂》真人养脏汤、《金匮》桃花汤、白头翁汤、《和剂》参苓白术散，俱当审寒热虚实选用之。若实大浮洪则恶矣。实大与虚反，浮洪与里反。邪盛正衰，不言可喻。再加发热，则阴气弥伤，而里气弥耗，不至躁亡不已也。

附　方

　　五苓散见第十七

　　平胃散　治脾胃不和，不思饮食，心腹胁肋胀满刺痛，口苦无味，胸满短气，呕哕噫气吞酸，面黄肌瘦，体倦节痛。常自利，常发霍乱、反胃等证。

　　苍术去粗皮、米泔浸，五斤　陈皮三斤二两，去白　甘草锉，炒，三十两　厚朴去粗皮、姜制、炒，三斤二两

　　上为细末。每服二钱。水一盏，姜三片，枣二枚，同煎七分，去滓温服。或去姜、枣带热服。空心食前，入盐一捻，沸汤点服亦得。常服调气暖胃，化宿食，消痰饮，辟风寒冷湿不正之气。

　　东垣升阳除湿汤　治脾胃虚弱，不思饮食，肠鸣腹痛，泄泻无度，小便黄，四肢困弱。

　　甘草　大麦蘖面如胃寒腹鸣者加　陈皮　猪苓以上各三分　泽泻　益智仁　半夏　防风　神曲　升麻　柴胡　羌活以上各五分　苍术一钱

　　上㕮咀，作一服。水三大盏，生姜三片，枣二枚，同煎一盏。去滓，空心服。

　　理中汤见第十七

　　二神丸　治脾肾虚弱，侵晨五更作泻，全不思食，或食而不化，大便不实神效。

　　破故纸四两，炒　肉豆蔻二两，生用

　　用红枣四十九枚，生姜四两，同煮熟。去姜及皮核，取肉和药丸如梧子。每服五七十丸，空心盐汤下。

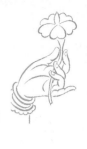

五味子散 治肾泄，在侵晨五更作泻，或大便不实，不时去后。

五味子炒，二两 吴茱萸炒，五钱

为末。每服二钱，白汤调服。为丸更妙。四神丸治脾肾虚弱，大便不实，饮食少思。即二神丸、五味子散合丸，空心食前服。

钱氏七味白术散 治中气亏损，津液短少，口舌干渴，或口舌生疮，不喜冷饮，或吐泻后口干，最宜服。

人参 白术 木香 白茯苓 甘草 藿香各五分 干葛一钱

上水煎服。

芍药汤 治便血后重。《经》曰：溲而便脓血，知气行而血止也。行血，则便脓自愈。调气，则后重自除。

白芍药二两 当归 黄连 黄芩各五钱 槟榔 木香 甘草各二钱 桂二钱半

上㕮咀，每服五钱，水煎服。痢不减，加大黄。

香连丸 治痢疾，并水泻、暑泻，甚效。

黄连十二两，另用吴茱萸十两为末。二味热水拌和，入瓷器，置热汤中顿一日，同炒至黄连紫色，去茱用连

为末。每四两，配木香一两，醋打米糊为丸，如梧子大。每服三十丸，白汤下。久痢中气下陷，以补中益气汤下。中气虚者，四君子加姜桂汤下。

益元散一名天水散，一名六一散 治伤寒表里俱热，烦渴口干，小便不通及霍乱吐泻，下利肠澼，五淋，及妇人产难，催生下乳。

桂府滑石腻白者水飞，六两 粉草去皮，一两，研烂

上为极细末。每服三钱，白汤调下，新水亦得。加薄荷末少许，名鸡苏散。加青黛末少许，名碧玉散，治疗并同。

败毒散见第三十七

东垣芍药黄芩汤 治泄痢腹痛，或后重，身热，久不愈，脉洪疾者，及下痢脓血稠粘。

黄芩 白芍药各一两 甘草五钱

上㕮咀，每服一两，水一盏半，煎一盏，温服无时。如痛，加桂少许。

《和剂》真人养脏汤 治大人小儿冷热不调，下痢赤白，或便脓血，有如鱼脑，里急后重，脐腹疞痛，及脱肛坠下，酒毒湿毒便血，并宜服。

人参 白术 当归各六钱 白芍药 木香各一两六钱 甘草 肉桂各八钱 肉果面裹煨，半两 御米壳蜜炙，三两六钱 诃子肉一两二钱

上㕮咀，每服四钱，水一盏半，煎八分，去滓，食前温服。忌酒面生冷腥腻之物。滑泄夜起，久不瘥者，加附子四片。

《金匮》桃花汤 治下痢脓血。

赤石脂一升，一半锉，一半筛末　干姜一两　粳米一升

上先以水七升，煮米姜令熟，去滓，温七合，内石脂末方寸匕。日三服。若一服愈，勿服。

《金匮》白头翁汤　治热痢脓血。

白头翁二两　黄连　黄柏　秦皮各三两

上以水七升，煮二升，去滓。温服一升，不愈更服。

《和剂》参苓白术散　治久泻痢，或大病后调理。消渴者尤宜。

人参　干山药　莲肉去心　白扁豆去皮，姜汁浸，炒，各一斤半　干白术二斤　桔梗炒黄色　砂仁　白茯苓去皮　薏苡仁　炙甘草各一斤

上为细末，每服二钱，米汤调下，或加姜枣煎服，或枣肉和丸，如桐子大。每服七十丸，空心米饮下。或炼蜜丸如弹子大，汤化下。

呕吐反胃脉证第四十五

呕吐反胃，浮滑者昌。弦数紧涩，结肠者亡。

呕吐有声有物，反出于胃，上焦之病也。宜仲景大半夏汤、生姜半夏汤、二陈汤之类。上焦，则脉应浮。有物，则脉应滑。浮滑为阳，饮食之能纳能运而不反者，阳之力也。故云：浮滑者昌。若得弦数紧涩之脉，则逆矣。盖弦状阴敛，阳运衰微。又弦为肝木之脉。呕吐属胃，胃者土也。木来乘土，土将夺矣。《金匮要略》云：脉弦者虚也，胃气无余。亦惧胃土虚而见肝木之脉也。宜平肝补脾，如四君子汤、六君子汤加防风白芍之类。数则为热，热当消谷。而反吐谷者，乃知数为虚数。虚则不运，数则气促，呕吐不止，胃将由此而败。《金匮要略》云：阳气微，膈气虚，脉乃数。宜补中兼清虚热，如六君子汤加竹茹、生姜、茱萸、制黄连之类。紧则为寒，寒则无阳以运，故上出而呕吐。宜温中散寒，如理中汤、藿香安胃散之类。涩脉枯涩，吐亡津液之所致也。《金匮要略》所谓朝食暮吐，暮食朝吐，宿谷不化，名曰胃反。脉紧而涩，其病难治者是也。宜补气而生津，如四君子汤加黄芪、五味子之类。夫胃为水谷之海，若再加大肠秘结，是全无阴液而水谷之海枯矣。水谷之海枯而能生者，未之有也。反胃，粪如羊屎者不治。

附　方

仲景大半夏汤见第二十

仲景生姜半夏汤　《要略》云：病人胸中似喘不喘，似呕不呕，似哕不哕，胸

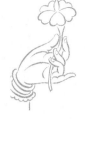

中愦愦然无奈者，生姜半夏汤主之。半夏半升，生姜汁一升，上以水三升，煮半夏取二升，内生姜汁，煮取一升半。小冷，分四服。日三夜一，服止，停后服。

二陈汤 见第十六

四君子汤 见第十六

六君子汤 见第十六

仲景理中汤 见第十七

藿香安胃散 见第二十

霍乱脉证第四十六

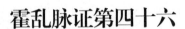

霍乱之候，脉代勿讶。厥逆迟微，是则可怕。

仲景云：呕吐而复下利，名曰霍乱。

宜仲景通脉四逆汤、理中丸、四逆加人参汤之类。

霍乱者，挥霍撩乱，不能自持，阴阳乖离，上下呕夺，是时脉或代止，勿惊讶也。乃卒吐暴下，谷神顿委，暂不接续故耳。若手足厥冷，脉复迟微，是则大为可怕。盖手足为诸阳之本，迟微为纯阴之脉，阳衰阴盛，真元渐绝之象也。是故暴脱者能渐生。而渐绝者，又何能暴起哉？暴脱者，如日中风雨，风雨过而日仍明。渐绝者，如日渐西坠，坠则终此日矣，九死之证也。设欲用药救治，非附子理中汤、四逆加人参汤之类不可。

附　方

仲景通脉四逆汤 《伤寒论》云：少阴病，下利清谷，里寒外热．手足厥逆，脉微欲绝，身反不恶寒，其人面赤色，或腹痛，或干呕，或咽痛，或利止脉不出者，通脉四逆汤主之。今用治霍乱吐利脉不出者亦宜。

甘草炙，二两　附子大者一枚、生用、去皮脐、破八片　干姜三两，强人可四两上以水三升，煮一升二合，去滓分温再服。其脉渐出者愈。

仲景理中丸 见第十七

仲景四逆加人参汤 治一切虚寒亡阳，下利，四肢厥逆等证。

甘草炙，二两　干姜一两半　人参一两　附子一枚，生用、去皮，破八片上以水三升，煮一升二合，去滓，分温再服。强人可大附子一枚。干姜三两。

附子理中汤 见第十七

卷

四

53

咳嗽脉证第四十七

> 咳嗽多浮，聚胃关肺。沉紧小危，浮濡易治。

　　咳嗽不一，强半为风寒痰饮，风寒则伤于皮毛，宜汗解，如麻黄汤、参苏饮之类。痰饮则停于胸胃，宜二陈汤、仲景小青龙汤、拔萃半夏温肺汤之类。皮毛者，肺之合也，邪袭其合，肺气应之，故上逆而为咳。胃居肺下，寒痰冷饮，停滞于中，上射于肺，肺气迎之，故亦上逆而为咳。《经》云：形寒饮冷则伤肺。痰饮寒浊之气，上熏于肺，肺不清净，咳嗽从生。形寒固伤于外，而冷冻寒痰，则皆聚于胃也。肺居最上，皮毛最表，故脉多浮耳。沉紧小危者，沉则邪入里，紧则寒不散，小则正气衰，均主病危。若浮而濡，浮则在表，濡受邪轻，故云易治。

附　方

麻黄汤见第十六

参苏饮　治痰积中脘，晕眩嘈杂，怔忡哕逆，或痰停关节，手足軃[1]曳，口眼喎斜，半身不遂，呕吐恶心，头疼发热，及感冒风邪，鼻塞、憎寒、咳嗽等证。

　　人参　紫苏叶　前胡　半夏制　葛根各一钱　茯苓　枳壳　桔梗　陈皮各八分　木香磨，四分

　　加葱白、生姜煎服。

二陈汤见第十六

仲景小青龙汤见第十六

拔萃半夏温肺汤　治心腹中脘痰水冷气，心下汪洋嘈杂。常多涎唾，口中清水自出，胁肋急胀痛，不欲食。此胃气虚冷所致。其脉沉弦细迟。

　　旋复花　人参　细辛　桂心　甘草　陈皮　桔梗　芍药　半夏制，各半两　赤茯苓七钱半

　　上咬咀。每服四钱。生姜三片，水煎。食后服。

喘急脉证第四十八

> 喘急息肩，浮滑者顺。沉涩肢寒，散脉逆证。

　　呼吸疾速曰喘，气息短促曰急。息肩者，肩随息动。吸则提气，呼则舒气。

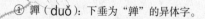

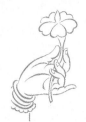

出入不利，故肩亦为之耸动耳。脉浮滑者，浮为阳、为表、为风。宜汗解。仲景麻黄汤或香苏散，及枳桔桑杏之类。滑为阳、为痰、为食。痰宜枳桔二陈汤、蒌仁、苏子，及三子养亲汤之类。食宜丹溪保和丸、平胃散、《和剂》小七香丸或瓜蒂散吐之。盖因外邪闭遏，或为内物阻挠，致令机关壅滞，胸膈痞塞，而为喘急息肩者有矣。苟能散其邪，则机关可利；推其物，则痞塞可通，故曰顺。脉沉涩者，沉为阴、为里、为下部。涩为阴、为虚。乃元气不能接续，不能舒徐以达上焦。不能达上，又岂能充四肢乎？是以喘急息肩而四肢又寒也。若更见散脉，则元真将随喘而散，死亡必矣。故曰逆。脉涩肢寒，阳退陷而不达。喘息脉散，阳散越而脱根。

附　方

仲景麻黄汤见第十六

香苏散《宝鉴》　治水气虚肿，小便赤涩。

陈皮去白，一两　防己　木通　紫苏叶各半两

上为末，每服二钱。水二盏，生姜三片，煎至一盏。去滓，食前温服。

枳桔二陈汤即二陈加枳壳、桔梗

三子养亲汤　治年高痰盛气实，并气壅哮喘等证。

紫苏子沉水者　白芥子　萝卜子各三钱

上水二钟，姜二片，煎七分，食后服。

丹溪保和丸见第十七

平胃散见第四十四

《和剂》小七香丸见第十七

仲景瓜蒂散

瓜蒂二十个上锉。以水一升，煮取五合。去滓顿服。

火病脉证第四十九

病热有火，洪数可医。沉微无火，无根者危。

病热而有火证，是火病也。火则脉应洪数。脉证相宜，故可医治。若得沉微之阴脉，是无火矣。无火而仍病热，则知为无根之阳。虚见热象也，故主危殆。

附　方

清心莲子饮《和剂》　治心虚有热，小便赤浊。

黄芩　麦门冬去心　地骨皮　车前子　甘草炙，各一钱半　石莲肉　白茯苓　黄芪蜜炙　人参各七分半

水二盏，煎一盏。水中沉冷。空心温服。发热加柴胡、薄荷。

导赤散钱氏　丹溪云：导赤散，正小肠药也。

生地黄　木通　甘草各等分

上同为末，每服三钱。水一盏，入竹叶七片，同煎五分，食后温服。

钱氏泻黄散　治脾家郁热，口甜口疮，喜饮烦躁。

藿香七钱　山栀仁一两　石膏半斤　甘草二两　防风四两

上剉。同蜜、酒微炒香。为细末，每服二钱。水一盏，煎清汁饮。

泻青丸

当归去芦、焙称　草龙胆焙称　川芎　栀子　川大黄煨　羌活　防风去芦

上各等分为末，炼蜜为丸，鸡头大。每服一丸。煎竹叶汤，同砂糖温水化下。

《局方》八正散　治大人小儿心经邪热，一切蕴毒，咽干口燥，大渴引饮，心松面赤，烦躁不宁，目赤睛疼，唇焦鼻衄，口舌生疮，咽喉肿痛。又治小便赤涩，或癃闭不通，及热淋血淋，并宜服之。亦气分药也。

瞿麦　萹蓄　车前子　滑石　甘草炙　山栀子仁　木通　大黄

上为散，每服二钱。水一盏，入灯心甘茎，煎七分。去滓。食后临卧温服。小儿量与之。

左金丸　治肝火胁肋刺痛，或发邪热，或头目作痛，或大便不实、小便淋秘，或小腹疼痛。一切肝火之证，以此主治。

黄连六两　吴茱萸汤煮片时，一两

粥和丸。陈皮白术汤送服。

河间防风通圣散　表里气血总清之药。

防风　川芎　当归　芍药　大黄　薄荷叶　麻黄　连翘　芒硝盆硝是已。上各半两　石膏　黄芩　桔梗各一两　滑石三两　甘草二两　荆芥　白术　栀子各二钱半

为末。每服五钱。水煎，食远服。

升阳散火汤　治男妇四肢发热、肌热，筋痹热，骨髓中热发如火。燎于肌肤，扪之烙手。此证多因血虚而得。或胃虚过食冷物，抑遏阳气于脾土。火郁发之，此方是也。

升麻　葛根　独活　羌活各五钱　防风二钱半　柴胡八钱　甘草三钱炙、二钱

生　人参　白芍药各五钱

上㕮咀。每服半两，或一两。水煎，稍热服。

阳毒升麻汤　治伤寒杂病，汗吐下后，变成阳毒，发狂谵妄，喉痛下利。

升麻五钱　犀角　射干　黄芩　人参　甘草各二钱五分

上㕮咀，水煎服。

清胃汤　治醇酒浓味，唇齿作痛。或齿龈溃烂，或连头面颈项作痛。

黄连一钱五分　当归　生地黄　牡丹皮各一钱　升麻二钱

上水煎服。

《千金》黑奴丸　治大热阳毒，发狂发斑，烦躁大渴。

黄芩　釜底煤　芒硝　灶突墨　梁上尘　小麦奴　麻黄　大黄各一两

上为末，炼蜜丸如弹大。新汲水化服。不定再服半丸。饮水尽，足当发寒。寒已汗出乃瘥。未汗，再服半丸。不大渴者，不可与。

泻白散　治肺火咳喘，面红，喉咽不清。

地骨皮二钱　桑白皮二钱　甘草五分

为末。水一盏，煎六分服。

当归龙荟丸　治肝经实火，大便秘结，小便涩滞。或胸膈作痛，阴囊肿胀。凡属肝胆实热，并宜用之。

当归　龙胆草　栀子仁　黄连　黄芩各一两　大黄　芦荟　青黛各五钱　木香二钱五分　麝香另研，五分

为末，炒神曲糊丸。每服二十丸，姜汤下。

骨蒸脉证第五十

骨蒸发热，脉数而虚。热而涩小，必殒其躯。

骨蒸发热者，热自骨起，蒸发于外，内伤虚劳之热也。脉数而虚，是其本然。盖以数为热，虚为劳耳。若蒸热而见涩小之脉，涩则精血少，小则元气衰。真阴日损，邪火日增，不至于殒躯不已也。方参看劳极门。

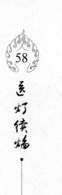

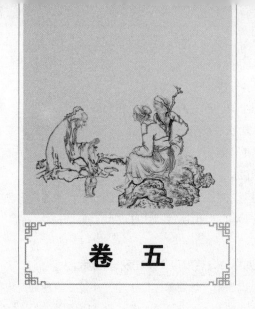

卷 五

劳极脉证第五十一

劳极诸虚，浮软微弱。土败双弦，火炎急数。

劳极者，五劳六极也。巢氏《病源》云：五劳者，一曰志劳，二曰思劳，三曰心劳，四曰忧劳，五曰瘦劳。瘦当是肝劳。又云：肺劳者，短气而面肿，鼻不闻香臭。肝劳者，面目干黑，口苦，精神不守，恐畏不能独卧，目视不明。心劳者，忽忽喜忘，大便苦难，或时鸭溏，口内生疮。脾劳者，舌苦直，不得咽唾。肾劳者，背难以俛仰，小便不利，色赤黄而有余沥，茎内痛，阴湿囊生疮，小腹满急。此五劳各见五脏气化，及经络诸证，亦甚明显。但与前五劳，不甚符合。姑存此，俟再考也。六极者，一曰气极，令人内虚，五脏不足，邪气多，正气少，不欲言。宜四君子汤、补中益气汤、参术膏之类。二曰血极，令人无颜色，眉发堕落，忽忽喜忘。宜四物汤、六味丸、八珍汤、圣愈汤之类。三曰筋极，令人数转筋，十指爪甲皆痛，苦倦，不能久立。宜四物汤、圣愈汤、《济生》续断汤、木瓜散之类。四曰骨极，令人酸削，齿苦痛，手足烦疼，不可以立，不欲行动。宜六味丸、鹿角丸、保命金刚丸、丹溪虎潜丸之类。五曰肌极，令人羸瘦无润泽，饮食不生肌肤。宜四君子汤、保命黑地黄丸、资生丸之类。六曰精极，令人少气，嗛嗛然内虚，五脏气不足，发毛落，悲伤喜忘。宜六味丸、还少丹、龟鹿胶之类。是即五脏所合之病，虚损而至于极处者也。肾则多一精极，故为六极。其证与五脏配合，甚为有理，此巢氏之三昧论也。诸虚者，言一切虚损不足，即五劳六极，更有七伤，俱该在内。巢氏云：七伤者，一曰阴寒，二曰阴痿，三曰里急，四曰精连连，五曰精少、阴下湿，六曰精清，七曰小便苦数，临事不卒。又云：七伤者，一曰大饱伤脾。脾伤善噫，欲卧，面黄。宜资生丸、

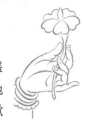

保和丸、平胃散之类。二曰大怒气逆伤肝。肝伤少血，目暗。宜四物汤、元戎逍遥散之类。三曰强力举重、久坐湿地伤肾。肾伤少精，腰背痛，厥逆下冷。宜黑地黄丸、肾着汤、八味丸、《宝鉴》天真丹之类。四曰形寒寒饮伤肺。肺伤少气，咳嗽鼻鸣。宜小青龙汤、麻黄汤之类。五曰忧愁思虑伤心。心伤苦惊，喜忘善怒。宜天王补心丸、朱砂安神丸、朱雀丸之类。六曰风雨寒暑伤形。形伤发肤枯夭。宜人参养荣汤之类。七曰大恐惧不节伤志。言大恐惧而不节于欲也。志伤恍惚不乐。宜天王补心丸、安神丸之类。是云七伤。亦合于五脏，但多一形志，故云七伤。较前所云七伤，此为得理。盖前七伤，大抵俱属肾证。人身感疾，触处可伤，岂独一肾。若云肾有七伤则可。正文不言七伤而注录者，欲其便于查考耳。夫劳极损伤，气血日耗，形体渐衰。所见之脉，随病呈象。如空虚之浮、不鼓之软、欲绝之微、无力之弱。虽云病脉，然与病犹相宜也。至若双弦，乃知土败。急数定为火炎。盖弦为肝木，双弦则木太盛。久病之土，何堪其侮，故知其必败也。数已为热。急数，则躁疾直强，略无半点和柔。邪火炎炎，真阴自绝。两皆不治之证。

附　方

四君子汤 见第十六

补中益气汤 见第三十九

参术膏 治中风虚弱，诸药不应。或因用药失宜，耗散元气，虚证蜂起。俱用此药，补其中气，诸证自愈。

人参　白术各等分

上水煎稠收膏，汤化服之。

四物汤 见第二十一

六味丸 见第十六

八珍汤 见第十六

圣愈汤 治一切失血。或血虚烦渴躁热，睡卧不宁。或疮证脓水出多，五心烦热，作渴等证。

熟地黄生者自制　生地黄　当归酒拌，各一钱　人参　黄芪炒　川芎各二钱

上水煎服。

《济生》续断汤 治肝劳虚寒，胁痛胀满，挛缩烦闷，眼昏不食。

川续断酒浸　川芎　当归酒浸、去芦　陈皮去白　半夏制　干姜炮，各一两　肉桂不见火　炙甘草各半两

㕮咀。每服四钱。水一盏，姜五片，煎服无时。

木瓜散 治筋虚极，脚手拘挛，十指甲痛，数转筋。甚则舌卷卵缩，唇青面黑。

木瓜去子　虎胫骨酥炙　五加皮洗　当归酒浸　桑寄生　酸枣仁炒　人参　柏子仁　黄芪各一两　炙甘草一两

煎服法同前。

鹿角丸 治骨虚极，面肿垢黑，脊痛不能久立，血气衰惫，发落齿枯，甚则喜唾。

鹿角二两　牛膝酒浸，焙去芦，一两半

上为细末，炼蜜丸如梧子大。每服七十丸，空心盐汤下。

保命金刚丸 治肾损骨痿，不能起于床。宜服此益精。

萆薢　杜仲炒、去丝　苁蓉酒浸　菟丝子酒浸，各等分

上为细末，酒煮猪腰子，捣和丸，如桐子大。每服五七十丸。空心用温酒送下。

丹溪虎潜丸

龟板　黄柏各四两　知母　熟地黄各二两　牛膝三两半　芍药一两半　锁阳　虎骨酥炙　当归各一两　陈皮七钱半　干姜半两

上为末，酒糊丸。加附子，治痿厥如神。

保命黑地黄丸加五味子为肾气丸　治阳盛阴衰，脾胃不足，房室虚损，形瘦无力，面多青黄，而无常色，此补气益胃之剂也。

苍术一斤，泔浸　熟地黄一斤，酒蒸、捣如泥　五味子半斤　干姜秋冬一两，夏半两，春五钱

上为细末。枣肉丸，如桐子大。食前米饮或酒服百丸。治血虚久痔甚妙。《经》云：肾苦燥，急食辛以润之。此药开腠理，生津液，通气。又五味子酸以收之。此虽阳盛而不燥热，乃是五脏虚损于内，故可益血收气。此药类象，神品方也。

资生丸 健脾开胃，消食止泻，调和脏腑，滋养荣卫。王肯堂先生曰：余初识缪仲淳时，见袖中出弹丸咀嚼。问之。曰：此得之秘传。饥者服之即饱，饱者服之即饥。因疏其方。余大善之，而颇不信其消食之功。已于饥饱后，顿服二丸，径投枕卧。凤兴，了无停滞，始信此方之神也。先恭简年高脾弱，食少痰多。余龄葆摄，全赖此方。因特附着于此，与世共之。

白术米泔水浸、用山黄土拌蒸九次、晒九次、去土、切片、焙干，三两　人参去芦、人乳浸透、饭锅上蒸熟，三两　白茯苓去粗皮、水飞去筋膜、人乳拌、饭锅上蒸熟、晒干，一两五钱　橘红　山楂肉炒　神曲炒，各二两　川黄连姜汁炒　白豆蔻仁微炒　泽泻去毛、炒，各三钱半　桔梗米泔浸、炒　真藿香洗　甘草蜜炙、去皮，各五钱　白扁豆去壳、炒　莲肉去心、皮，各一两　薏苡仁淘净、炒，三两　干山药炒　麦芽面炒　芡实净肉炒，各一两五钱

末之，炼蜜丸。每丸二钱重。每服一丸，醉饱后二丸。细嚼，淡姜汤下。

杨氏还少丹　大补心肾脾胃，一切虚损，神志俱耗，筋力顿衰，腰脚沉重，肢体倦怠，血气羸乏，小便混浊。

干山药　牛膝酒浸　远志去心　山茱萸去核　白茯苓去皮　五味子　巴戟酒浸去心　肉苁蓉酒浸一宿　石菖蒲　楮实　杜仲去粗皮、姜汁酒拌同炒、断丝　舶茴香各一两　枸杞子　熟地黄各二两

此据《宝鉴》所定。考杨氏原方，山药、牛膝各一两半。茯苓、茱萸、楮实、杜仲、五味、巴戟、苁蓉、远志、茴香各一两。菖蒲、地黄、枸杞各半两。上为细末，炼蜜同枣肉为丸，如桐子大。每服三十丸。食前温酒或盐汤下。日三服。五日觉有力，十日精神爽，半月气壮，二十日目明，一月夜思饮食，冬月手足常暖。久服令人身体轻健，筋骨壮盛，悦泽难老。更看体厚加减。如热加山栀一两。心气不宁，加麦门冬一两。少精神，加五味子一两。阳弱加续断一两。常服固齿，无瘴疟。妇人服之，容颜悦泽，暖子宫，去一切病。

龟胶　治诸虚百损，精少髓枯，肾衰水道竭乏，血液干涸，一切阴不足之证。龟壳十斤，或数十斤，水浸五七日，视上黑皮浮起，即取刮净纯白。如灼过，以刀剔去焦迹，再洗净。石臼中捣碎，入磁坛中包固。再坐大锅中，隔水煮。水干，旋以温水添足，不断火一二昼夜。视板酥烂汁稠，滤去板滓。将汁入锡锅中，或瓷锅，桑火缓缓熬收。不住搅动，至滴水不散，用铜杓兜入瓷器中。冷即成饼，每服不拘多少，滚水、温酒任化下。

鹿胶　治阳衰，形羸体瘦，少气困乏，力减神疲，或精冷无子，及一切虚寒阳不足之证。嫩鹿角不拘多少，寸截浸水数日，去粗皮，隔水煮如龟板法。服法亦同。但角坚硬，必煮一日，方捣碎，再入坛煮收如上。俱宜腊月水煮，庶胶经久不臭。若二胶合服，阴阳两补，更妙也。

丹溪保和丸见第十七

平胃散见第四十四

元戎逍遥散　治血虚劳倦，五心烦热，肢体疼痛，头目昏重，心忪颊赤，口燥咽干，发热盗汗，减食嗜卧。及血热相搏，月水不调，脐腹胀痛，寒热如疟。又疗室女荣卫不和，痰嗽潮热，肢体羸瘦，渐成骨蒸。加山栀、牡丹皮，名加味逍遥散。

白茯苓去皮　白术炒　当归　白芍药炒　柴胡各一两　甘草半两

上㕮咀。每服四钱。水一钟，煨生姜一块切片，煎至六分。去滓。热服无时。

肾着汤见第二十一

《金匮》肾气丸见第十六

《宝鉴》天真丹　治上焦阳虚。

沉香　穿心巴戟酒浸　茴香炒　草薢酒浸，炒　胡芦巴炒香　破故纸炒香　杜

仲麸炒，去丝　琥珀　黑牵牛盐炒，去盐，各一两　官桂半两

上十味为末，用清酒打糊为丸，如桐子大。每服五十九。空心温酒送下。盐汤亦可。

仲景小青龙汤见第十六

仲景麻黄汤见第十六

天王补心丸　宁心保神，益血固精，壮力强老，令人不忘。除怔忡，定惊悸，清三焦，化痰涎，祛烦热，疗咽干，育养心神。

人参去芦，五钱　当归酒浸　五味子　麦门冬去心　天门冬去心　柏子仁　酸枣仁各一两　白茯苓去皮　玄参　丹参　桔梗　远志各五钱　生地黄四两　黄连酒洗、炒，二两

上为末，炼蜜丸如桐子大。朱砂为衣。每服二三十丸。临卧灯草、竹叶煎汤下。

朱砂安神丸见第十九

朱雀丸百一　治心肾不交，心神不定，事多健忘。

沉香半两　茯神二两

上为细末，蜜丸如小豆大，飞朱砂为衣。每服二十丸。食后用人参汤下。

《和剂》人参养荣汤　治脾肺俱虚，发热恶寒，肢体瘦倦，食少作泻等证。若气血虚而变见诸证，勿论其病，勿论其脉，但服此汤，其病悉退。

白芍药　陈皮　人参　黄芪蜜炙　桂心　当归　白术　甘草炙，各一钱　熟地黄　五味子炒杵　白茯苓去皮，各七分半　远志去心，五分

上姜枣水煎服。

失血脉证第五十二

诸病失血，脉必见芤。缓小可喜，数大可忧。

卫行脉外，荣行脉中。凡失血之病，脉中必空，故见芤象。若缓小不足，与病相宜，是可喜也。脉数而大，邪盛正衰，且为火象，必烁真阴，诚为大可忧者。

瘀血脉证第五十三

瘀血内蓄，却宜牢大。沉小涩微，反成其害。

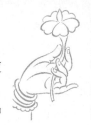

血蓄于内，瘀凝不行。瘀凝则脉大，不行则脉牢，亦因病呈象也。逐之使去，巢穴一空，而致新不难矣。宜桃仁承气汤或丹皮、红花之类。设脉沉小涩微，是病有余而脉反不足，病有物而脉若无物。虽云瘀血，亦不过着于经络。如仲景所云：荣卫气伤，内有干血之类。似非瘀蓄于一处者，故脉见如斯。补之有碍，逐之不能，是反成其害也。宜大黄䗪虫丸。

附　方

仲景桃核承气汤 见第二十

仲景大黄䗪虫丸 结在内者，手足脉必相失，宜此方。然必兼大补剂琼玉膏之类服之。

大黄十分。古以二钱半为一分。当是二两半，蒸　黄芩二两　甘草三两　桃仁一升　杏仁去皮尖一升　地黄十两　芍药四两　干漆一两　虻虫一升　水蛭百枚　蛴螬一升　䗪虫半升

上十二味，末之。炼蜜为丸，小豆大。酒饮服五丸。日三服。

精浊脉证第五十四

遗精白浊，微涩而弱。火盛阴虚，芤濡洪数。

肾主藏精，欲后方为施泄。今或念动即出，或无欲自遗，此皆肾虚不能藏摄故耳。宜知柏八味丸、河间秘真丸、猪肚丸之类。白浊者，小便色白而浊，亦为肾虚胞冷不能分清所致。宜清心莲子饮、萆薢分清饮之类。形属精液，证属脱亡，脉安得不微涩而弱也？设见芤濡洪数之脉，芤濡固为阴虚，而洪数实因火盛。火盛则精遗，火盛则便浊，似与肾之虚、胞之寒而不能藏、不能别者，大径庭矣。临诊可忽乎故？宜六味丸、导赤散、六一散之类。

附　方

知柏八味丸 即六味丸加知母、黄柏

河间秘真丸 治白淫，小便不止，精气不固。或有余沥，及梦寐阴人通泄。

龙骨一两　大诃子皮五枚　缩砂仁半两　朱砂一两，研细，留一分为衣

上为末。面糊丸，绿豆大。每服一二十丸。空心温酒、热水任下。不可多服。

猪肚丸 治醉饱后遗精，神效。

牡蛎煅，另研极细 白术各四两 苦参三两 猪肚一具煮极烂，去油膜，捣如泥

上前三味，捣筛极细。同猪肚捣数百杵，令极匀。燥略增肚汁。丸如桐子大。每服五十丸，空心米饮送下。不但治遗精，即劳瘦者，亦能肥也。

清心莲子饮见第四十九

萆薢分清饮 治真元不固，不时白浊，或小便频数，凝如膏糊等证。

益智仁 川萆薢 石菖蒲 乌药各等分

上咬咀。每服四钱。水一盏，入盐一捻，煎七分。食前温服。一方加茯苓、甘草。

六味丸见第十六

钱氏导赤散见第四十九

六一散见第四十四

三消脉证第五十五

三消之脉，浮大者生。细小微涩，形脱可惊。

三消者，上中下也。渴而多饮为上消。《素问·气厥论》谓之膈消。宜《金匮》猪苓汤、人参白虎汤、子和加减三黄丸、凉膈散、酒煮黄连丸、六一散之类。消谷善饥为中消。《素问·脉要精微论》谓之消中。宜酒煮黄连丸、大黄黄连泻心汤、山栀、黄连之类。渴而便数有膏为下消。《素问·气厥论》谓之肺消。饮一溲二，后人又谓之肾消。宜六味丸、固本丸、知柏八味丸之类。娄全善[1]亦云：肾消者，饮一溲二。其溲如膏油，即膈消，消中之传变。总不外火烁真阴，津液燥竭。自古论之者多矣，惟刘河间、张戴人二论，辞义畅达，最为中綮。兹录于下。河间曰：五脏六腑四肢，皆禀气于脾胃。行其津液，以濡润养之。然消渴之病，本湿寒之阴气极衰，燥热之阳气太盛故也。治当补肾水阴寒之虚，而泻心火阳热之实。除肠胃燥热之甚，济身中津液之衰，使道路散而不结，津液生而不枯，气血和而不涩。则病自已矣。况消渴者，因饮食服饵之失宜，肠胃干涸，而气不得宣平；或精神过违其度而耗乱之；或因大病，阴气损而血液衰，虚阳悍，而燥热郁甚之所成也。若饮水多而小便多，名曰消渴。若饮食多，不甚渴，小便数而消瘦者，名曰消中。若渴而饮水不绝，腿消瘦而小便有脂液者，名曰肾消。一皆以燥热太甚，三焦肠胃之腠理，怫郁结滞，致密壅滞，复多饮于中，终不能浸润于外，荣养百骸，故渴不止，小便多出或数溲也。戴人之论，

---

① 娄全善：应为楼全善。

则曰火能消物，燔木则为炭，燔金则为液，燔石则为灰，煎海水则为盐，鼎水则干。人之心肾为君火，三焦胆为相火。得其平，则烹炼饮食，糟粕去焉。不得其平，则燔灼脏腑，而津液耗焉。夫心火甚于上，为膈膜之消；甚于中，为肠胃之消；甚于下，为膏液之消；甚于外，为肌肉之消。上甚不已，则消及于肺。中甚不已，则消及于脾。下甚不已，则消及于肝肾。外甚不已，则消及于筋骨。四脏皆消尽，则心始自焚而死矣。故知消渴一证，调之而不下，则小润小濡，固不能杀炎上之势。下之而不调，亦旋饮旋消，终不能沃膈膜之干。下之调之，而不减滋味，不戒嗜欲，不节喜怒，则病已而复作。能从此三者，消渴亦不足忧矣。二公此论消渴之因证，可谓既明且悉，不烦再解。但其脉浮大者，尚属弥漫宽散。前河间云：使道路散而不结，津液生而不枯，气血和而不涩，则病自已矣。然非弥漫宽散之气机，不能得此不结、不枯、不涩之病机耳。故云浮大者生。若脉细小浮涩，则气血之虚衰枯槁，不言可知。再加身体瘦悴，是谓形脱。即戴人所云木为炭、金为液、石为灰、水为盐、鼎水干之义。形气两败，岂直可惊已哉。

附 方

《金匮》猪苓汤　治发热，渴欲饮水，小便不利。

猪苓　茯苓　阿胶　滑石　泽泻各一两

上五味，以水四升，先煮四味。取二升，去滓，内胶烊消。温服七合。日三服。

仲景人参白虎汤见第四十三

子和加减三黄丸　治丹石毒，及热渴。以意测度，须大实者方用。

黄芩春四两，夏、秋六两，冬三两　大黄春三两，夏一两，秋二两，冬四两　黄连春四两，夏七两，秋三两，冬二两

上为末，炼蜜丸如桐子大。每服十丸。服一月病愈。

《和剂》凉膈散见第十九

《和剂》酒煮黄连丸　治伏暑发热，呕吐恶心。并治膈热，解酒毒，厚肠胃。

黄连去须，十二两　好酒五斤

上将黄连以酒煮干，研为末。滴水丸如桐子大。每服三五十丸。空心热水送下。

六一散见第四十四

大黄黄连泻心汤　治太阳病，发汗，遂发热恶寒。因复下之，心下痞，表里俱虚，阴阳血气并竭。无阳则阴独，复加烧针，因胸烦，面色青黄肤眴者，难治。若色微黄，手足温者，易愈。心下痞，按之濡，其脉关上浮者。

大黄二两　黄连一两，加黄芩为伊尹三黄汤

上㕮如麻豆，沸汤二升渍之，须臾绞去滓。分温再服。

六味丸见第十六

固本丸叶氏加人参名人参固本丸　夫心生血，血生气，气生精。精盛则须发不白，容貌不衰。今人滋补血气，多用性热之药，殊非其治。此方盖用生地黄能生精血，用天门冬引入所生之地。熟地黄能补精血，用麦门冬引入所补之地。又以人参能通心气，使五味并归于心。生地黄洗　熟地黄洗，再蒸　天门冬去心　麦门冬去心，各一两

上为末，炼蜜丸如桐子大。空心温酒或盐汤下三十丸。

知柏八味丸见第五十四

小便淋闷脉证第五十六

小便淋闷，鼻头色黄。涩小无血，数大何妨。

淋者，淋沥不净。闷者，闭塞不通。其证小便少而数，少腹弦急，痛引于脐。《病源论》皆谓肾虚膀胱热之所成也。分有五种，曰石淋、劳淋、血淋、气淋、膏淋。石淋者，淋而出石也。肾主水，水结则化为石。肾虚为热所乘，热则成淋。其病状，小便则茎里痛，尿不能卒出，痛引少腹，膀胱里急，沙石从小便出。甚者塞痛，令人闷绝。宜《局方》石韦散、《三因》石燕丸之类。气淋者，肾虚膀胱热，气胀所为也。膀胱合与肾为表里。膀胱热，热气流入于胞。热则生实，令胞内气胀，则小腹满。肾虚不能制其小便，故成淋。其状膀胱小便皆满，尿涩，常有余沥是也。亦曰气癃。宜瞿麦汤、沉香散之类。膏淋者，淋而有肥，状似膏，故谓之膏淋，亦曰肉淋。此肾虚不能制肥液，故与小便俱出也。宜鹿角霜丸、菟丝子丸之类。劳淋者，谓劳伤肾气，而生热成淋也。肾气通于前阴。其状，尿留茎内，数起不出，引小腹痛，小便不利，劳倦即发也。宜黄芪汤、补中益气汤之类。血淋是热淋之甚者，则尿血，谓之血淋。心主血，血之行身，通遍经络，循环腑脏。热甚，则散失其常经，溢渗入胞，而成血淋也。宜立效散、《济生》小蓟饮子之类。五种之外，复有寒热二种。寒淋者，其病状先寒战，然后尿是也。由肾气虚弱，下焦受冷气，入胞与正气交争，寒气胜，则战寒而成淋。正气胜，则战寒解，方得小便也。宜肉苁蓉丸、八味丸之类。热淋者，三焦有热，气搏于肾，流入于胞，而成淋也。其状小便赤涩。亦有宿病淋，今得热而发者。其热甚，则变尿血。亦有小便后，如小豆羹汁状者，蓄作有时也。宜六一散、本事火府丹、导赤散、《局方》八正散之类。巢氏之说如此，恐未必尽然。

大抵皆三焦气化不及，热迫膀胱，令水道涸涩之所成也。劳、气、血、膏、石，虽分五种，其病机，必因劳动火，火盛搏气，甚及于血。血转为膏，膏转为石。自清而浊，自薄而厚，自柔而坚，自无形而渐有形。亦熬汁成膏，煮水结盐之义，岂真有砂石出水脏哉？至若肾虚不能制肥液，更可笑也。历考《内经》，并运气等篇，肝、心、脾、肺、肾、小肠、督脉，亦皆有此证。三焦膀胱病此者，为独多耳。夫三焦膀胱者，《素问·灵兰秘典》虽列为二，在三焦，则曰决渎之官，水道出焉。在膀胱，则曰州都之官，津液藏焉。气化则能出矣。三焦之下，即接膀胱。一主藏，一主决，相为依倚。故《灵枢·本脏》篇云：肾合三焦。三焦、膀胱者，腠理毫毛其应。又《四时气》篇云：小腹痛肿，不得小便，邪在三焦约，取之太阳大络。又《五癃津液》篇云：三焦闭不泻，津液不化，不得渗膀胱，则下焦胀。又《本输》篇云：膀胱者，津液之府也。少阳属肾，肾上连肺，故将两脏。三焦者，中渎之腑也，水道出焉。属膀胱，是孤之腑也。观此则知三焦、膀胱，名虽二而实一。故古人刺灸之法，多取三焦穴，而不取膀胱，义可想矣。所谓少阳属肾者，少阳正指三焦手少阳，非足少阳也。即肾合三焦之变文。肾上连肺者，言以最下之肾，而相将于最上之肺。凡在两脏之中者，俱在相将之内。此所以成一三焦也。况肺主气而通调水道，三焦亦主气而上下游行。如是，则淋秘又不独下焦为然。上中下之气，有一不化，则不得如决渎之水而出矣。热乘津液，则水道不利。水道不利而有热，必郁蒸而外发黄色。见于鼻者，以鼻为肺窍耳。脉涩小者，涩滞微小，而不滑利也。征其正衰而无血。数大为火象。火证见之，又何妨乎？较之无血者，是为易治。

附　方

　　《局方》**石韦散**　治肾气不足，膀胱有热，水道不通，淋沥不宣，出少起数，脐腹急痛，蓄作有时，劳倦即发。或尿如豆汁，或便出砂石。

　　芍药　白术　滑石　葵子　瞿麦　石韦去毛　木通各二两　当归去芦　甘草　王不留行各一两

　　上为细末。每服二钱。空心煎小麦汤调下。日二三服。

　　《三因》**石燕丸**　治石淋。因忧郁气注下焦，结如食盐，小便痛不可忍。或出砂石而后小便通。石燕火烧令通赤、水中淬三次、研极细、水飞、焙干　石韦去毛　瞿麦穗　滑石各一两

　　上为细末，面糊丸桐子大。每服十丸。用瞿麦、灯心煎汤，食前送下。日二三服。甚即以石韦去毛，瞿麦穗、木通各四钱，陈皮、茯苓各三钱为末。每服三钱。以水一盏，煎七分，去滓服。

瞿麦汤 治心经蕴热，小便赤涩痛。

瞿麦穗七钱半 冬瓜子 茅根各半两 黄芩去黑心，六钱 木通二钱半 竹叶一把 滑石二两，研为细末，分作三帖 葵子二合

上除滑石外，粗捣筛，分作三剂。每剂用水三盏，煎二盏。去滓，入滑石末一帖，搅匀，食前温服。

沉香散 治气淋。多因五内郁结，气不舒行，阴滞于阳，而致壅滞，小腹胀满，便尿不通，大便分泄，小便方利。

沉香 石韦去毛 滑石 王不留行 当归各半两 葵子 白芍药各七钱半 甘草 橘皮各二钱半

上为末。每服二钱，煎大麦汤下。

鹿角霜丸《三因》 治膏淋。

鹿角霜用嫩角连顶骨者，锯作挺子。长三寸。洗了，用水桶内浸。夏三冬五昼夜。用清水同入镬内煮之。觉汤少，添温汤。日夜不绝，候角酥糜为度。轻漉出，用刀刮去皮，如雪白。放在筛子上，候自干。微火焙之。其汁慢火煎膏，凝即角胶。候角极干，为细末即鹿角霜 白茯苓 秋石各等分

上为细末，糊丸如桐子大。每服五十丸，米饮下。

菟丝子丸

菟丝子去尘土、水淘净、酒浸、控干、蒸、捣、焙 桑螵蛸炙，各半两 泽泻二钱半

上为细末，炼蜜丸如桐子大。每服二十丸，空心清米汤送下。

黄芪汤 治肾虚变劳淋，结涩不利。

黄芪二两 人参 五味子 白茯苓去皮 旱莲子 磁石火煅、醋淬 滑石各一两 桑白皮七钱半 枳壳去瓤、麸炒 黄芩各半两

上捣筛，每服三钱匕。水一盏，煎七分。服无时。

补中益气汤见第三十九

立效散 治小便淋闭作痛，有时尿血，下焦结热。

瞿麦穗 山栀子炒 甘草各三钱

上作一服。水二钟，煎一钟，食前服。

《济生》小蓟饮子 治下焦结热，尿血成淋。

生地黄四两 小蓟根 滑石 通草 蒲黄炒 藕节 淡竹叶 当归去芦，酒浸 山栀仁 甘草各半两

上㕮咀。每服四钱。水一盏，煎八分。空心温服。

肉苁蓉丸 治冷淋。

肉苁蓉酒浸切、焙 熟地黄 山药 石斛去根 牛膝酒浸切、焙 官桂去粗

皮　槟榔各半两　附子炮去皮、脐　黄芪各一两　黄连去须，七钱半　细辛去苗

叶　甘草炙，各二钱半

上为末，蜜丸桐子大。每服二十丸，盐酒下。

八味丸 见第十六

六一散 见第四十四

本事火府丹　治心经蕴热，小便赤少，五淋涩痛。

黄芩一两　生干地黄二两　木通三两

上为末，炼蜜丸如桐子大。每服五十丸，木通煎汤下。

导赤散 见第五十四

《局方》八正散 见第四十九

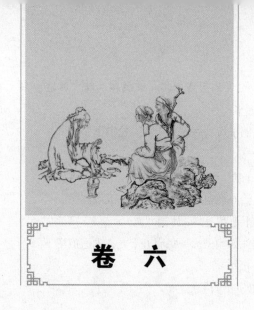

卷 六

大便燥结脉证第五十七

大便燥结，须分气血。阳数而实，阴迟而涩。

燥结一证，稍有分别。大抵血液少者多燥涩，气火盛者多结滞。然而燥则必结，结则必燥，又似难为分别。但以脉合证，而属气属血，自井然矣。气火盛者，为阳，脉必有余，故数实也。宜《局方》麻仁丸之类。血液少者为阴，脉必不足，故迟涩也。宜四物汤、东垣导滞通幽汤之类。气血一判，而再审其因，有风燥、宜五仁丸、得效皂荚丸、搜风顺气丸之类。火燥、宜大小承气汤、麻仁丸之类。亡血燥、宜四物汤之类。产后脱血燥、宜四物汤加人参、黄芪之类。呕吐伤液燥、宜四君子加麦冬、五味之类。汗后亡液燥、宜八珍汤、十全大补汤之类。肾虚液少燥、宜六味丸、八味丸之类。老年血衰燥、宜四物汤，麻仁丸、《济生》苁蓉润肠丸之类。气实壅盛结、宜六磨汤、得效橘杏丸、苏麻粥之类。气虚不能传送亦结、宜黄芪汤之类。气热干涸结、宜大承气汤、麻仁丸、六一散之类。气寒凝滞不行亦结。宜《局方》半硫丸、枳实理中汤之类。但宜以脉辨证，以证求因。而用药拟方，无余蕴矣。

附 方

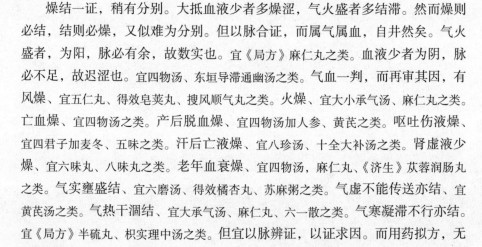

《和剂》麻仁丸　治肠胃热燥，大便秘结。

厚朴去皮、姜制炒　白芍药　枳实麸炒，各半斤　大黄蒸焙，一斤　麻仁别研，五两　杏仁去皮尖、炒，五两半

上为末，炼蜜丸如桐子大。每服二十丸，临卧温水下。大便通利则止。

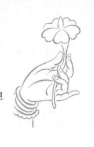

四物汤见第二十一

东垣导滞通幽汤　治幽门不通，上冲吸门不开，噎塞气不得上下，大便难。脾胃初受热中，多有此证。治在幽门，以辛润之。

当归身　升麻梢　桃仁泥　甘草各一钱　红花少许　熟地黄　生地黄各五分

水二盏，煎一盏，调槟榔末五分，稍热服。

得效五仁丸　治津液枯竭，大肠秘涩，传道艰难。

桃仁　杏仁炒、去皮尖，各一两　柏子仁半两　松子仁一钱二分半　郁李仁炒，一钱　陈皮四两，另为末

上将五仁另研如膏，入陈皮末，研匀，炼蜜丸如桐子大。每服五十丸，空心米饮下。

得效皂角丸　专治有风人脏腑秘塞。大效。

猪牙皂角　枳壳去瓤　羌活　桑白皮　槟榔　杏仁去皮尖、另研　麻仁另研　防风　川白芷　陈皮去白，各等分

上为末，蜜丸如桐子大。每服三五十丸，白汤下。蜜汤亦可。

圣惠搜风顺气丸　治三十六种风，七十二种水。去上热下冷，腰脚疼痛，四肢无力，多睡少食，羸瘦，颜色不完黄赤，恶疮下疰，口苦无味，憎寒毛耸，积年癥癖气块，丈夫阳事断绝，女子久无子嗣，久患寒疟，吐逆泻痢，变成劳疾，百节酸疼。小儿、老人皆可服。补精驻颜，疏风顺气。

车前子二两半　白槟榔　火麻子微炒、去壳另研　郁李仁汤泡、去皮、研　菟丝子酒浸，焙、炮、晒干　牛膝酒浸一宿　干山药各三两　枳壳去瓤，麸炒　防风去叉　独活各一两　锦纹大黄五钱，半生半熟

上为末，炼蜜丸如桐子大。每服二十丸，酒茶米饮任下，百无所忌。早晨、临卧各一服。服一月消食，二月去肠内宿滞，三月无倦少睡，四月精神强胜，五月耳目聪明，六月腰脚轻健，一年百病皆除，老者返少。如服药觉脏腑微动，以羊肚肺羹补之。久患肠风便血，服之除根。如颤语蹇涩及瘫痪，服之随即平复。酒后一服，宿醒消尽，百病不生。孕妇勿服。

《济生》苁蓉润肠丸　治发汗利小便，亡津液，大肠秘。老人、虚人皆可服。

肉苁蓉酒浸、焙，二两　沉香另研，一两

上为末，麻子仁汁打糊，丸如桐子大。每服七十丸，空心米饮下。

大承气汤见第十七

小承气汤见第十七

四君子汤见第十六

八珍汤见第十六

十全大补汤见第十六

医灯续焰

六味丸见第十六

八味丸见第十六

六磨汤 治气滞腹急，大便秘涩。

沉香　木香　槟榔　乌药　枳壳　大黄各等分

上各件热汤磨服。

得效橘杏丸 气秘老人、虚弱人皆可服。

橘红取末　杏仁去皮尖另研，各等分

上和匀，炼蜜丸如桐子大。每服七十丸。空心米饮下。

苏麻粥 顺气，滑大便。

紫苏子　麻子仁不拘多少

二味研烂，水滤取汁，煮粥食之。

黄芪汤 年高便秘宜服。

绵黄芪　陈皮去白，各半两

为末。每服三钱。用大麻仁一合烂研，以水投取浆水一盏，滤去滓，于银、石器内煎。候有乳起，即入白蜜一大匙，再煎令沸，调药末空心服。此药不冷不燥，其效如神。

六一散见第四十四

《局方》半硫丸 年高冷秘、虚秘，及疝癖冷气。

半夏汤洗七次，焙干为细末　硫黄明净者、研极细、用柳木槌杀过

上以生姜自然汁同熬，入干蒸饼末搅和匀，入臼内杵数百下。丸如桐子大。每服十五丸至二十丸。无灰温酒或生姜汤任下。妇人醋汤下。俱空心服。

枳实理中汤见第十七

癫狂脉证第五十八

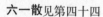

癫乃重阴，狂乃重阳。浮洪吉兆，沉急凶殃。

癫者颠也。谓发时颠倒，异于平日。语言错乱，喜怒无因，或笑或歌，或悲或泣，神迷意惑，秽洁妄知。平日能言，发反沉默。平日沉默，发反多言。甚或行步不休，或复僵仆不起。俗呼为失心风。狂者刚暴猖狂，叫号骂詈。甚则逾垣上屋，蹈火赴汤，不避死生，不知饥饱，倍常勇力，若邪所凭。俗呼为发狂。二者证既不同，因当各异。古人多以癫狂混称，亦疏略矣。盖人身气为阳，血为阴，腑为阳，脏为阴。腑之手足六经为阳，脏之手足六经为阴。形质可见者为阳，神志不可见者为阴。身半以上为阳，身半以下为阴。表为阳，里

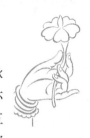

为阴。凡此阴阳，俱各两相依倚，互为交通。而后气血和平，腑脏安静，经脉调匀，形神合一。上下无厥逆之虞，表里无盛虚之变。如是，则微疴小疾，亦无自而生，况癫狂乎？今癫云重阴者，谓偏重于阴也。邪入于阴而阴实也。五脏为阴，神志舍于五脏，亦为阴。设或抑郁不伸，谋思不遂，悲哀不置，侘傺无聊，久久藏神凝结，情识昏迷，灵明何有，此癫之成于神志者也。宜灵苑辰砂散、归脾汤、人参琥珀丸之类。一种因阳虚不能卫外，反下陷而附并于阴。附并于阴则阴气实，下而不上，则升降窒而癫疾作矣，即《脉经》所谓阳附阴则癫者是也。宜升阳益气加补中益气汤、四逆散之类加减用之。一种因三阳经从头下行，三阴经不得从足上行而逆下。下则阴经实，亦似阳附阴之义。但此直指经脉之逆，经所谓癫疾厥狂，久逆之所生者是也。宜调其升降，正其逆顺，如交感丹加升麻、巴戟、木香、桂枝之类。一种因内有蓄血，令人如狂，或善忘，或如见鬼。如狂者，如狂而非狂，即癫状也。血者，神明之府，血蓄不行，神机大碍，故见上证。血为阴，是亦重阴、阴实之义，谓之邪入于阴亦可。宜桃仁承气汤、代抵当丸之类。狂则反是，乃重阳、阳实之证也。《素问·宣明五气》篇云：邪入于阳则狂。邪入阳则阳实，阳实则热盛。阳性主动，以盛热而加以动性，猖狂刚暴，不言可知。又《生气通天论》云：阴不胜其阳，则脉流薄疾，并乃狂。

并则阳重阳实之义。故《素问·病能论》云：狂生于阳也。又云：阳明者常动，巨阳、少阳不动。不动而动大疾，此其候也。盖言阳明之经脉常动，以阳明为水谷之海，其气充盛，故常动。巨阳、少阳之脉不动，言二经之气不如阳明之盛，故不动。不动者，非不动也，不如阳明之常动也。今无论常动者，即不动者，亦常动而动且大疾，是为狂病之候。观此，则狂病之为重阳阳实明矣。与上文脉流薄疾，并乃狂，若出一义。又《灵枢·通天》篇亦云：阳重脱，易狂。脱非阳脱，言重并于阳分，而若与阴脱离也。又《灵枢·本神》篇云：肝悲哀动中，则伤魂，魂伤则狂忘不精。肺喜乐无极，则伤魄。魄伤则狂，狂者意不存人。夫肝属木，性上达而藏魂，故魂主升，阳也。悲哀而至于动中，则神情消沮，恍成秋金而克木。木受克，则肝气伤。肝气伤，则魂无所归。而欲其精明不忘，不可得矣。宜升达，如逍遥散加郁金、香附、远志、茯神、木香之类。肺属金，性收降而藏魄，故魄主降，阴也。喜乐而至于无极，则神情涣散，恍成夏火而克金。金受克，则肺气伤。肺气伤，则魄无所归。一派浮阳，动成狂妄，又安能内照而意存人事哉。宜收敛，如天王补心丹、朱雀丸加龙骨、牡蛎、枣仁、茯神之类。又《灵枢·经脉》篇云：阳明病至，则恶人与火。闻木声，则惕然而惊。心欲动。独闭户塞牖而处，甚则欲上高而歌，弃衣而走。夫邪客阳明，则阳盛热甚。人则增烦，火则助热，故恶也。闻木声而惊者，惊其相克，故惕然心动也。闭户塞牖，即恶人火之义。甚则欲上高而歌，弃衣而走者，以四肢为诸阳之本，热实四肢，健于登跃，故能上高而歌。身表为诸阳之署，热盛于身，意求凉爽，故欲弃衣而走。宜白虎汤、承气汤、凉膈散、紫雪之类。又《灵枢·大惑论》云：卫气不得入于阴，常留于阳。留于阳，则阳气满。阳气满，则阳跷盛。不得入于阴，则阴气虚，故目不瞑。又曰：卫气留于阴，不得行于阳。留于阴，则阴气盛。阴气盛，则阴跷满。不得入于阳，则阳气虚，故目闭也。其中言及二跷者。以二跷之脉皆上会于目内眦。阳脉交于阴，则阴跷盛，故目闭。阴脉交于阳，则阳跷盛，故目开。《灵枢·癫狂》篇，首叙目之内外，及上下眦者，亦以癫则目闭，狂则目开，而明阴阳之所以不同也。是皆不易之理。然而兼痰、兼火、兼风者，常十之五。以三种兼证而较审之，则癫必多痰，而狂必多火、多风也。痰则多滞九窍。九窍从阴从脏，九窍不利，故多癫。风火多淫四肢，四肢从腑从阳，四肢盛实，故多狂。阴阳分属，二说觉更了然。痰宜滚痰丸、寿星丸，火宜泻青丸之类。其脉浮洪者，是为阳脉。阳狂得之，与证相宜。即阴癫得之，亦从阴转阳，自里达表之象，故均为吉兆。若沉而急，沉则入阴迫里，急则强急不柔，是无胃气之脉也。不论狂癫，凶殃立至。又不独脉为然，而证亦不可忽者，故癫狂篇言呕多沃沫、气下泄者不治，又言癫发如狂者不治。盖呕多沃沫，脾败；气下泄，肾败。脾、肾二脏，为人之先后二天。二脏已败，自无生理。发如狂者，阴竭于内，阳散于外，脱根外越，灯灭忽明之象，亦主死。如是，则脉与证，又不可不参看也。

附　方

灵苑辰砂散　治风痰诸痫，狂言妄走，精神恍惚，思虑迷乱，乍歌乍哭，饮食失常，疾发仆地，吐沫戴目，魂魄不守。

辰砂一两，须光明有墙壁者　酸枣仁半两，微炒　乳香半两光莹者

上量所患人饮酒几何，先令恣饮沉醉，但勿令吐。至静室中，以前药都作一服，温酒调之，令顿饮。如饮酒素少人，但以随量取醉。服药讫，便安置床枕令卧。病浅者半日至一日，病深者至三两日。令家人潜伺之。鼻息匀调，但勿唤觉，亦不可惊触使觉。待其自醒，即神魂定矣。万一惊寤，不可复治。吴正肃公少时心病，服此一剂，五日方寤，遂瘥。

归脾汤　治因思气结、因忧抑郁，以致脾伤而心下痞闷，痞不得寐。右关脉结而大。或思虑伤脾，不能统血，而血衄妄行。或健忘怔忡，惊悸盗汗。或心脾作痛，嗜卧少食，大便不调。或肢体重痛，月经不调，赤白带下。或思伤脾而患疟痢等证。

人参　白术　白茯苓　黄芪　龙眼肉　酸枣仁各二钱　远志　当归各一钱　木香　甘草各五分

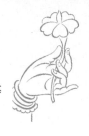

上加姜枣煎服。

人参琥珀丸 治失神狂乱，哀乐无由，惊悸不时，夜不能寐，一切恍惚不宁等证。

人参去芦　琥珀另研　茯神去木　白茯苓去皮　石菖蒲节密小者　远志各半两，酒浸半日去心　乳香另研　朱砂另研水飞　酸枣仁温酒浸半日去壳，纸上炒令香熟，各二钱半

上为细末。炼蜜丸桐子大。每服二十丸，食后温酒下，日再服。如不能饮，枣汤下。

补中益气汤 见第三十九

仲景四逆散 《伤寒论》云：少阴病四逆，其人或咳，或悸，或小便不利，或腹中痛，或泄利下重者，四逆散主之。

甘草炙　枳实破、水渍、炙干　柴胡　芍药

上四味，各十分，捣筛。白饮和服方寸匕。日三服。

申先生交感丹 补虚损，固精气，乌须发。此铁瓮城申先生方也。久服令人有子。

苍术刮净，一斤分作四分，用酒、醋、米泔、盐汤各浸七日晒研　川椒红炒研　小茴香各四两，炒研

又交感丹，凡人中年精耗神衰，盖由心血少，火不下降，肾气惫，水不上升，致心肾隔绝，荣卫不和。上则多惊，中则塞痞，饮食不下，下则虚冷遗精。愚医徒知峻补下田，非惟不能生水滋阴，而反见衰悴。但服此方半年，屏去一切暖药，绝嗜欲，然习秘固洪流之术，其效不可殚述。俞通奉年五十一，遇铁瓮城申先生，授此服之，老犹如少，年至八十五乃终也。因普示群生，同登寿域。

茯神去皮、木，四两香附子一斤，新水浸一宿，石上擦去毛，炒黄

为末，炼蜜丸弹子大。每服一丸，侵晨细嚼，以降气汤下。

降气汤

香附子如上法半两　茯神二两　炙甘草一两半

为末，点沸汤，服前药。

仲景桃核承气汤 见第二十

代抵当丸 见第二十

逍遥散 见第五十一

天王补心丸 见第五十一

朱雀丸 见第五十一

仲景白虎汤 见第四十三

仲景大承气汤 见第十七

小承气汤见第十七

凉膈散见第十九

紫雪　治发斑咽痛，及暑中三阳，脚气烦躁。

升麻六钱　黄金十两　寒水石　石膏各四两八钱　犀角　羚羊角各一两　玄参一两六钱　沉香　木香　丁香各五钱　甘草八钱

用水五盏，先煮黄金至三盏。入诸药，再煎至一盏，去滓。入芒硝三两二钱，慢火煎，以柳木搅不停手。候欲凝，入瓷盆中，更下朱砂、麝香末各三分，急搅令匀。候冷凝结成雪。每一钱，细细咽之。

滚痰丸见第十七

琥珀寿星丸《局方》用南星一斤、朱砂二两、琥珀一两。无猪心血。

天南星一斤。掘坑深二尺。用炭火五斤于坑内烧热红，取出炭扫净。用好酒一升浇之，将南星趁热下坑内，用盆急盖讫，泥壅合。经一宿取出，再焙干为末　琥珀四两另研　朱砂一两研飞，以一半为衣

上和匀。猪心血三个，生姜汁打面糊，搅令稠粘。将心血和入药末，丸如桐子大。每服五十丸，用人参汤空心送下。日三服。

泻青丸见第四十九

痫病脉证第五十九

痫病宜虚，实急者恶。浮阳沉阴，滑痰数热。

痫之始发，卒然跌仆，手足牵掣，口噤作声，或吐沃沫痰涎。一饭顷，气平苏醒。与癫、痉二证，似是而非。癫证则如上文所云，痉证则多身强直，如弓反张，亦无痫证之作声也。然有阴阳二种，正如小儿之急惊、慢惊。阳痫先身热，瘛疭惊啼而后发。其脉浮洪，病属六腑，外在肌肤，轻浅易治。宜集验龙脑安神丸、河间犀角丸之类。阴痫身冷，不惊掣，不啼叫，卒然而发，略无先兆。其脉沉搏，病属五脏，内在骨髓，深重难治。宜清心牛黄丸、神应丹之类。昔贤皆谓有痰有热，客于心胃之间，因闻大惊而作。若热盛，虽不闻惊亦作。是谓先有痰热而后发痫也，恐未必然，总不如《三因》之论为的。其论以惊动脏气不平，郁而生涎，闭塞诸经，痫病乃成。或在母腹受惊，或感六气，或饮食不节，逆于脏气而成。盖忤气得之外，惊恐得之内，饮食得之属不内外。所因不同，治法亦异。如惊者，安神丸以平之。夹痰者，三圣散以吐之。夹火者，清神汤以凉之。可下者，即以承气汤下之。其脉总宜虚而不宜实。实则邪盛。若实而急，是无胃气。唯强急而不柔和，凶恶之征也。浮则痫发于阳，沉则痫

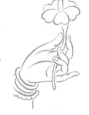

发于阴，滑则痫发多痰，数则痫发多热。因病见脉，因脉知病，亦理之自然耳。

附　方

龙脑安神丸见第十九

河间犀角丸见第二十五

清心牛黄丸见第四十二

神应丹　治诸痫。

好辰砂不拘多少

上细研，猪心血和匀，以蒸饼裹剂蒸熟。就热取出，丸如桐子大。每服一丸，人参汤下。食后、临卧俱可。

三圣散

瓜蒂拣净，炒微黄　防风去芦，各三两　藜芦《圣惠方》减用之，或一两，或半两，或三钱

上为粗末。每服约半两，以齑汁三茶盏，先用二盏煎三五沸，去齑汁。次入水一盏，煎至三沸。却将先二盏同一处熬二沸，去滓澄清放温。徐徐服之，以吐为度，不必尽剂。

大承气汤见第十七

喉痹脉证第六十

喉痹之脉，数热迟寒。缠喉走马，微伏则难。

痹者，闭也，闭塞不通之谓。乃火盛气结，以致喉咙肿胀，呼吸难通，壅塞痰涎，水浆不下。一二日，即能杀人。十二经脉与经别，多过于此。即不然，亦在其前后左右也。有经脉过者，有经别过者，有经脉、经别俱过者。如肺手太阴经脉，无过于此者。而《经别》篇则云：手太阴之正，上出缺盆，循喉咙。大肠手阳明之脉，循缺盆，上颈贯颊。《经别》篇又云：上循喉咙。胃足阳明之脉，循喉咙，入缺盆。《经别》篇又云：上循咽，出于口。脾足太阴之脉，上膈夹咽，连舌本。《经别》篇又云：上结于咽，贯舌中。心手少阴之脉，上夹咽。《经别》篇又云：上走喉咙，出于面。小肠手太阳之脉，循咽下膈。其支者，循颈上颊。而经别则无。膀胱足太阳之脉，自脑还出，别下项。《经别》篇又云：直者从膂上出于项。肾足少阴之脉，循喉咙，夹舌本。《经别》篇又云：直者系舌本，复出于项。心包络手厥阴之脉，亦无过此者。而《经别》则

云：手厥阴之正，别属三焦，出循喉咙。三焦手少阳之脉，上项系耳后。而经别则无。经别虽无，其手厥阴之正，有别属三焦，出循喉咙者，以三焦与心包为配，故曰属。属则经脉相属而合一也。胆足少阳之脉，下加颊车，下颈。《经别》篇又云：足少阳上夹咽，出颐颔中。肝足厥阴之脉，循喉咙之后，上入颃颡，而经别亦无。故《灵枢》第十篇，诸经是动，所生之病，有云颈肿者，手阳明是动。有云齆喉痹者，手阳明所生。有云颈肿喉痹者，足阳明所生。有云舌本强者，足太阴是动。有云舌本痛者，足太阴所生。有云嗌干者，手少阴、足厥阴二经是动。有云嗌痛颔肿者，手太阳是动。有云颈颔肿者，手太阳所生。有云项痛者，足太阳所生。有云咽肿者，足少阴所生。有云嗌干及痛者，足少阴所生。有云嗌肿喉痹者，手少阳是动。有云颔痛者。足少阳所生。种种不同，总无外气火二字。与本篇所云：气有余，则当脉所过者热肿，同一义也。宜黄芩、枳壳、连翘、丹皮、薄荷、荆芥、山栀、防风、牛蒡、玄参、黄柏、黄连、山豆根、射干、升麻、生地、甘草、桔梗、石膏等药。在临证定在何经，相宜者用。又不可纯用寒凉，须配轻散者斯善矣。然诸证之中，惟喉痹为急。而喉痹中，又惟以发于手少阴、少阳二经者为最急。盖喉主天气，通呼吸，为生气之门。火热搏聚则肿胀，肿胀则窍闭，窍闭则气塞，气塞则痰涎壅。愈壅愈塞，愈塞愈壅，呼吸亦将从此而断。况少阴君火，少阳相火，火性速而炎上，较之他经，不更烈乎？故一二日即成不治。唯针刺出血，以泻其实；探吐痰涎，以决其壅，皆仓卒治标之妙法也。刺肿处

出血，用鹅翎蘸酸涩之味以探吐。其脉多数，数则为热故也。间有脉迟者，乃是外寒袭经，经气不利，郁滞于所过之处，故亦为痹。外则兼表证，内亦不如数热之肿痛，此不但忌用寒凉，而且当温散也。更有一种缠喉风，或麻或痒，又肿又痛，缠绵于内，肿达于外。一种走马喉痹，须臾之间，痛而肿，肿而闭，闭而气绝。暴发暴死，如走马然。二者俱火中夹风。火性烈，风性疾。风火交煽，故发病凶暴如此。此等证惟刺最妙。其脉应浮大洪数，而反见微伏，是正衰邪盛，补泻罔从。欲其生也，不亦难乎？

附　方

《和剂》**甘桔汤**　治风痰上壅，咽喉肿痛，吞吐有碍。

苦桔梗一两　炙甘草二两

每服三钱。水一盏，煎七分，食后温服。

《三因》**荆芥汤**　治咽喉肿痛，语声不出，咽之痛甚。

荆芥半两　桔梗二两　甘草一两

上锉散。每服四钱。水一盏，姜三片，煎六分，去滓温服。

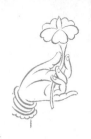

《和剂》**解毒雄黄丸** 治缠喉风及急喉痹，卒然倒仆，牙关紧急，不省人事。

雄黄研飞 郁金各一两 巴豆去皮、出油，十四枚

上为细末，醋煮面糊为丸，如绿豆大。热茶清下七丸，吐出顽痰立苏。如未，再服。如至死者，心头犹热，灌药不下，即以刀尺铁匙，斡开口灌之，下咽无有不活。如小儿惊热，痰涎壅塞，或二丸、三丸，量大小加减。一法用雄黄丸三粒，醋磨化，灌之尤妙。其痰即瘥。

《宝鉴》**碧玉散** 治心肺积热，上攻咽喉，肿痛闭塞，水浆不下。或喉痹、重舌、木舌、肿胀，皆可服。

青黛 盆硝 蒲黄 甘草各等分

上为细末，研匀。每用少许，吹入咽喉内，细细咽下。若作丸，用砂糖为丸。每两作五十丸。每服一丸，噙化咽下。

《宝鉴》**开关散** 治喉风气息不通。

白僵蚕炒、去丝嘴 枯白矾各等分

上为细末。每服三钱，生姜蜜水调下，细细服之。

瓜蒂散见第四十八

《宝鉴》**备急如圣散** 治时气缠喉风，渐入咽喉，闭塞水谷不下。牙关紧急，不省人事。

雄黄细研 藜芦 白矾飞 猪牙皂角去皮弦

上等分，为细末。每用一豆大，鼻内嗅之，立效。

咽喉急备丹

青黛 芒硝 白僵蚕各一两 甘草四两

上为细末。用腊月内牛胆有黄者，盛药其中，荫四十九日，多时为妙。

《宝鉴》**增损如圣散** 治风热攻冲会厌，语声不出，咽喉妨闷肿痛。

桔梗二两 甘草一两半 枳壳汤浸去瓤，二钱半 防风半两

上为细末。每服三钱。水一大盏，煎至七分，去滓，入酥如枣许，搅匀，食后温服。

瑞竹罗青散 治单双乳蛾。

蒲黄五钱 罗青 盆硝研，各三钱 甘草二钱

上为细末。每服一钱。冷蜜水调，细细咽之。吞不下，鸡翎蘸药，喉内扫之，立效。

烧盐散 治悬雍垂长，咽中妨闷。

烧盐 枯矾研细，各等分，和匀。以箸头点之，即消。

四七汤见第十七

四味汤 治咽喉中如有物，咽吐不利。

半夏以生姜汁浸一宿、汤浸切洗　厚朴刮去粗皮、以生姜汁浸、炙黄　陈橘皮以汤浸去白、焙，各一两　赤茯苓刮去黑皮，二两

上锉碎，每服三钱匕。水一盏，入生姜一枣大擘碎。煎六分，去滓，食远温服。

白矾散　治急喉闭。

白矾三钱　巴豆二个，去壳作六瓣

上将矾于铫内慢火熬化为水，置巴豆于内。候干，去巴豆，取矾研为末。每用少许，吹入喉中，立愈。

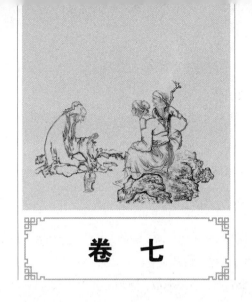
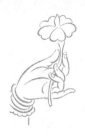

卷 七

眩晕脉证第六十一

　　诸风眩晕，有火有痰。左涩死血，右大虚看。

　　眩者，目乍黑乍明，眩眩不定也。晕者，头昏目旋转，岑岑欲倒也。高巅而见动象，风性为然，故眩晕者多属诸风。或兼见恶风、项强等证。脉应浮。宜芎劳散、东垣羌活汤之类。又不独一风也，有因于火者，有因于痰者，有因于死血者，有因于虚者。夫火性上炎，冲于巅顶，动摇旋转，不言可知。或兼见心烦、口燥、面赤耳鸣、嘈杂吞酸等证。脉应数。宜凉膈散、防风通圣散之类。胸中痰浊随气上升。头目位高而空明，清阳所注。渹浊之气，扰乱其间。欲其不眩不晕，不可得矣。或兼见吐痰呕饮、胸痞肠鸣等证。脉应滑。宜东垣半夏白术天麻汤、滚痰丸、玉液汤之类。诸阳上行于头，诸脉上注于目。血死，则脉凝泣。脉凝泣，则上注之力薄矣。薄则上虚而眩晕生焉。其脉左手必涩。涩为滞涩，征死血之不流利也。或兼见胁痛、喜忘、目黄、便黑等证。宜四物汤、丹皮、红花、桃仁之类。又为枯涩，征血液之不充足也。谓之血虚眩晕亦可。宜四物汤。脉必征于左者，以左心主血，肝藏血，肾主液，为血之源耳。头以法天，诸阳之首。又云清阳出上窍，而目在其中。清阳者气也，气不足则不能上达，以致头目空虚，而眩晕时时作矣。其脉右手必大而无力，散漫空松之象也，谓之气虚眩晕亦可。脉必征于右者，以右肺主气，脾生气，命门火为气之根耳。宜补中益气汤、芎、归、菊花之类。

附 方

芎劳散 治风头眩，眼目昏痛眩晕，倦怠，心忪。

芎劳 前胡 白僵蚕炒 人参各一两 蔓荆子 天麻酒浸焙 防风去叉，各半两

上为末。每服二钱。食后温酒调下。

东垣羌活汤 治风热壅盛，上攻头目昏眩。

羌活 防风 黄芩酒洗，各一两 柴胡七钱 黄连酒煮一两 黄柏酒炒 瓜蒌酒洗，各半两 甘草炙，七钱 白茯苓五钱 泽泻三钱

上为粗末。每服五钱。水煎取清。食后或先卧，通口热服之。日二服。

凉膈散见第十九

防风通圣散见第四十九

上散。贾同知、崔宣武、刘庭瑞及河间者共四方。其中药品增减、分量多寡，俱不相同。但河间适中，选用当从之也。

半夏白术天麻汤见第二十二

滚痰丸见第十七

玉液汤 治七情所伤。气郁生涎，随气上逆，头目眩晕，心嘈忪悸，眉棱骨痛。

半夏肥大者六钱，汤泡七次，切作片

上作一服。水一钟半，生姜十片，煎至八分。去滓，入沉香末少许，不拘时温服。

四物汤见第二十一

补中益气汤见第三十九

头痛脉证第六十二

头痛多弦。浮风紧寒，热洪湿细，缓滑厥痰，气虚弦软，血虚微涩，肾厥弦坚，真痛短涩。

弦为阴脉，敛直而无抑扬之势，乃阳虚不能张大，或致外邪所乘。况头乃六阳所乘，邪束于外，阳郁于中，安得不痛？故头痛者多弦。多弦者，不皆弦也。亦有脉浮而痛者，属风，风性飘荡虚浮也。兼见恶寒、发热、自汗等证，宜仲景桂枝汤、《玄珠》茶调散之类。脉紧而痛者属寒，寒性收敛紧实也。兼见恶寒、发热、无汗、体痛等症，宜仲景桂枝汤，九味羌活汤之类。脉洪而痛者属热，热性充

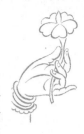

盛洪大也。兼见恶热、面赤、口干等症，其痛刺动不定。宜泻青丸、二仙散、对金散、神芎丸、凉膈散之类。脉细而痛者属湿，湿性渗衍濡细也。兼见体痛、头重冒、鼻塞、目黄等症，宜奇效芎术汤、半夏白术天麻汤，或瓜蒂散，或红豆散搐鼻。脉缓滑而痛者属痰。痰乃凝水结液，停蓄不流，故替替然缓滑也。兼见呕逆、痞闷、肠鸣等症，宜《局方》玉壶丸、半夏白术天麻汤之类。脉弦软而痛者属气虚。气虚则弦敛软弱，而无鼓动之力。兼见恶寒、痛而空晕、四肢多寒喜暖、气虚微、体倦等症，宜补中益气汤、六君子汤之类。脉微涩而痛者属血虚。血虚则微弱涩滞，而有干燥之象。兼见面白、口干、头两侧痛甚而兼晕、痛加于夜或夜热等症，宜四物汤、逍遥散之类。脉弦坚而痛者属肾。肾气厥逆，不能接引膀胱。膀胱经气壅遏，上实下虚，巅为之痛，脉亦弦直而坚实也。即《灵枢·经脉》篇所云：膀胱是动，则病冲头痛。《难经·六十难》所云厥头痛者是也。兼见头重晕、腰痛、少腹里急、上热下寒等症，宜六味、八味丸、羌活、川芎之类。《难经》单言手三阳而不及足三阳，恐未尽善。《素问·五脏生成》篇云：头痛巅疾，下虚上实，过在足少阴、巨阳，甚则入肾。此正指膀胱厥痛不已，甚则入肾而为真头痛也。其痛连脑尽痛，齿亦痛。盖肾主骨、主髓，髓以脑为海，而齿则骨之余也。其脉短涩者，短则阳脱于上，涩则阴衰于下。若手足厥寒至节者，必死不治。此等证若欲治之，非猛进乌附之药不可。或灸百会穴，以望生于万一。虽然，头痛又不止此数种。六腑之清阳固上升，而五脏之精华亦上注。外有六淫之侵，内有经络之逆。使隧道壅遏，清阳混淆，而痛作于头巅者多矣。故五脏六腑皆能病此，但宜细察其脉与兼见之证，以别其脏腑、阴阳、寒热、虚实而施治焉，则万举万当矣。

附　方

桂枝汤见第十九

《玄珠》茶调散见第二十二

麻黄汤见第十六

九味羌活汤见第十六

泻青丸见第四十九

二仙散即茶调散

　　大黄　黄芩各二两　牵牛　滑石各四两

上为细末。滴水为丸，如小豆大。温水下十五丸。每服加十丸，以利为度。日三服。

对金散　治偏正头风。

　　大黄　黄芩各等分

上二味，为极细末。每服四分，临睡用好酒调下。仍饮酒尽量一醉，散发露顶卧。令人扇头数百扇，盖暖，睡至明日病失矣。不愈，再一服如前法。须大醉扇透，百发百中。

神芎丸见第十七

凉膈散见第十九

奇效芎术汤　治湿头痛，眩晕痛极。

川芎　附子生，去皮、脐　白术以上各三钱　桂心去皮

上作一服。水二钟，生姜七片，枣二枚，煎至一钟。食远服。

半夏白术天麻汤见第二十二

瓜蒂散见第四十八

头重红豆散

麻黄根炒，半钱　苦丁香半钱　红豆十粒　羌活　连翘各三钱

上五味为细末。鼻内搐之。

《和剂》玉壶丸　治风痰吐逆，头痛目眩，胸膈烦满，饮食不下。及咳嗽痰盛，呕吐涎沫。

天南星生　半夏生，各一两　天麻半两　头白面三两

上为细末。滴水为丸，如梧桐子大。每服三十丸。用水一大盏，先煎令沸。下药煮五七沸，候药浮即熟。漉出放温，别用生姜汤下。不计时候服。

补中益气汤见第三十九

六君子汤见第十六

四物汤见第二十一

逍遥散见第五十一

六味丸见第十六

八味丸见第十六

心腹痛脉证第六十三

心腹之痛，其类有九。细迟从吉，浮大延久。

心腹之痛，其类甚多。此仅言有九者，亦举其要耳。曰饮、曰食、曰风、曰寒、曰热、曰悸、曰虫、曰忤、曰疰。饮者，痰饮也。痰饮留中，清阳淆浊，故痛。兼见气喘、痞闷等症，其脉滑，宜二陈汤、丹溪海蛤丸、前胡半夏汤之类。食者，食物也。食物停积，气碍不行，故痛。或勉食寒凉馁败之物，扰乱中和，亦痛。兼见胀满、呕嗳食臭、恶食等症，其脉紧滑，宜加味枳术丸、香砂平胃

散之类。风者，风邪也。乘虚内干，邪正相搏，故痛。兼见自汗、恶风等症，其脉缓，宜香苏散、参苏饮之类。寒者，寒邪也。乘虚内袭，荣脉凝泣，故痛。兼见恶寒、呕逆、喜温等症，其脉紧，宜五积散、苏合香丸之类。热者，火也。火郁不发，熏蒸于中，故痛。兼见恶热、热中、嘈杂吞酸等症，其脉数，宜《统旨》清中汤、越鞠丸、左金丸之类。悸者，心中动悸也。中气空虚，乍有所触，不能持定，故痛。兼见心慌、心悸、恍惚等症，其脉虚微，痛而欲按，宜黄芪建中汤、补中益气汤、六君子汤之类。虫者，虫积也。饮食不节，寒热不时，以致虫动。虫动则攻冲上下，故痛。兼见面黄白斑驳、呕吐清水沃沫，或作或止，或痛处动欲食等症，其脉大小不匀，宜九痛丸、剪红丸、芜荑散、仲景乌梅丸、万应丸、集效丸之类。忤者，客忤也。不正之邪，一时干忤，乱其清道，挠其运机，故痛。兼见吐逆、头目不清，或妄见妄言，或不知人等症，其脉数动，宜苏合丸、备急丸、紫金锭、九痛丸之类。疰者，尸疰也。如蛊如蛀，不识何因。或去或来，痛无定所。此得之亡人所传，即传尸气也。兼见骨蒸吐血、咳嗽劳损诸症，其脉微弱而数，宜于劳病门选方对证用之。外有瘀血痛、厥心痛、真心痛三种。瘀血痛者，痛在胃脘。或热饮食，或极呕吐，致伤胃脘，络血迸溢。瘀留于中，气为所碍，或作或止，或食下痛甚，或饮汤水作呃。其脉涩。宜二陈汤、桃仁、红花、五灵脂、玄胡、香附、韭汁、藕汁、红曲之类。厥心痛者，因诸脏腑经络有循胃口上膈者、手太阴肺。有络肺下膈者、手阳明大肠。有下膈属胃络脾者、足阳明胃。有从胃别上膈注心中者、足太阴脾。有络心下膈抵胃者、手太阳小肠。有夹脊者、足太阳膀胱。有络心注胸中者、足少阴肾。有起于胸中，出属心包络下膈者、手厥阴心包。有布膻中，散络心包下膈者、手少阳三焦。有下胸中贯膈者、足少阳胆。有夹胃上贯膈，布胁肋者、足厥阴肝。有循腹里上关元者、奇经任脉。有并于脊里者、奇经督脉。有夹脐上行，至胸中而散者、奇经冲脉。有入里维络诸阴者，奇经阴维脉。是诸脏腑经络及任、督、冲、维之脉。气有厥逆，则经有偏盛。而当脉所过如胃口、胸、膈、心包、膻中、脊、胁、脐、腹等处，随经相引而痛。乃诸经之痛，岂心痛哉。诸经之痛，则随经有兼见之证。如肺经痛，恶寒、气急、胀满、痛引缺盆，宜参苏饮、香苏散、苏合丸之类。大肠痛，上引膈，肠鸣口干，宜四七汤、枳桔二陈汤之类。胃痛，引脾及膺乳、呕吐，宜二陈汤、平胃散、东垣温胃汤、来复丹之类。脾痛，引胃脘、心下，腹胀善噫、善呕、食不下，宜二陈汤、香砂平胃散、理中汤、来复丹之类。小肠痛，引膈胃，肠鸣，宜二陈汤、四七汤、苏合丸之类。膀胱痛，引腰脊，恶寒，宜参苏饮、东垣天台乌药散。肾痛，引胸中腰脊，心如饥、上气、喝喝而喘、善恐，宜半硫丸、乌药顺气散之类。心包痛，引包络胸胁，胸胁支满、心动、心烦、喜笑，宜二陈汤、铁瓮先生交感丹之类。三焦，痛引心包膻中，耳鸣，宜二陈汤、越鞠丸之类。胆痛，引胸膈胁肋、口苦、善太息、振寒，宜二陈汤、温胆汤、小柴胡汤之类。肝痛，引膈胃胁肋，嗌干、呕逆、胸满，宜二陈汤四七汤、来复丹之类。真心痛者，真脏痛也。盖心为一身君主，神明所居，邪不易侵，病不易及。必也真脏自虚，神明失守，致心包厥痛之邪，乘虚而入。《难经》言：其痛甚但在心。但在心，则毫不控引他处。必兼见神昏舌短，手足青冷。斯为旦发夕死，夕发旦死之真心痛耳。以上诸痛，若脉见细迟，是气减舒徐，厥邪衰退之象，理应从吉。设或大浮，知邪方盛。况心腹里证而得表脉，更非所宜。虽不至于殒躯，亦难愈也。

附　方

二陈汤见第十六

丹溪海蛤丸　治痰饮心痛。

海蛤烧为灰，研极细。过数日，火毒散，用之　瓜蒌仁带瓤同研

上以海蛤入瓜蒌内，干湿得所为丸。每服五十丸。

前胡半夏汤　治痰盛。

前胡　半夏姜制　茯苓各二钱　陈皮　木香　紫苏　枳壳　甘草各一钱

上作一服。水二钟，生姜三片，乌梅一个，煎一钟。食远服。

正传加味枳术丸　治痰积、食积、酒积、果积、肉积。在胃脘当心而痛，及痞满恶心、嘈杂嗳气、吞酸、吐呕、脾疼等症。

白术三两　枳实麸炒黄色　苍术米泔浸三宿，焙　猪苓去黑皮　麦曲炒微黄　半夏汤泡透，各一两　泽泻去毛　赤茯苓去皮　川芎　黄连陈壁土炒，去土　白螺壳煅，各七钱　缩砂仁　草豆蔻　黄芩陈壁土同炒　青皮去白　莱菔子炒　干生姜各七钱　陈皮去白　香附米童便浸　神曲炒微黄　瓜蒌仁　厚朴姜制炒　槟榔各三钱　木香　甘草各二钱

吞酸加吴茱萸汤泡。寒月五钱，热月二钱半。久病夹虚，加人参、白扁豆、石莲肉各五钱。时常口吐清水，加炒滑石一两，牡蛎五钱。上为细末。用青荷叶泡汤浸晚粳米，研粉作糊为丸，如桐子大。每服七十丸，多至百丸，清米饮送下。

香砂平胃散见第四十四

香苏散见第四十八

参苏散见第四十七

五积散见第三十七

苏合香丸见第十八

《统旨》清中汤　治火痛。

黄连　山栀炒，各二钱　陈皮　茯苓各一钱半　半夏一钱，姜汤泡七次　草豆蔻仁捶碎　甘草炙，各七分

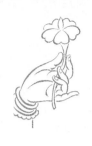

水二钟，姜三片，煎八分。食前服。

越鞠丸见第四十一

左金丸见第四十九

黄芪建中汤见第二十一

补中益气汤见第三十九

六君子汤见第十六

《金匮》九痛丸　治九种心痛。

附子炮，二两　生野狼牙炙香　巴豆去皮心、炒、研如脂，各半两　人参　干姜　吴茱萸各一两

上为末。炼蜜丸如桐子大。酒下。强人初服三丸，日三服，弱者二丸。兼治卒中恶腹胀，口不能言。又治连年积冷，流注心胸痛，并冷肿上气，落马坠车血疾等证，皆主之。忌口如常法。

神效剪红丸　专取一切虫积，神效无比。凡人百病，皆人饮酒过度，食伤生冷，致使脾胃不和，心膈胀满，呕恶咽酸，常吐清水，面色萎黄，不进饮食，山岚瘴气，水肿蛊胀，齁䶎咳嗽，痰涎壅滞，酒积食积，气积气块，翻胃噎膈，呕逆恶心，肠风痔漏，脏毒酒痢，累蕴积热，上攻头目，下生疮癣，妇人血气，寒热往来，肌体羸弱，月经不调，赤白带下，鬼气鬼胎，产后诸疾，小儿五疳虫积，误吞铜铁、恶食、恶毒等物，并宜服之。每服五更鸡鸣时，用冷茶清吞下。更用马桶盛粪于野地看之，庶见药易辨。或虫或积，或如鱼冻，或作五色等积。若一次未见虫积，更看第二三次下来，此即是病根。有积消积，有气消气，有虫取虫，有块消块。若病根去，其病自消。若病浅，即一服见效。若源深，更须再一服。能宣导四时蕴积。春宣积滞，不生疮毒。夏宣暑湿，不生热痢。秋宣痰饮，不生疟疾。冬宣风寒，不生瘟疫。此药温和，不动元阳真气，亦无反恶。小儿半服。孕妇休服。其效如神。一上末槟榔生研细，取净末一斤。以二两为母。余十四两，上第一次。以一等罗筛过，取齐晒干。二上末商陆，即樟柳根。白者可用，赤者杀人。金毛狗脊、贯众各四两。以上三味，和一处研极细末。上第二次，以二等罗筛过，取齐晒干。又方不用贯众，则虫出来犹未死也。三上末三棱醋煮，莪术醋煮各八两，青木香、西木香各四两，雷丸醋煮二两半，南木香二两。以上六味，和一处研极细末。上第三次，以三等罗筛过，取齐晒干。四上末大黄铡碎，酒浸晒干。研细，取净末一斤，上第四次。以四等罗筛，取齐晒干。五上末黑牵牛半生半炒，研细取头末，净一斤，上第五次。以五等罗筛过，取齐晒干。又方有枳壳一斤为母，有藿香四两和入诸药。上作五处，另研极细末，要作五次。茵陈半斤、大皂角一斤，煎汁滤净。法水为丸，如绿豆大，晒干。后用丁香末一两，或加芦荟末一两亦妙。以前净汁煎一滚，洒入丸药，旋摇令光莹为度。再以阿胶二两，以前汁熬溶，洒入丸药，

卷七

87

旋摇光莹，晒干。壮人每服五钱，弱人每服四钱，更以茶清吞下。小儿减半。芜荑散治大人小儿蛔咬心痛。《经》云："虫贯心则杀人"。欲验之，大痛不可忍，或吐青黄绿水涎沫，或吐虫出，发有休止，此是蛔心痛也。宜速疗之。

芜荑 雷丸各半两 干漆捶碎，炒火烟尽，一两

上为细末。每服三钱。温水七分，盏调和服。不拘时。甚者不过三服。小儿每服半钱。

仲景乌梅丸

乌梅三百枚 细辛六两 干姜十两 当归四两 黄连一斤 附子六两，炮去皮脐 蜀椒四两去汗 桂枝六两去皮 人参六两 黄柏六两

上十味，异捣筛，合治之。以苦酒浸乌梅一宿，去核蒸之五升米下。饭熟，捣成泥和药，令相得，内臼中，与蜜杵二千下。丸如梧桐子大。先食饮服十丸。日三服。稍加至二十丸。禁生冷滑物臭食等。

万应丸 取虫积神效。

黑牵牛取头末 大黄 槟榔各八两 雷丸醋煮 南木香各一两 沉香五钱

上将黑牵牛、大黄、槟榔和一处为末，以大皂角、苦楝皮各四两煎汁，法水为丸，如绿豆大。后以雷丸、木香、沉香和一处研末为衣。每服三四十丸，五更用砂糖水送下。或作末服亦可。

集效丸 治因脏腑虚弱，或多食甘肥，致蛔虫动作，心腹绞痛。发则种聚，往来上下，痛有休止，腹中烦热，口吐涎沫，是蛔虫，宜服此药。若积年不瘥，服之亦愈。又治下部有虫，生痔痒痛。

木香 鹤虱炒 诃子面裹煨，去核 槟榔 芜荑炒 附子煨去皮脐 干姜各七钱半 大黄一两半 乌梅十四个去核

上为末。炼蜜丸如桐子大。每服三四十丸。食前用陈皮汤下。妇人淡醋汤送下。

备急丸见第三十五

紫金锭一名玉枢丹，一名神仙解毒万病丹 治一切药毒，菰子毒，鼠莽毒，恶菌蕈，金石毒，吃疫死牛马肉毒，河豚毒，时行瘟疫，山岚瘴疟，忽喉闭，缠喉风，脾病黄肿，赤眼疮疖，冲冒寒暑，热毒上攻。或自缢溺水，打扑损伤，痈疽发背，未破鱼脐疮肿，汤火所伤，百虫鼠犬蛇伤，癫邪狂走，鬼胎鬼气，并宜服之。凡人居家或出入，不可无此药。真济世卫家之宝。如毒药岭南最多，若游宦岭表，才觉意思不快，便服之即安。二广山谷间有草曰胡蔓草，又名断肠草。若人以急水吞之急死，缓水吞之缓死。又取毒蛇杀之，以草覆之，以水洒之。数日菌生其上。取为末，酒调以毒人。始亦无患，再饮酒，即毒发立死。其俗淫妇人多自配合北人，与人情分相好，多不肯逐北人回。阴以药置食中，北人还，即戒之曰：子某年来。若

从其言，即复以药解之。若过期不往，必死矣。名曰定年药。北人届时至，故志之。若觉中毒，四大不调，即便服之。或以猪犬鱼羊鹅鸭等肉下药，复食此物，即触发其毒。急服此药一粒。或吐或利，随服便瘥。昔一女子久患劳瘵，为尸虫所噬。磨一粒服之。一时久，吐下小虫千余条。一大者，正为两段。后只服苏合香丸，半月遂服如常。至牛马六畜中毒，亦以此救之，无不效。

山茨菰南北处处有之。俗名金灯笼。叶似韭，花似灯笼，色白，上有黑点，结子三棱。二月开花、结子，四月初苗枯。即挖地得之，迟则苗腐烂难寻矣。与有毒老鸦蒜极相类，但蒜无毛，茨菰上有毛包裹，宜辨。去皮洗极净。焙干二两　川文蛤一名五倍子。捶破，洗刮内净焙干，二两　千金子一名续随子，去壳拣色极白者用纸包裹，换纸研数十次，去尽油，以色白再研纸无油成霜为度，一两　麝香拣尽血毛皮壳，细研净，三钱　红芽　大戟杭州紫大戟为上，江南土大戟次之。去芦根，洗极净焙干，一两半。北方绵大戟色白者大峻利，反能伤人，弱人服之有吐血者。慎之

上各研为细末和匀，以糯米粥为剂，每料分作四十粒，于端午重阳七夕合。如欲急用，辰日亦可。于木臼中杵数百下，不得令孝妇人、孝子、不具足人、鸡犬之类见之。切宜秘惜，不可广传，轻之无效。如痈疽发背未破之时，用冷水磨涂痛处，并磨服，良久觉痒立消。阴阳二毒，伤寒心闷，狂言乱语，胸膈壅滞，邪毒未发，及瘟疫山岚瘴气，缠喉风，冷水入薄荷一叶，同研下。急中癫邪，喝叫乱走，鬼胎鬼气，并用暖无灰酒下。自缢并落水死、心头暖者，及惊死、鬼迷死未隔宿者，并冷水磨灌下。蛇犬蜈蚣伤，并用冷水磨涂伤处。诸般疟疾，不问新久，临发时，煎桃柳枝汤磨下。小儿急慢惊风，五疳八痢，蜜水、薄荷一叶同磨下。牙关紧急，磨涂一丸，分作三服，量大小与之。牙痛酒磨涂，及含药少许吞下。汤火伤，东流水磨涂伤处。打扑损伤，炒松节无灰酒下。年深日久头疼、太阳疼，用酒入薄荷叶磨，纸花贴太阳穴上。诸般痫疾，口眼斜，眼目瞤眨，言语蹇涩，卒中风口噤，牙关紧急，筋脉挛缩，骨节风肿，手足疼痛，行步艰辛，一应风气疼痛，并用酒磨下。有孕妇人不可服。一方加山豆根、全蝎、朱砂、雄黄各一两。

四七汤见第十七

枳桔二陈汤见第四十八

平胃散见第四十四

东垣温胃汤　治服寒药多，致脾胃虚弱，胃脘痛。

白豆蔻二分　益智　砂仁　厚朴　甘草　干姜　姜黄各二分　黄芪　陈皮各七分　人参　泽泻各三分

上为细末。每服三钱。水一盏，煎半盏，食前温服。

来复丹见第十七

理中汤见第十七

卷

七

89

东垣天台乌药散 治一切沉寒痼冷，心腹搅痛，并积年寒疝。

天台乌药 木香 茴香炒 青皮去白 良姜炒，各五钱 槟榔锉，二枚 川楝子十个 巴豆十四枚

上十味，先以巴豆打碎，同楝子用麸炒黑色。去巴豆麸，俱不用。外为细末。每服一钱，温酒调下。痛甚者，炒生姜热酒下。

《和剂》半硫丸见第五十七

乌药顺气散 治风气攻注四肢，骨节疼痛，遍身顽麻。及瘫痪，步履艰难，脚腰痿软，或心腹疼痛。

麻黄去根节 陈皮 乌药各二钱 白僵蚕去丝嘴炒 干姜炮，五分 川芎 枳壳 桔梗 白芷 甘草炒，各一钱

水二钟，姜三片，枣一枚，煎八分，食远服。

铁瓮先生交感丹见第五十八

温胆汤见第二十

小柴胡汤见第四十三

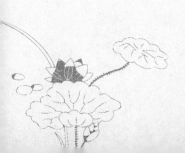

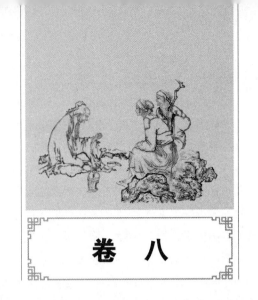

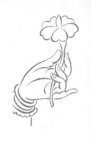

卷　八

疝气脉证第六十四

　　疝气弦急，积聚在里。牢急者生，弱急者死。

　　疝气者，气聚而大，外仍敛束，故脉则见弦急而症则多腹痛也。字下从山，亦是聚而大之之义，皆从寒湿积郁于里得之。间有曰风、曰热者，亦不过寒风、湿热耳。其发也，多恶寒寒热，呕逆不食，状类伤寒。但兼腹痛，或小腹痛胀，或只绕脐痛，或上冲心胸痛，或旁引胁肋痛，或脐下硬急，或气走肠鸣，或控引睾丸，痛胀急坠，或气归囊袋，收纵不时，甚或囊外或冷，或湿，或热，或红，亦有出水及久久成疮者。此皆里有故积，复感风寒水湿，或加奔走焦迫，以致触动积邪，气聚而发。或一二日，或延多日，得温暖及出汗，俱能气散而解也。其脉弦急者，弦急乃厥阴肝脉，疝多发于肝故也。又弦敛急直，气不鼓畅，主诸痛胀，疝则未有不痛不胀者。若弦急而牢，见积聚之有根，亦征元本之壮实，脉证两宜，故曰生；若但急而弱，急则邪盛，弱则正衰，更非积聚在里者之所宜，故曰死。所云多发于肝者，《素问·五脏生成》篇、《素问·平人气象论》《素问·长刺节论》《素问·缪刺论》，及《灵枢·经脉》篇之言也。而《素问·骨空论》又云：有发于任脉、督脉者。《素问·阴阳别论》《素问·五藏生成》篇、《素问·脉要精微论》《素问·玉机真脏论》《素问·大奇论》《素问·四时刺逆从论》，及《灵枢·邪气脏腑病形》篇、《灵枢·经筋》篇又皆云："有发于别脏别腑者。《素问·骨空论》言：任脉有内结七疝之名，而未有七疝之状"。巢氏因叙七疝曰：厥疝、曰癥疝、曰寒疝、曰气疝、曰盘疝、曰胕疝、曰狼疝。而张子和复立七疝之名，曰寒疝、曰水疝、曰筋疝、曰血疝、曰气疝、曰狐疝、曰癫疝。外复有小儿癫疝及膀胱、小肠等气，亦指称为疝者。聚讼纷纷，迄无定论。近惟张景岳一辩，最为详悉得理。兹录于下，不敢再赘。景岳曰：愚按本经诸篇，所言疝证不一。有云狐疝者，以其出入不常也。有癫疝者，以其顽肿不仁也。有冲疝者，以其自少腹上冲心而痛也。有厥疝者，以积气在腹中，而气逆为疝也。有瘕疝者，以少腹冤热而痛出白，一名蛊也。有六经风疝者，如《四时刺逆从论》之所云也。有小肠疝者，如《素问·邪气脏腑病形》篇曰：小肠病者，小腹痛，腰脊控睾而痛，时窘之后者，亦疝之属也。是皆诸疝之义。按《素问·骨空论》曰：任脉为病，男子内结七疝，女子带下瘕聚。盖任脉者，起于中极之下，以上毛际，循腹里，上关元，总诸阴之会。故诸疝之在小腹者，无不由任脉为之原，而诸经为之派耳。云七疝者，乃总诸疝为言，如《素问·四时刺逆从论》所言者六也，《素问·邪气脏腑病形》篇所言者一也。盖以诸经之疝，所属有七，故云七疝。若狐、癫、冲、厥之类，亦不过为七疝之别名耳。后世如巢氏所叙七疝，则曰厥、癫、寒、气、盘、肤、狼。至张子和非之曰：此俗工所立谬名也。盖环阴器上抵少腹者，乃属足厥阴肝经之部分，是受疝之处也。又曰：凡疝者，非肝木受邪，则肝木自甚，皆属肝经。于是亦立七疝之名，曰寒、水、筋、血、气、狐、癫。治多用下。继自丹溪以来，皆宗其说。然以愚观之，亦未为得。夫前阴、小腹之间，乃足三阴、阳明、任、冲、督脉之所聚，岂得独以厥阴经为言。但如《素问·四时刺逆从论》所云，六疝皆兼风言者，本非外入之风。盖风属肝，肝主筋。故凡病各经之疝者，谓其病多在筋，而皆夹肝邪则可；若谓必在厥阴，则不可也。后世议论徒多，又安能出《内经》之范围哉，学人当以经旨为正。至于治之之法，大都此证寒则多痛、热则多纵、湿则多肿坠，虚者亦然。若重在血分者不移，在气分者多动。分察六者于诸经，各因其多少虚实兼治之，自无不效也。

巢氏七疝状

厥逆心痛，足寒，诸饮食吐不下，名曰厥疝。宜桂附二陈汤之类。腹中气满，心下痛，气积如臂，名曰癫疝。宜东垣川楝散。寒饮食，即胁下、腹中尽痛，名曰寒疝。宜仲景乌头煎、《和剂》胡芦巴丸之类。腹中乍满乍减而痛，名曰气疝。宜苏合香丸、东垣川楝散之类。腹中痛在脐旁，名曰盘疝。宜桂枝汤、东垣丁香楝实丸之类。腹中脐下有积聚，名曰肤疝。宜茴香散之类。小腹与阴相引而痛，大便难，名曰狼疝。宜木香丸、丁香楝实丸之类。

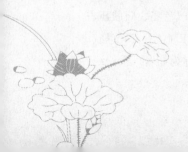

张子和七疝状

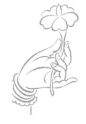

寒疝，其状囊冷结硬如石，阴茎不举，或控睾丸而痛。得于坐卧湿地，或寒月涉水，或冒雨雪，或坐卧砖石，或风冷处使内过劳。宜以温剂下之。久而得子。宜东垣天台乌药散之类。水疝，其状肾囊肿痛，阴汗时出。或囊肿而状如水晶，或囊痒而搔出黄水，或少腹中按之作水声。得于饮水、醉酒，使内过劳，汗出而遇风寒湿之气，聚于囊中，故水多，令人为卒疝。宜以逐水之剂下之。有漏针去水者，人多不得其法。宜腰子散、五苓散、仲景牡蛎泽泻散之类。筋疝，其状阴茎肿胀，或溃或脓，或痛而里急筋缩，或茎中痛，痛极则痒，或挺纵不收，或白物如精，随溲而下。久而得于房室劳伤，及邪术所使。宜以降心之剂下之。宜白芍、茯苓、当归、小茴香、青皮、黄柏、苍术、川楝之类。血疝，其状如黄瓜，在少腹两旁，横骨两端约中。俗云便痈。得于重感春夏大燠，劳于使内，气血流溢，渗入脬囊。留而不去，结成痈肿，脓少血多。宜以和血之剂下之。宜归、芍、牛膝、灵脂、青皮、木香、丹皮、没药、玄胡索之类。气疝，其状上连肾区，下及阴囊。或因号哭忿怒，则气郁而胀；怒哭号罢，则气散者是也。有一治法，以针出气而愈者。然针有得失，宜以散气之药下之。或小儿亦有此疾，俗曰偏气。得于父已年老，或年少多病，阴痿精怯，强力入房，因而有子，胎中病也。此证不治，惟筑宾一穴灸之。宜正气天香散之类。狐疝，其状如瓦。卧则入小腹，行立则出小腹入囊中。狐则昼出穴而溺；夜则入穴而不溺。此疝出入上下往来，正与狐相类也。亦与气疝大同小异，今人带钩钤是也。宜以逐气流经之药下之。宜《金匮》蜘蛛散之类。癫疝，其状阴囊肿坠，如升如斗，不痒不痛者是也。得之地气卑湿所生。故江淮之间，漱溻之处，多感此疾，宜以去湿之药下之。女子阴户突出，虽亦此类，乃热则不禁固也，不可便谓虚寒而涩之、燥之、补之。本名曰瘕，宜以苦下之，以苦坚。宜荔核散、三层茴香丸、《济生》橘核丸、香附散之类。女子阴突，肝火居多，宜龙胆泻肝汤、加味逍遥散，或少加升提之类。以上子和论疝七条，形证可谓详悉。但七疝七名，形证亦异，治之当各有方。而俱云下者，恐出偏见。今拟对证方药于下。在诊之者合宜则用，亦不敢概云不可下也。

附　方

桂附二陈汤即二陈加肉桂、附子

东垣川楝散

木香　川楝子锉细、用巴豆十粒、打破、一处炒黄，去巴豆　茴香盐一匙、炒黄、去盐，各一两

上为细末。每服二钱。空心食前，温酒调下。

《金匮》乌头煎见第十七

《和剂》胡芦巴丸　治小肠疝气，偏坠阴肿，小腹有形如卵，上下来去，痛不可忍。或绞结绕脐攻刺，呕吐闷乱。

胡芦巴炒，一斤　茴香盐炒，十二两　吴茱萸洗、炒，十两　川楝子去核、炒，一斤二两　巴戟去心、炒　川乌炮、去皮，各六两

上为末，酒糊丸如桐子大。每服十五丸至二十丸，空心温酒下。小儿五丸，茴香汤下，食前。一方有黑牵牛。

苏合香丸见第十八

桂枝汤见第十九

东垣丁香楝实丸　治男子七疝，痛不可忍。妇人瘕聚带下。

当归去芦　附子　川楝子　茴香炒，各一两

上四味锉碎。以好酒三升，同煮酒尽。焙干，作细末一两，再入下项药：

丁香　木香各五分，一作二钱　全蝎十三个　玄胡索五钱，一作一两

上四味同为细末，入前项当归等末拌匀，酒糊丸如桐子大。每服三十丸至百丸，空心食前温酒送下。一方无当归、木香，名苦楝丸。

茴香散　治膀胱气痛。

茴香　蓬术　京三棱　金铃子肉各一两　炙甘草半两

上为细末。每服二钱，热酒调服。每发痛甚连日，只二三服立定。

木香散　治心疝。小腹痛闷不已。

木香　陈皮　良姜　干姜　诃子去核　枳实各一钱半　草豆蔻　黑牵牛　川芎各一钱

水二钟，煎一钟，食前服。或为细末，每服三钱，白汤调服。

东垣天台乌药散见第六十三

腰子散　治肾气作痛。

黑牵牛炒熟　白牵牛炒熟

为细末，每用三钱。猪腰子一对，薄切两瓣，入川椒五十粒，茴香一百粒。以牵牛末遍掺入腰子中。线扎，湿纸数重裹，煨香熟，出火气。灯后空心嚼吃，好酒送下。少顷就枕，天明取下恶物即愈。

五苓散见第十七

《金匮》牡蛎泽泻散

牡蛎　泽泻　蜀漆洗去腥　瓜蒌根　葶苈子　商陆根熬　海藻洗去咸，以上各

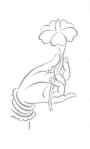

等分

上七味，异捣下，筛为散，更入臼中治之。白饮和服方寸匕。小便利，止后服。

正气天香散见第十七

《金匮》蜘蛛散

蜘蛛十四枚，炒焦　桂半钱，要入厥阴，取其肉厚者

上为散。每服一钱。蜜丸亦可。雷公云："凡使勿用五色者，兼大身上有刺毛者、并薄小者。须用屋西南有网，身小尻大，腹内有苍黄脓者真也。"每用去头足了，研如膏，投药中。此余之法。仲景炒焦用，全无功矣。

荔核散　治疝气阴核肿大，痛不可忍。

荔枝核十四枚，烧灰存性，用新者　八角茴香炒　沉香　木香　青盐　食盐各一钱　川楝肉　小茴香各二钱

上为细末。每服三钱，空心热酒调服。

三层茴香丸　治肾与膀胱俱虚，为邪气搏结，遂成寒疝，伏留不散。脐腹疼痛，阴核偏大，肤囊肿，重坠滋长，有妨行步，瘙痒不止，时出黄水，浸成疮疡，或长怪肉，屡治不痊，以致肾经闭结，阴阳不通，外肾肿胀，冷硬如石，渐大。皆由频服热药内攻，或因兜取，以致如此。用药温导阳气，渐退寒邪，补虚消疝，暖养肾经，能使复元。一应小肠气寒疝之疾，久新不过三料。

第一料：

舶上茴香用盐半两同炒焦黄，和盐秤　川楝子炮去核　沙参洗锉　木香各一两

上为细末。煮米糊为丸，如桐子大。每服二十丸，空心用温酒或盐汤下。日三服。小病一料可安。才尽，便可用第二料。第二料药加：荜茇一两　槟榔半两　上共前药六味，重五两半，为末，根据前糊丸。丸数、汤使亦如前。若病未愈，服第三料。第三料药加：白茯苓四两紧实者，去黑皮　黑附子炮、去皮脐、称半两，或加作一两　上通前八味，重十两，并根据前糊丸汤使。丸数加至三十丸。小肠气发频，及三十年者寒疝气如栲栳大者，皆可消散。神效。

《济生》橘核丸　治四种癥疝，卵核肿胀，偏有小大。或坚硬如石，痛引脐腹，甚则肤囊肿胀成疮，时出黄水。或成痈溃烂。

橘核　海藻　昆布　海带各洗　川楝肉炒　桃仁麸炒各一两　制厚朴　木通　枳实麸炒　延胡索炒　桂心　木香各半两

上为细末。酒糊丸如桐子大。每服七十丸，空心盐酒、盐汤下。虚寒甚者，加炮川乌一两。坚胀久不消者，加砂二钱，醋煮旋入。

香附散　治癥疝胀及小肠气。

上用香附不拘多少，为末。每用酒一盏，入海藻一钱，煎至半盏，先捞海藻细嚼，调香附末二钱服。一方以海藻为末，用热酒调尤效。甚者灌之。一方热酒下荆

芥末。

龙胆泻肝汤 治肝经湿热，两拗肿痛，或腹中疼痛，或小便涩滞等证。

龙胆草酒拌、炒黄 泽泻各一钱 车前子炒 木通 生地黄酒拌 山栀炒 当归酒拌 黄芩炒 甘草各五分

上水煎服。

加味逍遥散见第五十一

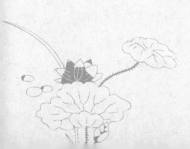

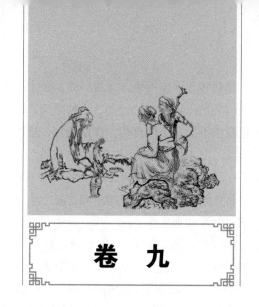

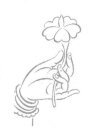

卷 九

腰痛脉证第六十五

腰痛之脉，多沉而弦。兼浮者风，兼紧者寒。弦滑痰饮，濡细肾着。大乃肾虚，沉实闪朒。

腰痛者，足之六经病也。足三阳从头走足，足三阴从足入腹。各经受邪，则随各经之所过者为痛，与头心为痛之义略同，而手之六经不与焉，以手经不至于腰也。其因有三，曰外因、内因、曰不内外因。外因者，风、热、寒、湿也。木化风，火化热，水化寒，土化湿。风多伤厥阴，火多伤少阳，寒多伤太阳、少阴，湿多伤太阴、阳明。此言邪伤足三阴、三阳之经也，亦各从其类也。厥阴腰痛，腰中如张弓弩弦宜调肝散、加味逍遥散之类。少阳腰痛，如以针刺其皮中，循循然不可以俯仰，不可以顾。宜逍遥散倍白芍加枳壳、木香之类。太阳腰痛，则引项脊尻背如重状宜东垣羌活胜湿汤、川芎肉桂汤、九味羌活汤之类。足少阴腰痛，痛引脊内廉。宜《金匮》八味丸、六味丸、青娥丸之类。太阴散脉腰痛，腰下如有横木居其中，甚则遗溲。宜东垣苍术汤、《统旨》清湿散之类。阳明腰痛，不可以顾，顾如有见者，善悲宜四物汤、平胃散、导痰汤之类。内因者，恐惧失志、恚怒忿恨、抑郁忧思也。恐惧失志则伤肾，恚怒忿恨则伤肝，抑郁忧思则伤脾。此言情志不得其所，三阴脏气自伤也。亦各从其类也。肾伤腰痛，虚羸不足，面目黧黑，远行久立，力不能尽。宜六味丸、煨肾丸、黑地黄丸之类。肝伤腰痛，腹急胁胀，目视脘脘，所祈不得，意淫于外，宗筋弛纵，及为白淫。宜六味丸加知柏之类。脾伤腰痛，肌肉濡渍，痹而不仁，饮食不化，肠胃胀满，闭坠腰胁。宜平胃散、《局方》普贤正气散之类。不内外因者，房室过度，烦劳不节，以致精力耗竭，腰脊空虚，发为腰痛。盖精藏于肾，而腰者肾之府。力出于脊，而腰者脊所系。其病转侧屈伸不得，膝酸胫冷，腰中冷，面黑，伛偻不能久立。宜二至丸、子和无比山药丸、六味丸之类。一种腰痛，因作劳多汗，衣里冷湿，久久得之。其证身重不渴，小便自利，食饮如常，腰以下冷重，如带五千钱者。名曰肾着。肾着者，因劳极，肾脊之气张散，汗湿乘之，乘其已所胜也。湿因注渗腰脊之间，着而不行，犹邪有着落，无碍他处，故但腰痛而重，更无他证。如上所云，宜仲景肾着汤、子和禹功散、《统旨》清湿散、渗湿汤之类。一种因搏击、堕坠、闪肭，气血凝滞，或只气滞而血未至于瘀，或血瘀结而气久方行，令人伛偻肿痛而重，牵引胁脊。气滞者，呼吸亦痛，不能转侧，鼻塞。身不动，则痛亦定。宜《良方》人参顺气散、乌药顺气散之类。血瘀者，亦转侧不能，腰下重痛，若锥刀之刺，大便黑，面目黄，日轻夜重。宜调荣活络饮、仲景桃核承气汤之类。一种积痰停饮，阻滞于腰胁之间，有碍气道，亦能作痛。其痛或作或止，或移易不定，或不仁，或麻木，或痛处如冰，腰脊重坠。宜导痰汤、王隐君滚痰丸之类。以上诸证，大抵外因，寒湿多而风热少；内因，肾多，肝次之，而脾脏少。不内外因，感亦明显。若谨慎善摄之人，自不多罹，并可终身不一遇也。诸腰痛，脉多沉弦者，沉为在里，在下，弦则为痛，故多沉弦也。兼浮者，沉弦中有泛泛欲浮之势，所谓如水漂木，举之有余，是状风邪虚浮之性，非言在表之浮也。兼紧者寒，寒紧敛也。兼滑者痰饮，痰饮滑利也。兼濡细者肾着，肾着者湿，濡细渗着也。兼大者肾虚，肾虚不敛藏，而反空松虚大也。兼实者闪肭，闪肭非血瘀，则气滞。皆成凝滞，故沉实也。

附　方

调肝散　治郁怒伤肝，发为腰痛。

半夏制，三分　辣桂　宣木瓜　当归　川芎　牛膝　细辛各二分　石菖蒲　酸枣仁荡、去皮、微炒　甘草炙，各一分

每三钱，姜五片，枣二枚，煎服。

加味逍遥散见第五十一

东垣羌活胜湿汤　治脊痛项强，腰似折，项似拔，冲头痛，乃足太阳经不行也。

羌活　独活　藁本　防风各一钱　蔓荆子三分　川芎二分　甘草炙，五分

上㕮咀，作一服。水二盏，煎一盏，去滓，食后温服。

东垣川芎肉桂汤　丁未年冬，曹通甫自河东来。有役人小翟，宿于寒湿之地，腰痛不能转侧，两胁搐急作痛，月余不愈。腰痛论中所说，皆为足太阳、足少阴血络中有凝血作痛，间有一二证属少阳胆经外络脉病，皆宜去血络之凝乃愈。其《内

经》有云："冬三月，禁不得针，只宜服药通其经络，破其血络中败血。"此方主之。

羌活一钱半　柴胡一钱　独活五分　肉桂　苍术各一钱　防风　汉防己各三分　桃仁五枚，去皮、另研如泥　归梢　甘草炙　川芎各一钱　炒曲五分

上㕮咀，水酒煎，去滓，食远热服。

九味羌活汤见第十六

六味丸见第十六

八味丸见第十六

直指青娥丸　治肾虚腰痛，益精助阳，乌须壮脚。用安胎饮吞，神效。

破故纸四两，炒香　杜仲去粗皮、锉，四两，用生姜二两半擦淹，炒干

上为末。用胡桃肉三十个研膏，入少许蜜，丸桐子大。每服五十丸，食前下。

东垣苍术汤　治湿热脚腿疼痛。

苍术五钱，去湿止痛　柴胡三钱，行经　防风一钱半，去风胜湿　黄柏一钱半，始得之时寒也。久不愈，寒化为热。除热止痛

水二钟，煎至一钟，空心食前服。

《统旨》清湿散

黄柏盐水拌炒，一钱五分　泽泻一钱　苍术一钱半，米泔浸炒　杜仲　白芍药煨　牛膝酒浸　木瓜　威灵仙　陈皮各一钱　甘草三分

痛甚者，加乳香、没药末五分，临服调入。

四物汤见第二十一

平胃散见第四十四

导痰汤见第四十一

保命煨肾丸　治肾肝损及脾损谷不化。宜益精、缓中、消谷。

牛膝　草薢　杜仲炒，去丝　白蒺藜　防风　菟丝子酒浸　肉苁蓉酒浸　胡芦巴　破故纸酒炒，各等分　官桂减半

上为细末，将猪腰子制如食法，捣烂，炼蜜和杵，丸如桐子大。每服五七十丸，空心用温酒送下。治腰痛不起，甚效。

黑地黄丸见第五十一

知柏八味丸见第五十四

《和剂》普贤正气散

陈皮　半夏　苍术　厚朴　藿香　甘草　生姜各等分

每服五钱。水二盏，葱二段，黑豆百粒，煎八分，不拘时热服。

二至丸　治老人虚弱，肾气虚损，腰痛不可屈伸。

附子炮、去皮脐　桂心不见火　杜仲去皮、锉、炒、去丝　补骨脂炒，各一两　鹿角镑　麋角镑，各二两　鹿茸酒炙　青盐另研，各半两

上细末，酒煮糊和丸，如桐子大。每服七十丸，空心同胡桃肉细嚼，用盐汤或盐酒送下。如恶热药者，去附子，加肉苁蓉一两。

子和无比山药丸 治诸虚百损，五劳七伤，肌体消瘦，目暗耳鸣。

赤石脂煅　茯神去皮木　山茱萸去核　熟干地黄酒浸　巴戟去心　牛膝去根，酒浸　泽泻以上各一两　杜仲去皮切，姜汁炒　菟丝子酒浸　五味子拣，六两　肉苁蓉酒浸，四两

上为细末。炼蜜为丸如桐子大。每服三十丸，空心温酒或盐汤送下。

肾着汤见第二十一

子和禹功散

黑牵牛四两　茴香炒，一两

上为末。姜汁调一二钱服。

良方人参顺气散 治气滞腰痛。

人参　川芎　桔梗　白术　白芷　陈皮　枳壳　麻黄去节　乌药　白姜炮　甘草炙，各一钱

水二钟，煎一钟。或为细末，食前用甘草汤调服。一方加五加皮一钱。

乌药顺气散见第六十三

调荣活络饮 治失力腰闪，或跌扑瘀血，及大便不通而腰痛。

川大黄　当归条　川牛膝去芦，酒洗　杏仁去皮，研如泥，各二钱　赤芍药　红花羌活　怀生地黄酒洗，各一钱　川芎一钱半　桂枝三分

水一钟半，煎八分，食前温服。

桃核承气汤见第二十

滚痰丸见第十七

脚气脉证第六十六

脚气有四，迟寒数热，浮滑者风，濡细者湿。

脚气一证，经名厥，汉名缓风，宋齐后始名脚气。陈无择谓风、寒、暑、湿四邪皆能成。今历诊是证，成于寒湿者，十常八九。经曰：清湿袭邪，病起于下，信然哉。其始发也，甚微，发亦易解，故人常忽而不觉，觉亦不速治。及其深久，愈发愈重，甚至痿痹不仁者有之，入腹冲心者有之，身命从此而殒，可哀也。足三阴、三阳六经，皆有此证，而发于三阳者轻，三阴者重。以三阴属脏，经络居里，若非脏气大虚，邪不易及。其证不论阴阳，初发时，大类伤寒，头痛发热，恶寒呕吐，但足屈伸不能，或痛或红为异耳。在阳，多恶寒壮

热头痛，或骨节痛，或呕吐渴烦，或叫号谵语，或腿脚红紫极热，大肿大痛，手不可按，或顽痹麻木。患多在腿外廉阳分。三阳经所过之处，面光泽，脉多浮。在阴，多恶寒，甚或厥逆，不发热或微热，头不痛，或骨痛筋挛，或呕逆，或神昏沉默，或腹痛下利，或畏见光明，或大小便闭，或心烦动悸，或小腹不仁，或冲胸闷乱。患处肿痛或不肿，或微赤而热，或反极冷。患多在腿内廉阴分，三阴经所过之处，面青惨，脉多沉。此言阴阳之大概。若细别之：太阳则发热头痛恶寒，目眩项强，腰脊、身体及外踝后至小指外侧皆痛。宜仲景麻黄汤、桂枝汤、九味羌活汤、败毒散、集验麻黄左经汤之类。阳明则翕翕发热，口鼻干，善欠，腹胀，自髀、膝、膑、外廉以下足跗中指内俱痛。宜得效芎芷香苏散、大黄左经汤之类。少阳则往来寒热，口苦，胁痛，面垢，头目眩痛，腋下马刀肿痛，髀膝外至及外踝诸指节皆痛。宜小柴胡汤、半夏左经汤之类。三阳并合为病，则憎寒壮热，自汗恶风，或无汗恶寒，眩晕重着，关节掣痛，手足拘挛，疼痛冷痹，腰腿缓纵不随，心躁气上，呕吐下利，其脉浮弦紧数。宜大料神秘左经汤、加味败毒散之类。太阴则腹满，胸膈痞，舌系急，循骨下股膝内前廉、内踝过核骨后廉足大指之端内侧皆痛。宜胃苓汤、六物附子汤之类。少阴则腰脊痛，上冲胸咽，饥不能食，面黑，大小淋，善恐，小趾、足心、内踝跟中、内廉皆痛。宜麻黄附子细辛汤、《金匮》八味丸之类。厥阴则腰胁偏痛，脚挛急，嗌干、呕逆、洞泄，足大趾连足跗上廉，上腘至内廉，循股环阴，小腹夹脐诸处胀痛。宜茱萸木瓜汤、神应养真丹之类。三阴并合为病，则四肢拘挛，上气喘满，小便闭涩，心热烦闷，遍身浮肿，脚弱，缓纵不能行步。宜加味败毒散、追毒汤之类。以上六经受病，流注自汗为风胜，脉多浮滑，宜多羌活、独活、防风、桂枝。无汗疼痛为寒胜脉多迟，宜多桂附姜辛。热烦为暑胜，脉多数，宜多黄芩、黄柏、木瓜、香薷。重着肿满为湿胜。脉多濡细，宜多苍术、泽泻、薏苡、防己、茯苓。至如防己、木瓜、米仁、槟榔、苍术、黄柏、肉桂、桂枝、巴戟、葳蕤、木通、羌活、枳壳、泽泻、桑枝之类，各随其气所胜者而偏调之，证相宜者而倍用之，又不可拘于一方也。东垣谓此疾，南方卑下，乃寒湿之邪外袭经络而成。如北方地高，外鲜水湿，发此者皆内伤酒乳，湿热之邪下注也。故南则宜作寒湿治，北则宜作湿热治。此虽发前人之未发，恐未必尽然也。南方固下，岂乏膏粱嗜酒之人？北方固高，岂无践涉洗濯之事？是在圆机者，谨察证脉而分别之，斯善矣。

附　方

仲景麻黄汤见第十六

仲景桂枝汤见第十九

卷
九

九味羌活汤见第十六

败毒散见第三十七

集验麻黄左经汤　治风、寒、暑、湿流注足太阳经，腰足挛痹，关节重痛，行履艰难，憎寒发热，无汗而寒，或自汗恶风，头痛眩晕，并一切瘫痪麻木等证。

麻黄去节　干葛　细辛去苗　白术去芦　茯苓去皮　防己去皮　桂心　羌活去芦　防风去芦　甘草炙，各等分

上㕮咀。每服七钱。水二盏，姜五片，枣一枚，煎一盏，空心服。自汗去麻黄，加肉桂、芍药。重着加术、陈皮。无汗减桂，加杏仁、泽泻。

得效芎芷香苏散

川芎七钱　甘草二钱　紫苏叶　干葛　白茯苓　柴胡各半两　半夏六钱　枳壳炒，三钱　桔梗生，二钱半　陈皮三钱半

每服三钱。水一盏，姜三片，枣一枚，煎八分，不拘时温服。

大黄左经汤　治风寒暑湿流注足阳明经，腰脚痹痛，行步艰难，涎潮昏塞，大小便秘涩，腹痛呕吐，或复下利，恶闻食气，喘满肩息，自汗谵妄，并宜服之。

大黄煨　细辛去苗　茯苓去皮　防己去皮　羌活去芦　黄芩　前胡去芦　枳壳去瓢，麸炒　厚朴姜制　甘草炙　杏仁去皮尖，麸炒

上各等分，每服七钱，水一盏半，姜五片，枣一枚，煎八分，空心热服。腹痛加芍药。秘结加阿胶。喘急加桑白皮、紫苏。小便秘加泽泻。四肢疮疡浸淫加升麻。各等分。

仲景小柴胡汤见第四十三

半夏左经汤　治足少阳经受风、寒、湿、暑，流注发热，腰脚俱痛。头疼眩晕，呕吐酸水，耳聋惊悸，热闷心烦，气促喘满，肩背麻痹，腰腿不随。

半夏汤洗七次，切片　干葛　细辛去苗　白术去芦　茯苓去皮　桂心　防风去芦　干姜炮　黄芩　甘草炙　柴胡去芦　麦门冬去心，各七钱半

上㕮咀。每服七钱。水一盏半，姜五片，枣一枚，煎一盏，去滓，空腹服。热闷，加竹沥，每服一合。喘满，加杏仁、桑白皮。

大料神秘左经汤　治风、寒、暑、湿流注足三阳经。手足拘挛，疼痛，行履艰难，憎寒发热，自汗恶风。或无汗恶寒，头眩，腰重，关节挛痛。或卒中昏塞，大小便秘涩。或腹痛，呕吐，下利，恶闻食臭，髀腿顽痹，缓纵不随，热闷惊悸，心烦气上，脐下冷痹，喘满气粗。

麻黄去节　干葛　细辛去苗　厚朴姜制　茯苓去皮　防己去皮　枳壳去瓢，麸炒　桂心　羌活去芦　防风去芦　柴胡去芦　黄芩　半夏酒洗七次　干姜炮　麦门冬去心　甘草炙，各等分

上㕮咀。每服七钱。水一盏半，生姜五片，枣一枚，煎一盏，去滓，空心服。

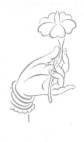

自汗加牡蛎、白术，去麻黄。肿满加泽泻、木通。热甚无汗减桂，加橘皮、前胡、升麻。腹痛吐利去黄芩，加芍药、附子炮。大便秘加大黄、竹沥。喘满加杏仁、桑白皮、紫苏等分。凡有此病，备细详证，逐一加减，无不愈者。

加味败毒散 治三阳经脚气流注，脚踝焮热赤肿，寒热如疟，自汗恶风，或无汗恶寒。

人参去芦　赤茯苓去皮　甘草炙　川芎　前胡去芦　羌活去芦　独活去芦　枳壳去瓤，麸炒　桔梗去芦　大黄煨　苍术米泔浸，各等分

上每服五七钱。水一盏半，姜五片，薄荷五叶，煎一盏，去滓热服。皮肤赤疹，加蝉蜕。

胃苓汤见第十七

六味附子汤 治四肢流注于足太阴。骨节烦疼，四肢拘急，自汗短气，小便不利，恶风怯寒，头面手足肿痛。

附子炮，去皮脐　桂心　防己去皮，各四两　白术去芦　茯苓去皮，各三两炙甘草二两

上㕮咀。每服五钱。水二盏，生姜七片，煎一盏，去滓，空心温服。

仲景麻黄附子细辛汤

麻黄去节　细辛各二两　附子一枚炮

上三味，以水一斗，先煮麻黄减二升。去上沫，内药煮取三升。去滓，温服一升。日三服。八味丸见第十六

茱萸木瓜汤 治脚气冲心，闷乱不识人，手足脉欲绝。

吴茱萸半两　干木瓜一两　槟榔一两

上㕮咀，每服八钱。以水一盏半，生姜五片，煎一盏，去滓温服，不拘时候。

神应养真丹 治厥阴肝经受邪，四气所伤肝脏。或左瘫右痪，涎潮昏塞，半身不遂，手足顽麻，言语謇涩，头旋目眩，牙关紧急，气喘自汗，心神恍惚，肢体缓弱，上攻头目，下注脚膝，荣气凝滞，遍身疼痛。兼治妇人产后中风，角弓反张，堕车落马，打扑伤损，瘀血在内等证。

当归酒浸，去芦　天麻　川芎　羌活去芦　白芍药　熟地黄各等分

上为细末，炼蜜和丸如弹子大。每服一丸，木瓜，菟丝子煎酒下。脚痹，薏苡仁煎酒下。中风，温酒、米汤下。一方无羌活，入木瓜、熟阿胶等分。

追毒汤 治肝、肾、脾三经为风、湿、寒、热毒上攻。阴阳不和，四肢拘挛，上气喘满，小便秘涩，心热烦闷，遍身浮肿，脚弱缓纵，不能行步。

半夏汤洗七次　黄芪去芦　甘草炙　当归去芦　人参去芦　厚朴姜制　独活去芦　橘皮去白，各一两　熟地黄　芍药　枳实去瓤、麸炒　麻黄去节，各二两　桂心三两

上㕮咀，每服八钱。水一大盏半，姜七片，枣三枚，煎一大盏，去滓，空心温服。日三夜一。

九

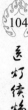

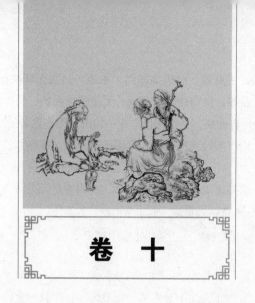

卷 十

痿病脉证第六十七

痿病肺虚，脉多微缓。或涩或紧，或细或濡。

痿者，委也。足痿不用，有委靡不振之义，故字从委。其证五脏俱能成，而此独归于肺者，本《素问》也。《素问·痿论》岐伯曰：肺热[①]焦，则皮毛虚弱急薄，着而生痿。又曰：肺者脏之长也，为心之盖也。有所失忘，所求不得，则发肺鸣。鸣则肺热叶焦。五脏因肺热叶焦，发为痿躄。观岐伯所言，则知五脏之痿，必自肺始。内则先叶焦，而外则先皮毛虚弱急薄也。盖肺居心上，为最高。外合皮毛，为最表。故云脏之长，心之盖，主一身之气而司呼吸，朝百脉而行荣卫。故《素问·平人气象论》曰：脏真高于肺，以行荣卫阴阳也。其令收降，其化清肃。设有失忘，求谋不得，则肺气郁。郁则收者愈收，气遏为火而热生焉。热则清肃之化不行，炎蒸之邪自迫。斯时也，气不宁静，则喘鸣；脏不濡润，则焦萎，然不独一肺止也。蒸熏荣卫，耗竭脏阴，嗣是五脏之合，如筋、脉、肉、骨之属，亦皆不得其荣润，而诸痿之证作矣。故岐伯又曰：心气热，则下脉厥而上。上则下脉虚，虚则生脉痿，枢折挈，胫纵而不任地也。宜丹溪虎潜丸、补阴丸之类。肝气热，则胆泄口苦，筋膜干。筋膜干，则筋急而挛，发为筋痿。宜四物汤、《三因》加减四斤丸之类。脾气热，则胃干而渴，肌肉不仁，发为肉痿。宜东垣神效黄芪汤、钱氏泻黄散之类。肾气热，则腰脊不举，骨枯而髓减，发为骨痿。宜丹溪虎潜丸、三因加减四斤丸之类。此皆言肺热叶焦，皮毛急薄，热留着不去，灾及四脏而发为诸痿也。若四脏不虚，无隙可乘，则热

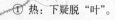

① 热：下疑脱"叶"。

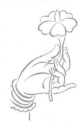

亦不能遽袭。故下文岐伯复曰：悲哀太甚则胞络绝。胞络绝，则阳气内动，发则心下崩，数溲血也。故本论曰：大经空虚，发为肌痹，传为脉痿。宜仲景炙甘草汤、黑地黄丸之类。此言悲哀太甚，致心系急而胞络绝。《素问·评热论》曰：胞脉者，属心而络于胞中。绝则不能上交于心，亢阳内迫。内迫则血溢下崩，随溲而出。崩则大经空虚，无以荣灌脉络，故先为肌痹，而渐传为脉痿也。又曰：思想无穷，所愿不得，意淫于外，入房太甚，宗筋弛纵，发为筋痿，及为白淫。故《下经》曰：筋痿者，生于肝，使内也。宜知柏八味丸、四物汤、加味逍遥散之类。此言外想邪淫而不遂，及甚于入房。一则肝火抑郁，一则阴精耗亡，皆前阴所关。前阴者，宗筋也。宗筋无阴以养，而反为火迫，故弛纵痿弱，及淫念动而白物随下。故筋痿者，生于肝使内也。又曰：有渐于湿，以水为事，若有所留，居处相湿，肌肉濡渍，痹而不仁，发为肉痿。故《下经》曰：肉痿者，得于湿地也。宜胃苓汤、仲景防己黄芪汤、东垣参术汤之类。此言从事于水湿之处，居处皆湿，渐受其邪，留着而濡渍肌肉之间。久则肌肉不仁，发为肉痿。故肉痿者，得之湿地也。又曰：有所远行劳倦，逢大热而渴。渴则阳气内伐，内伐则热舍于肾。肾者水脏也，今水不胜火，则骨枯而髓虚，故足不任身，发为骨痿。故《下经》曰：骨痿者，生于大热也。宜知柏八味丸、六味丸、补阴丸之类。此言远行劳倦，逢热而渴。渴则内热殊甚。内热甚，则乘其虚者而迫之。

远行劳倦，则肾气适虚。《素问·经脉别论》云：持重远行，汗出于肾，肾虚明矣。肾虚，则受其热而不能胜，渐至髓减骨枯，以致足不任身，发为骨痿。故骨痿者，生于大热也。又曰：阳明者，五脏六腑之海，主润宗筋，宗筋主束骨而利机关也。冲脉者，经脉之海也，主渗灌溪谷，与阳明合于宗筋。阴阳总宗筋之会，会于气街，而阳明为之长，皆属于带脉而络于督脉。腰脊不举，似兼督脉证。故阳明虚则宗筋纵，带脉不引，前白淫似带脉不引证。故足痿不用也。又曰："各补其荥而通其俞，调其虚实，和其逆顺"。筋、脉、骨、肉，各以其时月受，则病已矣。前岐伯论痿之感受传变，可谓尽矣，而终复归之阳明者，何哉？盖阳明为水谷之海，冲为血海。此不言水谷而言五脏六腑之海，不言血而言经脉之海，见脏腑经脉，无非二者为之源。一润宗筋为阳，一灌溪谷为阴。总宗筋而会于气街，推阳明为之长者。气街乃阳明正脉，亦有尊水谷之义。督脉直行，带脉横围，阳明冲脉，皆属带而络督。阳明虚，则不能荣养宗筋，而带脉亦无力收引，故足痿不用也。是知束骨利机关者，必藉乎宗筋，而宗筋又藉阳明之荣润，故治痿者独取阳明也。然必兼视各脏之荥俞，宜补宜通；受病之时月，或衰或盛，而后逆顺可和，虚实可调，病良已矣。此岐伯答帝治痿之针法也。其脉多微缓，或涩或紧，或细或濡者，以微应皮毛，缓应肌肉，涩应血脉，紧应筋膜，细濡应骨髓耳。

附　方

虎潜丸见第五十一

补阴丸

黄柏　知母俱盐酒拌炒　熟地黄　败龟版酥炙，各四两　白芍药煨　陈皮　牛膝酒浸，各二两　虎胫骨酥炙　锁阳酒浸、酥炙　当归酒洗，各一两半

上为末，酒煮羯羊肉为丸，盐汤下。冬月加干姜五钱半。

四物汤见第二十一

《三因》加减四斤丸　治肾、肝虚，热淫于内，致筋骨痿弱，不自胜持，起居须人，足不任地，惊恐战掉，潮热时作，饮食无味，不生力气，诸虚不足。

肉苁蓉酒浸　牛膝酒浸　天麻　木瓜干　鹿茸燎去毛，切，酥炙　五味子酒浸　熟地黄　菟丝子酒浸，另研，各等分

上为细末，炼蜜丸如桐子大。每服五十丸，空心温酒、米饮任下。一方不用五味子，有杜仲。

东垣神效黄芪汤

黄芪二钱　人参去芦　白芍药　炙甘草各一钱　蔓荆子锉二分　陈皮去白，五分

水一盏八分，煎一盏，去滓，临卧稍热服。如小便淋涩，加泽泻五分。如有大便热证，加黄柏，酒炒四次，三分。麻木不仁，虽有热，不用黄柏，再加黄芪一钱。如眼缩小，去芍药。忌酒、醋、湿面、大料物、葱、韭、蒜及淡渗、生冷、硬物。麻木重甚者，加芍药木通各一钱。

钱氏泻黄散见第四十九

仲景炙甘草汤见第三十三

黑地黄丸见第五十一

知柏八味丸见第五十四

加味逍遥散见第五十一

胃苓汤见第十七

仲景防己黄芪汤

防己一两　甘草半两，炒　白术七钱半　黄芪去芦，一两一分

上锉。每抄五钱匕，生姜四片，大枣一枚，水盏半，煎八分，去滓温服。良久再服。喘者，加麻黄半两。胃中不和，加芍药三分。气上冲者，加桂枝三分。下有陈寒者，加细辛三分。服后当如虫行皮中，从腰下如冰，后坐被上。又以一被绕腰以下，温令微汗瘥。

东垣参术汤　治气虚颤掉。

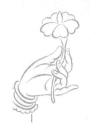

人参　白术　黄芪各二钱　白茯苓　炙甘草　陈皮各一钱

水二钟，煎八分，食前服。甚者加附子童便制一钱。

六味丸见第十六

痹病脉证第六十八

風寒濕氣，合而為痹。浮澀而緊，三脉乃備。

痹之一证，无如《素问·痹论》之精且详矣。其言邪客之多少，传变之浅深，证状之虚实，腑脏之死生，荣卫形体之异，寒热阴阳之分，皆辞义显明，不可增损一字，兹录全文于下。黄帝问曰：痹之安生？岐伯对曰：风、寒、湿三气杂至，合而为痹也。其风气胜者为行痹，寒气胜者为痛痹，湿气胜者为着痹也。帝曰：其有五者，何也？岐伯曰：以冬遇此者为骨痹，以春遇此者为筋痹，以夏遇此者为脉痹，以至阴遇此者为肌痹，以秋遇此者为皮痹。帝曰：内舍五脏六腑，何气使然？岐伯曰：五脏皆有合。病久而不去者，内舍于其合也。故骨痹不已，复感于邪，内合于肾。筋痹不已，复感于邪，内舍于肝。脉痹不已，复感于邪，内舍于心。肌痹不已，复感于邪，内舍于脾。皮痹不已，复感于邪，内舍于肺。所谓痹者，各以其时，重感于风、寒、湿之气也。凡痹之客五脏者：肺痹者，烦满、喘而呕。宜当归汤、紫苏子汤之类。心痹者，脉不通，烦满则腹下鼓，暴上气而喘，嗌干善噫，厥气上则恐。宜茯神汤之类。肝痹者，夜卧则惊，多饮，数小便，上为引如怀。宜草薢丸、奇效人参散之类。肾痹者，善胀，尻以代踵，脊以代头。宜加味五痹汤、奇效人参散之类。脾痹者，四肢懈堕，发咳呕汁，上为大塞。宜温中法曲丸、黄芪丸之类。肠痹者，数饮而出不得，中气喘争，时发飧泄。宜茯苓川芎汤之类。胞痹者，少腹膀胱，按之内痛。若沃以汤，涩于小便，上为清涕。宜肾沥汤之类。阴气者，静则神藏，躁则消亡。饮食自倍，肠胃乃伤。淫气喘息，痹聚于肺。淫气忧思，痹聚于心。淫气遗溺，痹聚于肾。淫气乏竭，痹聚于肝。淫气肌绝，痹聚在脾。诸痹不已，亦益内也。其风气胜者，其人易已也。帝曰：痹其时有死者，或疼久者，或易已者，其故何也？岐伯曰：其入脏者死。其留连筋骨间者疼久，其留皮肤间者易已。帝曰：其客于六腑者何也？岐伯曰：此亦其食饮居处为其病本也。六腑亦各有俞，风、寒、湿气中其俞，而食饮应之，循俞而入，各舍其腑也。帝曰：以针治之，奈何？岐伯曰：五脏有俞，六腑有合。循脉之分，各有所发。各随其过，则病瘳也。帝曰：荣卫之气，亦令人痹乎？岐伯曰：荣者，水谷之精气也。和调于五脏，洒陈于六腑，乃能入于脉也。故循脉上下，贯五脏，络六腑也。卫者，水谷之悍气也。其气慓疾滑利，不能入于脉也。故循皮肤之中，分肉之间，熏于肓膜，散于胸腹。逆其气则病，从其气则愈。不与风、寒、湿气合，故不为痹。帝曰：善。痹或病，或不痛，或不仁，或寒，或热，或燥，或湿，其故何也？岐伯曰：痛者，寒气多也。有寒，故痛也。其不痛不仁者，病久入深，荣卫之行涩，经络时疏，故不通。皮肤不营，故为不仁。其寒者，阳气少，阴气多，与病相益，故寒也。其热者，阳气多，阴气少，病气胜，阳遭《甲乙经》作乘。阴，故为痹热。其多汗而濡者，此其逢湿甚也。阳气少，阴气盛，两气相感，故汗出而濡也。帝曰：夫痹之为病，不痛何也？岐伯曰：痹在于骨，则重。在于脉，则并凝而不流。在于筋，则屈不伸。在于肉，则不仁。在于皮，则寒。故具此五者，则不通也。凡痹之类，逢寒则虫，《甲乙经》作急。逢热则纵。帝曰：善。其脉浮涩而紧者，浮为风，涩为湿，紧为寒。乃一脉中见此三种，始为三邪杂合。若杂合中，邪有偏胜，则又当审脉之浮多、涩多、紧多，以别之也。主方十一首，固与本论腑脏证对，殊不知三邪之变见于形体者，不可胜纪。论中虽分行、痛、着三种，而三种之证未经列出。如痛痿走注、麻木不仁、拳挛重着等证，似与前方漠不相关。若概治之，恐迁缓无裨。故又选对证名方于后，以便采用焉。行痹宜仙灵脾散、《三因》控涎丹。痛痹宜乌药顺气散、丹溪二妙散。着痹宜东垣神效黄芪汤、温经除湿汤、史国公浸酒之类。

附　方

当归汤

当归酒洗二钱　赤芍药煨一钱半　独活　防风　赤茯苓　黄芩　秦艽各一钱　杏仁去皮尖，八分　甘草六分　桂心三分

水二钟，姜三片，煎八分，不拘时，温服。

紫苏子汤　治肺痹，心胸满塞，上气不下。

紫苏子炒，八两　半夏汤洗，五两　陈皮去白　桂心各三两　人参　白术　甘草炙，各二两

上㕮咀。每服四钱。水一盏，生姜五片，枣一枚，煎七分，去滓，不拘时，温服。

茯神汤　治心痹，神思昏塞，四肢不利，胸中烦闷，时复恐悸。

茯神去木　羌活去芦　麻黄去根节　麦门冬去心、焙　龙齿各一两　远志去心　犀角屑　薏苡仁　人参去芦　蔓荆子　防风各七钱五分　赤芍药　甘草炙，各五钱

上㕮咀。每服三钱。水一钟，姜五片，煎七分，去滓。不拘时，温服。

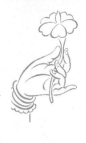

草薢丸　治肝痹，缓筋脉，去邪毒，调荣卫。

草薢　羌活去芦　天麻酒浸一宿，切，焙，各一两　附子炮，去皮脐，半两　乳香　没药另研，各二钱半

上为细末，入乳香、没药同研匀，炼蜜丸弹子大。每服一丸，空心温酒化下。日再服。

奇效人参散　治肝痹，气逆，胸胁引痛，眠卧多惊，筋脉挛急。此药镇肝去邪。

人参二两　杜仲去粗皮，炒　黄芪蜜炙　酸枣仁微炒　茯神去木，各一两　五味子　细辛去苗　熟地黄　秦艽去苗土　羌活去芦　丹砂细研　芎藭各半两

上为细末。入丹砂，再研令匀。每服一钱，不拘时，温酒调下。日三服。

加味五痹汤　治五脏痹证。

人参　茯苓　当归酒洗　白芍药煨　川芎各一钱，肝、心、肾痹倍之　五味子十五粒　白术一钱，脾痹倍之　细辛七分　甘草五分

水二钟，煎八分，食远服。肝痹加酸枣仁、柴胡。心痹加远志、茯神、麦门冬。脾痹加厚朴、枳实、砂仁、神曲。肺痹加半夏、紫菀、杏仁、麻黄。肾痹加独活、官桂、杜仲、牛膝、黄芪、草薢。

温中法曲丸　治脾痹，发咳呕汁。

法曲炒　枳实麸炒　白茯苓　吴茱萸汤浸，焙炒　桂心　厚朴去皮，姜汁炒当归切，焙　甘草炙，各三两　麦微炒五合　细辛去苗　干姜炮　麦门冬去心焙　附子炮、去皮脐　桔梗炒　人参各一两

上为细末，炼蜜丸桐子大。每服七十丸，食前热水下。日三服。

黄芪丸　治脾痹，肌肉消瘦，心腹胀满，水谷不化，食即欲呕，饮食无味，四肢怠惰，或时自利。

黄芪锉　石斛去根　附子炮、去皮脐　肉苁蓉酒浸，切，焙　益智去皮　白术　人参各一两　厚朴去皮、姜汁炒　桂心各一两半　五味子　当归　白豆蔻去壳　枳实麸炒　沉香锉　良姜各七钱五分　诃黎勒煨、去核，二两　吴茱萸汤洗　丁香各半两

为细末。煮枣肉和捣五百杵，丸如梧子大。每服三十丸，食前温酒送下。

茯苓川芎汤

赤茯苓一钱半　桑白皮　防风　苍术米泔浸一宿、炒　麻黄　芍药煨　当归酒洗，各一钱　官桂五分　川芎一钱二分　甘草四分

水二钟，枣二枚，煎八分，食前温服。

肾沥汤

麦门冬去心　五加皮　犀角各一钱半　杜仲姜汁炒、去丝　桔梗　赤芍药煨　木

通各一钱　桑螵蛸一个

水二钟，入羊肾少许，煎八分，食前服。

仙灵脾散　治风走注，往来不定。

仙灵脾　威灵仙　芎藭　苍耳子炒　桂心各一两

上为细末，每服一钱，温酒调，不拘时。

《三因》控涎丹见第二十二

乌药顺气散见第六十五

丹溪二妙散　治筋骨疼痛因湿热者。如有气，加气药。如血虚，加补血药。如痛甚，加姜汁，热辣服之。

黄柏炒　苍术炒制，去皮

上为末，生姜研，入汤煎沸调服。此二物皆有雄壮之气，如表实、气实者，少酒佐之。

东垣神效黄芪汤见第六十七

东垣温经除湿汤　治肢节沉重，疼痛无力之圣药。

羌活七分　独活　黄柏　麻黄去节　当归各三分　柴胡　黄芪　黄连　木香　草豆蔻　神曲各二分　人参　甘草炙　泽泻　猪苓　白术各一钱　陈皮　苍术各二钱　白芍药三钱　升麻五分

上作二服。用水二大盏，煎一盏，去滓，食远稍热服。

史国公浸酒方　专治左瘫右痪，四肢顽麻，骨节疼，诸般寒湿风气。

当归　虎胫骨酒浸一日，焙干酥炙　羌活　鳖甲炙　萆薢　防风去芦叉　秦艽　川牛膝　松节　晚蚕沙各二两　枸杞子五两　干茄根八两，饭上蒸熟

用无灰酒一斗，绢袋盛药入酒内，封十日。取饮时，不可面向坛口，恐药气冲人头面。饮酒不可间断。饮尽，药滓晒干为末，米糊丸梧子大，空心酒下五十丸。忌食发风动气之物。

五疸脉证第六十九

五疸实热，脉必洪数。涩微属虚，最忌发渴。

疸者，黄胆也，谓湿疸、谷疸、女劳疸、酒疸及黄汗也。名虽分五，实脾胃为之总司，湿热为之原始。夫脾胃属土，合肌肉而主四肢。其化湿，其性滞着，其色黄，其脉迟缓。所畏者风木，而复喜风之燥。能制者寒水，而反恶水之湿。人之病也，若内无脾胃之郁，外无风湿之搏，虽有外邪，气机自利，热不化湿，疸又何自而成乎？故《金匮要略》论湿疸曰：寸口脉浮而缓，浮则为

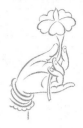

风，缓则为痹。痹非中风，四肢苦烦，脾色必黄，瘀热以行。盖言风之独行者，乃名中风。中风则腠理空疏，皮毛开泄，汗出热越，不能发黄。今则脉浮而缓，浮固为风，缓为土湿。湿则痹着，非若风之疏利，必郁瘀成热。脾土所主之四肢，亦苦烦闷，而黄色则蒸行于表也。其论谷疸，则曰：趺阳脉紧而数，数则为热，热则消谷。紧则为寒，食即为满，尺脉浮，为伤肾。趺阳脉紧，为伤脾。风寒相搏，食谷即眩。谷气不消，胃中苦浊。浊气下流，小便不通。阴被其寒，热流膀胱，身体尽黄，名曰谷疸。夫人饮食入胃，胃主消纳，脾主运输。脾胃温和，两称其职。今胃热而过于强，则徒能消纳。脾寒而失之弱，则不能运输。既寒且弱，肝木得以乘之。木者，风也。风与寒搏，脾愈不运。更加以食，气愈不消。搏于寒，则中为满。搏于风，则上为眩。气既不消，胃中自浊。浊则不能清升，而反下流。下流则脾之紧寒乘肾，胃之数热乘膀胱。《尚书·洪范》曰：土爰稼穑。稼穑作甘。夫万物藉土以生，人赖稼穑以养。稼穑者，谷也。谷气下流，而必归之肾与膀胱者，亦土乘水义。《难经·三十七难》曰：脾气通于口，口和则知谷味矣。脾主五味，食味之归于脾者不可胜数，而独言一谷味者，正稼穑作甘之义也。膀胱者，州都之官，主藏津液。肾者水脏，主通二阴。热流膀胱，而小便又复不利。水与热郁，未有不蒸禽而成黄者。以膀胱太阳主表，故黄遍于周身也。或兼寒热不食，食即头眩，心胸不安，久久发黄为谷疸。宜茵陈汤加减主之。其论女劳疸，则曰额上黑，微汗出，手足中热，薄暮即发，膀胱急，小便自利，名曰女劳疸。腹如水状，不治。此言女劳而成疸，则黄不言可知矣。细察仲景文义，是亦谷气郁蒸之变证也。盖人过劳于房室则伤精，精伤则肾虚，肾虚则真水不足，真水不足则相火炽炎。于是胃中浊热之气，不流于膀胱而竟归之肾。一以乘不足之水虚，一以就同类之火炽。火炽则君火亦因而动。况子午同气，心肾交通，故不惟肾经之足心热，而心经之掌心亦热也。薄暮气降而属阴，乘其已虚之阴，助其下流之势，无如此际，故薄暮病即发也。膀胱虽虚急，而热不内蓄，故小便自利也。若湿热相火郁甚，久而不愈，则脾气积而不运，肾气散而不藏，致腹胀如有水状者，是脾肾两败，故不治也。《金匮》又云：黄家日晡所发热，而反恶寒，此为女劳得之。膀胱急，少腹满，身尽黄，额上黑，足下热，因作黑疸。其腹胀如水状，大便必黑，时溏。此女劳之病，非水也。腹满者难治，宜硝矾散主之。其论酒疸，则曰：心中懊憹而热，不能食，时欲吐，名曰酒疸。酒疸者，过饮而病黄，亦谷气郁蒸之变证也。《灵枢·论勇》篇云：酒者，水谷之精，熟谷之液也。熟则已经酝酿，拔其精微，蜕其糟粕，纯阳气胜之物。其性悍，多升而少降。今人饮少酒即头面先红，此多升少降之明验也。非上所云谷气，未经腐熟酝酿者比。故湿热不流于下，但积于中焦，郁胃熏心，令人外发黄而内烦懊，不能食而时欲吐也。又云：酒疸诸证，小便不利，心中热，足下热，又或无热，谵语，小腹满，欲吐，鼻燥。其脉浮者，先吐之。沉弦者，先下之。心中热，欲呕者，吐之愈。酒疸下之，久久为黑疸，目青面黑，心中如啖蒜齑状，大便正黑，皮肤抓之不仁，其脉浮弱，虽黑微黄，故知之。酒疸心中懊侬，或热者，栀子大黄汤主之。黄汗一证，仲景《金匮要略》收入水气病中，其主治与治疸亦自悬绝。后人以其汗黄，遂列为五疸之一，实非疸也。今本文既云五疸，则黄汗在其中，似不可移去，姑从之，而论治仍从《要略》。在圆机者，自为识别可也。《要略》曰：黄汗之为病，身体重，发热汗出而渴，状如风水，汗沾衣，色正黄如柏汗，脉自沉，从何得之？师曰：以汗出入水中浴，水从汗孔入得之，宜黄芪芍桂酒汤主之，此黄汗之病因也。盖人作劳汗出，阳气动张，阴液妄泄。此时玄府未闭，荣卫两虚，即浴于水。水寒之邪，未有不乘虚而入者。入则水湿内侵，浮阳外拒，郁搏于肌肉之间。肌肉者，脾土之合，故身则发热，而汗则见黄色也。原以荣卫虚而受邪，邪入则愈虚，而阳仍不固，阴液仍泄。即仲景所云阳浮者热自发，阴弱者汗自出之义。以汗液出多，故渴。以水气在表，故状如风水。水性就下，故脉沉。治以黄芪芍桂酒汤者，所以和荣固卫，托里建中，则黄从汗减，水从汗消，与治疸之发汗利小便者，固不可同日语也。又云：黄汗之病，两胫自冷。假令发热，此属历节。食已汗出，又身常暮盗汗出者，此荣气也。若汗出已，反发热者，久久其身必甲错。发热不止者，必生恶疮。若身重，汗出已辄轻者，久久必身瞤。瞤即胸中痛。又从腰以上汗出，下无汗，腰髋弛痛，如有物在皮中状，剧者不能食，身疼重，烦躁，小便不利，此为黄汗，桂枝加黄芪汤主之。此黄汗之变证也。黄汗既为阴阳两虚，阳则浮散于表，阴则脱根于下。两胫逆冷者其常也。今不冷而反发热，是热为湿郁所成，乘阴之虚，流注下焦，以及于胫。而胫以上之诸节，历遍而痛，不言可知。此黄汗之传为历节者如此。卫者，阳气也。劳则阳动，阳动则卫气张散。卒逢食谷，胃阳骤升。张散之虚阳不能羁谷气之慓悍，故与之俱出而为汗也。又暮为阳衰之时，劳动衰耗之阳，暮则愈衰。衰则不能外固，而汗因盗出矣。此黄汗之夹劳气者如此。凡热随汗而解者，理之常也。今汗已，反更发热，如是久久，则津液续亡，肌肤枯涩，身体又安得不甲错乎？甲错而热仍不止，不但浅灾肌肤，亦将祸延肉理。恶疮之生，势所必然。如流注痈毒之类，故云恶。身重者，水湿之邪也。汗出辄轻，似乎邪解，今云久久者，必轻而复重，重而复轻。亡散卫阳，耗竭津液，不知其几。而邪仍不去，则必转为身瞤，而胸中痛矣。《灵枢·本脏》篇云：卫气和，则分肉解利，皮肤调柔，腠理致密。又云：卫气者，所以温分肉，充皮肤，肥腠理，司开阖。《素问·痹论》又云：卫气循皮肤之中，分肉之间，熏于肓膜，散于胸腹。《素问·调经论》亦云：阳受气于上焦，以温皮肤分肉之间。观诸篇论，则知人身分肉腠理，皆卫

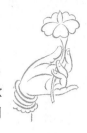

气之所充实。上焦胸腹，皆卫阳之所布输。今卫气亡散，分肉腠理不能致密，而反空虚，空虚故而瞤动。上焦胸腹不得受其熏布，亦随瞤而为虚痛也。痛必欲按。荣气既虚，卫复不固。况腰以上为阳，阳主开，故汗出。腰以下为阴，阴主阖，荣卫虚而邪复滞着，故无汗。惟其无汗，邪不松解，故如有物在皮中，而腰臗为之弛痛也。剧则三焦皆无所御，荣卫不能相将。气不将于上，则不能食。气不将于中，则生烦躁。气不将于下，则小便不利。治以桂枝加黄汤者，与上条黄芪芍桂酒汤之义亦同。但此条云食已汗出，常暮盗汗，汗已反热，汗出辄轻而不解，汗上出而下无，皆似病在汗处，故加姜、枣、甘草，盖欲助脾胃以行津液，益辛甘以别取正汗耳。诸病黄家，但利其小便。假令脉浮，宜以汗解之，宜桂枝加黄芪汤主之。治疸利小便，固一定之法。然脉浮者郁在表，又宜以汗解也。诸黄，猪膏发煎主之。黄胆病，茵陈五苓散主之。二皆通治之方。黄胆腹满，小便不利而赤，自汗出，此为表和里实，当下之，宜大黄硝石汤。汗出为表和，腹满、便实为里实。里实者宜下之。黄胆病，小便色不变，欲自利，腹满而喘，不可除热，热除必哕。哕者，小半夏汤主之。小便色不变，大便欲自利，里无热也，则喘满为虚象。若认为热而除之，必胃寒作哕矣。诸黄腹痛而呕者，宜柴胡汤。腹痛而呕，半表半里。柴胡汤即小柴胡汤也。男子黄，小便自利，当与虚劳小建中汤。黄而小便自利，知非湿郁，乃男子劳役伤脾所致。脾伤则见土色。病黄胆，发热烦喘，胸满口燥者，以病发时，火劫其汗，两热所得。然黄家所得，从湿得之。一身尽发热而黄，肚热。热在里，当下之。凡病肚热者，热在腹，不独疸也。手按则知。脉沉，渴欲饮水，小便不利者，皆发黄。沉为在里，渴为里热。热则多饮，而小便复不利，必郁为黄。腹满，舌痿黄燥，不得睡，属黄家。胃土郁则水液不分布，故腹满、舌燥。《经》云：胃不和则睡不安，皆黄家之先驱也。黄胆之病，当以十八日为期。治之十日以上瘥，反剧为难治。土旺于四时各十八日，湿土之病期亦应之。十日以上则旺气渐衰，邪宜渐退。反剧者则正不胜邪，故云难治。疸而渴者，其疸难治。疸而不渴者，其疸可治。发于阴部，其人必呕。发于阳部，其人振寒而发热也。湿土郁而成疸，内关脾胃。发于脾阴则呕，发于胃阳则振寒发热，皆二经是动之病。正文云：五疸实热，以疸皆湿与热郁。外不得通，内不得泄，禽蒸成黄。虚松而有通泄处，则不能成黄，故曰实热，若是则脉自应洪数。涩微者，自应为虚黄也。渴为里热，黄为表蒸。表里热亢，阴何以堪？又疸既湿郁，汗溺不通，可复加之饮乎？渴则多饮，故最忌也。丹溪云：黄胆不必分五。总是湿热不分。则何以处治，是失之太简。巢氏广为九疸，亦先之太繁。惟《金匮》论证处方，言言中的。学人宗之，自无过不及之偏也。

附 方

《金匮》**茵陈汤** 治寒热不食，食即头眩，心胸不安，久久发黄，名为谷疸。

茵陈蒿六两　栀子十四枚　大黄二两

上以水一斗，先煮茵陈减六升。内二味，煮三升。去滓，分温三服。小便当利，尿如皂角汁状，色正赤。一宿腹减，黄从小便去也。

《金匮》**硝石矾石散** 治女劳疸。身黄额黑，日晡发热恶寒，膀胱急，小腹满，足下热，因作黑疸。其腹满如水状，大便必黑，时溏，此女劳之病，非水也。

硝石　矾石各烧，等分

上为散，以大麦粥汁和服二钱，日三。重衣覆取汗，随大小便去。小便黄，大便黑，是其候也。

《金匮》**栀子大黄汤** 治酒疸，心中懊，或热痛。

山栀子十四枚　大黄一两　枳实五枚　豆豉一升

上四味，以水六升，煮二升，分温三服。

《金匮》**黄芪芍桂酒汤**

黄芪五两　白芍药　桂枝各三两

上以苦酒一升，水七升相和，煮三升，温服一升。当心烦，服至六七日乃解，若心烦不止者，以苦酒阻故也。

《金匮》**桂枝加黄芪汤** 治黄胆脉浮而腹中和者，宜汗之。若腹满，欲呕吐，懊恼而不和者，宜吐之，不宜此方。

桂枝　白芍药　生姜各三两　黄芪　甘草各二两　大枣十二枚

上以水八升，煮三升，温服一升。须臾，饮热稀粥一升余，以助药力，取微汗。若不汗，更服。

《金匮》**猪膏发煎**

猪膏半斤　乱发如鸡子大，二枚

上二味和膏中，煎发消药成，分再服。病从小便出。

《金匮》**茵陈五苓散**

茵陈蒿末十分　五苓散五分

上二味和，先食饮方寸匕。日三服。

《金匮》**大黄硝石汤**

大黄　黄柏　硝石各四两，一作滑石　栀子十五枚

上以水六升，煮二升，去滓，内硝石，更煮取一升。顿服。

《金匮》**小半夏汤**

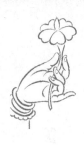

半夏一升　生姜半斤

上以水七升，煮一升半，分温服。

小柴胡汤见第四十三

小建中汤见第二十二

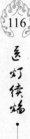

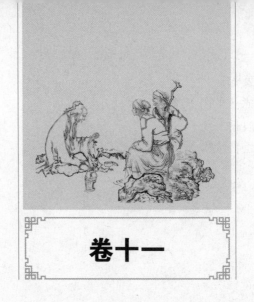

卷十一

水病脉证第七十

脉得诸沉，责其有水。浮气与风，沉石或里。沉数为阳，沉迟为阴。浮大出厄，虚小可惊。

据正文，水气有四：曰气水、曰风水、曰石水、曰里水。《金匮要略》多皮水、正水、黄汗，无气水、里水。而气水、里水，又各突见一条于后，岂以皮水即气水，与风水之脉皆浮者，皆为表水，而以正水、石水、黄汗之脉皆沉者，皆为里水者乎？其脉虽诸种不一，而沉则在在皆兼，即气水、风水之在表而脉应浮者，亦必有沉沉欲下之势。盖沉下者，水之性也，以状言；浮则以位言耳。若沉而数，乃为阳水，证必兼阳而热多。沉而迟，乃为阴水，证必兼阴而寒多。水脉浮大，水气涣散，灾厄将出之象。水脉虚小，则正衰邪存，诚可惊也。《金匮要略》曰：风水，其脉自浮，外证骨节疼痛，恶风。又云：脉浮而洪，浮则为风，洪则为气。风气相搏，风强则为瘾疹，身体为痒。痒为泄风，久为痂癞。气强则为水，难以俯仰。风气相击，身体洪肿，汗出乃愈。恶风则虚，此为风水。不恶风者，小便通利，上焦有寒，其口多涎，此为黄汗。又云：寸口脉沉滑者，中有水气，面目肿大，有热，名曰风水。视人之目窠上微肿，如蚕新卧起状，其颈脉动，时时咳，按其手足上陷而不起者，风水。又云：太阳病，脉浮而紧，法当骨节疼痛。反不疼，身体反重而痠。其人不渴，汗出即愈，此为风水。恶寒者，此为极虚发汗得之。渴而不恶寒者，此为皮水。身肿而冷，状如周痹，胸中窒，不能食，反聚痛，暮躁不得眠，此为黄汗。痛在骨节，咳而喘，不渴者，此为脾胀。其状如厥，发汗即愈。然诸病此者，渴而下利，小便数者，皆不可发汗。又云：风水脉浮身重，汗出恶风者，防己黄芪汤主之。腹痛加芍药。又云：风水恶风，一身悉肿，脉浮不渴，续自汗出，无大热，越婢汤主之。皮水，其脉亦浮，外证胕肿，按之没指，不恶风，其腹如鼓，不渴，当发其汗。又云：皮水为病，四肢肿，水气在皮肤中，四肢聂聂动者，防己茯苓汤主之。又云：厥而皮水者，蒲灰散主之。正水，其脉沉迟，外证自喘。石水，其脉自沉，外证腹满不喘。黄汗，其脉沉迟，身发热，胸满，四肢、头面肿久不愈，必致痈脓。里水者，一身面目黄肿，其脉沉，小便不利，故令病水。假如小便自利，此亡津液，故令渴也。越婢加术汤主之，甘草麻黄汤亦主之。又云：心水者，其身重而少气，不得卧，烦而躁，其人阴肿。宜防己茯苓汤、当归散之类。肝水者，其腹大，不能自转侧，胁下腹痛，时时津液微生，小便续通。宜分气补心汤、当归散之类。肺水者，其身肿，小便难，时时鸭溏。宜分气香苏饮，导水茯苓汤之类。脾水者，其腹大，四肢苦重，津液不生，但苦少气，小便难。宜胃苓汤、调胃白术泽泻散之类。肾水者，其腹大，脐肿腰痛，不得溺，阴下湿，如牛鼻上汗，其足逆冷，面反瘦。宜《金匮》肾气丸、《济生》肾气丸之类。又云：寸口脉沉而迟。沉则为水，迟则为寒。寒水相搏，跌阳脉伏，水谷不化。脾气衰则鹜溏，胃气衰则身肿。少阳脉卑，少阴脉细。男子则小便不利，妇人则经水不通。经为血，血不利则为水，名曰血分。宜调荣散、四制香附丸之类。又云：寸口脉迟而涩，迟则为寒，涩为血不足。跌阳脉微而迟，微则为气，迟则为寒。寒气不足，则手足逆冷。手足逆冷，则荣卫不利。荣卫不利，则腹满胁鸣相逐，气转膀胱，荣卫俱劳。阳气不通即身冷，阴气不通即骨疼。阳前通则恶寒，阴气通则痹不仁。阴阳相得，其气乃行。大气一转，其气乃散。实则失气，虚则遗尿，名曰气分。宜防己茯苓汤、实脾饮、复元丹之类。又云：气分，心下坚大如盘，边如旋杯，水饮所作，桂枝去芍药，加麻辛附子汤主之。又云：心下坚，大如盘，边如旋盘，水饮所作，枳术汤主之。旋，圆也。杯高于盘，盘大于杯。此杯、盘之异，总皆水饮聚结。又云：水之为病，其脉沉小，属少阴。浮者为风，无水。虚胀者为气水，发其汗即已。脉沉者，宜麻黄附子汤。浮者，宜杏子汤。又云：病者苦水，面目、四肢、身体皆肿，小便不利。脉之不言水，反言胸中痛，气上冲咽，状如炙脔，当微咳喘。审如师言，其脉何类？师曰：寸口脉沉而紧，沉为水，紧为寒。沉紧相搏，结在关元。始时尚微，年盛不觉。阳衰之后，荣卫相干。阳损阴盛，结寒微动。肾气上冲，喉咽塞噎，胁下急痛。医以为留饮而大下之。气击不去，其病不除。后重吐之，胃家虚烦，咽燥欲饮水，小便不利，水谷不化，面目手足浮肿。又与葶苈丸下水。当时如小瘥，食饮过度，肿复如前。胸胁苦满，象如奔豚。其水洋溢，则浮咳喘逆，当先攻击冲气令止，乃治咳。咳止，其喘自瘥。先治新病，病当在后。总宜《金匮》肾气丸。又云：跌阳脉当伏，今反紧。本自有寒疝瘕。腹中痛，医反下之，下之即胸满短气。又云：趺阳脉当伏，今反数。本自有热消谷，小便数，今反不利，此欲作水。又云：寸口脉浮而迟，浮脉则热，迟脉则潜。热潜相搏，名曰沉。趺阳脉浮而数，浮脉即热，数脉即止。热止相搏，名曰伏。沉伏相搏，名曰水。沉则络脉虚，伏则小便难。虚难相搏，水走皮肤，即为水矣。又云：寸口脉弦而紧，弦则卫气不行，紧即恶寒，水不沾流，走于肠间。又云：少阴脉紧而沉，紧则为痛，沉则为水，小便即难。脉得诸沉，当责有水，身体肿重。水病脉出者死。脉出者，脉出肾少阴之部。水源泛滥而散，欲其归源，不可得矣。又云：夫水病患，目下有卧蚕，面目鲜泽，脉伏。其人消渴，病水腹大，小便不利。其脉沉绝者，有水，可下之。又云：病下利后，渴，饮水，小便不利，腹满因肿者何也？答曰：此法当病水。若小便自利，及汗出者，自当愈。又云：诸有水者，腰以下肿，当利小便。腰以上肿，当发汗，乃愈。以上《金匮要略》论水病之寒热虚实，表里阴阳，脏腑气血。虽有多种，然约而言之，总不外肾、脾、肺三脏为之原始也。盖肾居下焦，属水，统摄阴液，为水之宗本。右为相火，火以济寒，故水得以宣扬也。脾居中焦，属土，合肌肉，为水之堤防，主化谷生津，津生不穷，故水得以灌溉也。肺居上焦，属金，主气，为水之化源，行荣卫而出治节，故水得以通调也。人或房室劳倦，忧思恐惧，饮食起居，各以类伤其脏而脏气虚。虚则各失其职，而水液之常道紊矣。在肾则不能统摄宣扬而停蓄，在脾则不能堤防灌溉而滥行，在肺则不能生化通调而壅闭。况脾与胃合，胃又倚肾为关。关门不利则水聚，利则必由于气化，是肺又为肾关之所倚也。故《素问·水热穴论》曰：其本在肾，其末在肺，皆聚水也。上仲景治水方法，皆以脉证为本，而后量其轻重虚实，治之百无一失。世俗浅医，欲求急效，动以破气去水为正治。不知暂宽一二，肿满续至。坐视其死者比比，可胜悼哉。后学当不厌其繁，而一惟以《灵》《素》《金匮》为准，斯得之矣。《准绳》云肿病不一，或遍身肿，或四肢肿、面肿、脚肿、皆谓之水气。然有阳水，有阴水。并可先用五皮饮，或除湿汤加木瓜，腹皮各半钱。如未效，继以四磨饮。遍身肿，烦渴，小便赤涩，大便多闭，此属阳水。轻宜四磨饮，添磨生枳壳，兼进保和丸。重则疏凿饮子利之，以通为度。亦有虽烦渴而大便已利者。此不可更利，宜用五苓散，加木通、大腹皮半钱以通小便。遍身肿，不烦渴，大便自调，或溏泄，小便虽少而不赤涩，此属阴水，宜实脾饮。小便多少如常，有时赤，有时不赤。至晚则微赤，却无涩滞者，亦属阴也，不可遽补。木香流气饮，继进复元丹。若大便不溏，气息胀满，宜四磨饮下黑锡丹。四肢肿，谓之肢肿，宜五皮饮加姜黄、木瓜各一钱，或四磨饮，或用白术三两，㕮咀。每服半两，水一盏半，大枣三枚拍破，同煎至九分，去滓温服，日三无时。名大枣汤。面独肿，苏子降气汤，兼气急者尤宜。或煎熟去滓后，更磨沉香一呷。有

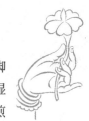

一身之间，惟面与双脚浮肿，早则面甚，晚则脚甚。《经》云：面肿为风，脚肿为水，乃风湿所致。须问其大小肠通闭，别其阴阳二证，前后用药。惟除湿汤，加木瓜、腹皮、白芷各半钱，可通用。或以苏子降气汤、除湿汤各半帖煎之。罗谦甫导滞通经汤，治面目、手足浮肿。感湿而肿者，其身虽肿，而腰下至脚尤肿。腿胀满尤甚于身。气或急，或不急。大便或溏，或不溏。但宜通利小便为佳。煎五苓散，吞木瓜丸。内犯牵牛，亦不可轻服。间进除湿汤，加木瓜、腹皮各半钱，炒莱菔子七分半。因气而肿者，其脉沉伏。或腹胀，或喘急，宜分气香苏饮。饮食所伤而肿，或胸满，或嗳气，宜消导宽中汤。不服水土而肿者，胃苓汤，加味五皮汤。有患生疮，用干疮药太早，致遍身肿，宜消风败毒散。若大便不通，升麻和气散。若大便如常，或自利，当导其气自小便出，宜五皮饮，加生料五苓散。腹若肿，只在下，宜除湿汤，和生料五苓散，加木瓜、泽泻之类。以上数条，为有余之证。大病后浮肿，此系脾虚，宜加味六君子汤。白术三钱，人参、黄芪各一钱半，白茯苓二钱，陈皮、半夏曲、芍药、木瓜各一钱。炙甘草、大腹皮、木香各五分，姜、枣煎服。小便不利，间入五苓散。有脾肺虚弱，不能通调水道者，宜用补中益气汤补脾、肺、六味丸补肾。有心火克肺金，不能生肾水，以致小便不利而成水证者，宜人参平肺散。若肾经阴亏，虚火烁肺金而小便不生者，用六味地黄丸以补肾水，用补中益气汤以培脾土。脾、肺、肾之气交通，则水谷自然克化。二经既虚，渐成水胀。又误用行气分利之药，以致小便不利，喘急痰盛，已成蛊证。宜加减《金匮》肾气丸主之。以上数条，为不足之证。不足者，正气不足。有余者，邪气有余。凡邪之所凑，必正气虚也。故以治不足之法治有余则可，以治有余之法治不足则不可。洁古法，如水肿因气为肿者，加橘皮。因湿为肿者，煎防己黄芪汤，调五苓散。因热为肿者，八正散。如火热燥肺为肿者，乃绝水之源也，当清肺除燥，水自生矣。于栀子豉汤中加黄芩。如热在下焦，阴消使气不得化者，当益阴而阳气自化，黄柏、黄连是也。如水胀之病，当开鬼门，洁净府也，白茯苓汤主之。白茯苓汤能变水。白茯苓、泽泻各二两，郁李仁五钱。水一碗，煎至一半，生姜自然汁入药。常服无时，从少至多。服五七日后，觉腹下再肿，治以白术散。白术、泽泻各半两为末，煎服三钱。或丸亦可，煎茯苓汤下三十丸。以黄芪芍药建中汤之类调养之。平复后，忌房室、猪鱼盐面等物。香茹熬膏，丸如桐子大。每服五丸，日三。渐增，以小便利为度。冬瓜不限多少，任吃。鲤鱼一头，重一斤以上者，煮熟，取汁和冬瓜、葱白作羹食之。青头鸭或白鸭，治如食法，细切，和米并五味煮熟作粥，食之。宜空腹时进。昔人论水病，知经义者，固惟仲景一人。近世何柏斋、张景岳二论，亦庶几焉。故附录于下。柏斋曰：造化之机，水火而已，宜平不宜偏，宜交不宜分。水为湿、为寒；火为燥，为热。火性炎上，水性润下。故火宜在下，水宜在上，则易交也。交则为既济，不交则为未济。不交之极，则分离而死矣。消渴证，不交而火偏盛也。水气证，不交而水偏胜也。制其偏而使之交，则治之之法也。小火不能化大水，故必先泻其水，后补其火。开鬼门，泻在表在上之水也。洁净府，泻在里在下之水也。水势既减，然后用暖药以补元气，使水火交，则用药之次第也。又云：卢氏以水肿隶肝、肾、胃而不及脾，丹溪非之似矣。然实则皆非也。盖造化生物，天地水火而已矣。主之者天也，成之者地也。故曰干知太始，坤作成物。至于天地交合变化之用，则水火二气也。天运水火之气于地之中，则物生矣。然水火不可偏盛。太旱物不生，火偏盛也。太涝物亦不生，水偏盛也。水火和平，则物生矣，此自然之理也。人之脏腑，以脾胃为主。盖饮食皆入于胃而运以脾，犹地之土也。然脾胃能化食与否，实由于水火二气，非脾胃所能也。火盛，则脾胃燥。水盛，则脾胃湿。皆不能化物，乃生诸病。水肿之证，盖水盛而火不能化也。火衰，则不能化水，故水之入于脾胃者，皆渗入血脉骨肉。血亦化水，肉发肿胀，皆自然之理也。导去其水，使水少减；复补其火，使二气平和，则病去矣。丹溪谓脾失运化，由肝木侮脾。乃欲清心经之火，使肺金得令，以制肝木。则脾土全运化之职，水自顺道，乃不为肿。其词迂而不切，故书此辩之。景岳曰：愚按肿胀一证，观《灵枢·胀论》之义，则五脏六腑，无不有之。再考诸篇，如《素问·脉要精微论》曰：胃脉实，气有余则胀。《素问·邪气脏腑病形》篇曰：胃病者，腹䐜胀，胃脘当心而痛。《灵枢·本神》篇曰：脾气实，则腹胀，泾溲不利。《素问·阴阳应象大论》曰：浊气在上，则生䐜胀。此皆实胀也。《素问·太阴阳明论》曰：饮食起居失节，入五脏，则䐜满闭塞。《灵枢·经别》篇曰：足太阴之别公孙。虚则鼓胀。皆虚胀也。《灵枢·经脉》篇曰：胃中寒，则胀满。《素问·异法方宜论》曰：脏寒生满病。《素问·风论》曰：胃风膈塞不通，腹善胀，失衣则胀。此皆寒胀也。《素问·阴阳别论》曰：二阴一阳发病，善胀心满。《素问·诊要经终论》曰：手少阴终者，腹胀闭。足太阴终者，腹胀闭。此心脾受伤之胀也。此外如《素问·六元正纪》《素问·至真要大论》等论，有云太阴所至，为身重脚肿。及土郁之发，太阴之初气，太阴之胜复，皆湿胜之肿胀也。有曰水运之太过，有曰寒胜则浮，有曰太阳之司天，太阳之胜复，皆寒胜之肿胀也。有曰少阴之司天，少阴之胜复，少阳之司天，少阳之胜复，有曰热胜则肿，皆火胜之肿胀也。有曰厥阴之司天在泉，厥阴之复，有曰阳明之复，是皆水邪侮土，及金气反胜之肿胀也。观此，则不惟五脏六腑，即五运六气，亦无不皆有是病。然《素问·至真要大论》曰：诸湿肿满，皆属于脾。《素问·水热穴论》曰：其本在肾，其末在肺，皆聚水也。又曰：肾者胃之关也。关门不利，故聚水而从其类也。由此言之，

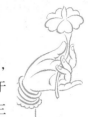

则诸经虽皆有胀，然无不关于脾、肺、肾三脏。盖脾属土，主运化。肺属金，主气。肾属水，主五液。凡五气所化之液，悉属于肾。五液所行之气，悉属于肺。转输于二脏之中，以制水生金者，悉属于脾。所以肿胀之生，无不由此三者。但证有阴阳虚实，如诸论之所云者，不可不辨。大都阳证多热，热者多实。阴证多寒，寒者多虚。先胀于内而后及于外者多实，先肿于表而后甚于里者多虚。小便黄赤，大便秘结者多实；小水清白，大便稀溏者多虚。脉滑数有力者多实，弦浮微细者多虚。形色红黄，气息粗长者多实；容颜憔悴，音声短促者多虚。凡是实证，必由六淫有余伤其外，或饮食怒气伤其内，故致气道不行，三焦壅闭。此则多在气分，无处不到，故不分部位而多通身浮肿。又或气实于中，则为单腹胀急。然阳邪急速，其至必暴，每成于旬日、数日之间，此惟少壮者多有之。但破其结气，利其壅滞，则病无不愈。此治实之道也。若是虚证，必由五志积劳，或酒色过度，伤其脾肾，日积月累，其来有渐。此等病候，多染于中年之外。其形证脉气，必有虚寒之候，显然可察。非若实证之暴至，而邪热壅结、肝气悍逆之有因也。治实者，本无所难。最难者，在治虚耳。然虚有在气者，有在水者。在气者，以脾气虚寒，不能运化，所谓气虚中满者是也。在水者，以脾虚不能制水，则寒水反侮脾土，泛滥为邪。其始也，必从阴分渐次而升，按肉如泥，肿有分界，所谓水鼓、水胀者是也。然水虽制于脾，而实主于肾。盖肾本水脏，而元阳生气所由出。若肾中阳虚，则命门火衰。既不能自制阴寒，又不能温养脾土。阴阳不得其正，则化而为邪。夫气即火也，精即水也。气之与水，本为同类，但在于化与不化耳。故阳旺，则化而精能为气；阳衰，则不化而水即为邪。凡火盛水亏则病燥，水盛火亏则病湿。故火不能化，则阴不从阳，而精气皆化为水。所以水肿之证，多属阳虚，故曰寒胀多、热胀少也。然观丹溪之治肿胀，云清浊相混，隧道壅塞而为热。热留为湿，湿热相生，遂成胀满。治宜补其脾，又须养肺金以制木，使脾无贼邪之患。滋肾水以制火，使肺得清化之令。其说重在湿热，而犹以制火为言，夫制火固可保金，独不虑其不生土乎？若以此法施于阳实而热者则可；若以治阳虚而气不化者，岂不反助阴邪而益其病哉。故予之治膜胀，审其果系实邪，则直清阳明，除之极易。凡属虚劳内损者，多从温补脾肾而愈，俱得复元。或临证之际，有虚实未明，疑似难决者，则宁先以治不足之法，探治有余。若果未投而病反加甚，是不宜补也。不妨易辙，自无大害。倘药未及病而病自甚者，其轻重真假，仍宜详察。若误以治有余之法治不足，而曾经峻攻者，真气复伤，虽神丹不能疗矣。或从清利，暂见平复，使不大补脾肾，以培根本，虽愈目前，未有不危亡踵至者。此治虚之道也。水肿之病，多有标实本虚，最为危候。若辨之不慎，则祸人非浅。

附 方

仲景防己黄芪汤 见第六十七

仲景越婢汤 加术四两，即越婢加术汤。

麻黄六两　石膏半斤　生姜三片　大枣十五枚　甘草二两

水六升，先煮麻黄。去上沫，内诸药，煮三升，分温三服。

防己茯苓汤

防己　黄芪　桂枝各三两　茯苓六两　甘草二两

水六升，煮二升，分温三服。

蒲灰散

蒲灰一两七钱半　滑石五钱

上杵为散，饮服方寸匕。日二服。

甘草麻黄汤

甘草二两　麻黄四两

水五升，先煮麻黄，去上沫，内甘草，煮三升，温服一升。重覆汗出。不汗再服。慎风寒。

当归散 水肿之疾，多由肾气不能摄养心火，心火不能滋养脾土。故土不制水，水气盈溢，气脉闭塞，渗透经络，发为浮肿，心腹坚胀，喘满不安。

当归　桂心　木香　赤茯苓　木通　槟榔　赤芍药　牡丹皮　陈皮　白术各一钱三分

水二钟，紫苏五叶，木瓜一片，煎一钟，不拘时服。

分气补心汤 治心气郁，发为四肢浮肿，上气喘急。

木通　川芎　前胡去苗　大腹皮泡　青皮　白术　枳壳麸炒　甘草炙，各一钱　香附去毛、炒　白茯苓　桔梗各一钱半　细辛　木香各五分

水二钟，姜三片，红枣二枚，煎一钟，食前服。

分气香苏饮

桑白皮炒　陈皮　茯苓　大腹皮　香附炒，各一钱　紫苏一钱半　桔梗　枳壳各八分　草果仁七分　五味子十五粒

水二钟，姜三片，煎八分，入盐少许，食前服。

导水茯苓汤 治水肿。头面、手足、遍身肿如烂瓜，手按而陷，手起随高，喘满倚息，不能转侧，不能倒卧，饮食不下，小便秘涩，溺出如割，或如黑豆汁。诸药不效，用此即愈。

赤茯苓　麦门冬去心　泽泻　白术各三两　桑白皮　紫苏　槟榔　木瓜各一两

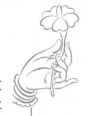

大腹皮　陈皮　砂仁　木香各七钱半

上㕮咀。每服半两。水二盏，灯草二十五根，煎八分，去滓，空心服。如病重者，可用药五两，再加去心门冬二两，灯草半两，水一斗，于砂锅内熬一大碗，再下小铫内，煎至一大盏。五更空心服。滓再煎服。连进三服，小水自利，一日添如一日。

胃苓汤见第十七

元戎调胃白术泽泻散　治痰病化为水气，传为水鼓，不能食。

白术　泽泻　芍药　陈皮　茯苓　生姜　木香　槟榔各等分上为末，水煎服。一法加白术，治脐腹上肿如神。心下痞者加枳实，下盛者加牵牛。

《金匮》八味丸见第十六

《济生》肾气丸　治肾虚脾弱，腰重脚肿，小便不利，或肚腹肿胀，或喘急痰盛，已成蛊证，其效如神。此证多因脾胃虚弱，治失其宜。元气复伤而变者，非此不救。

熟地黄四两　薯蓣一两　山茱萸一两　泽泻一两　茯苓三两　牡丹皮一两　肉桂一两　附子炮五钱　牛膝一两　车前子一两

上末，炼蜜丸如桐子大。每服七八十丸，空心米饮下。

调荣饮　治瘀血留滞化为水，四肢浮肿，皮肉赤纹，名血分。

蓬术　川芎　当归　延胡索　白芷　槟榔　陈皮　赤芍药　桑白皮炒　大腹皮　赤茯苓　葶苈炒　瞿麦各一钱　大黄一钱半　细辛　官桂　甘草炙，各五分

作一服。水二钟，姜三片，红枣二枚，煎一钟，食前服。

四制香附丸　治妇人女子，经候不调。

香附浸去皮。一斤分作四分，酒浸一分，盐水浸一分，童便浸一分，醋浸一分，各三日，焙干

上为细末，醋糊丸如桐子大。每服七十丸，空心食前温酒下。香附子血中之气药也。开郁行气而血自调，何病不瘳。妇人宜常服之。

《济生》实脾饮　治阴水发肿，用此先实脾土。

厚朴去皮，姜制　白术　木瓜去瓤　大腹子　附子炮　木香不见火　草果仁　白茯苓去皮　干姜炮，各一两　甘草炙，半两

上㕮咀。每服四钱。水一盏，姜五片，枣一枚，煎七分。不拘时温服。

复元丹见第六十四

桂枝去芍药加麻黄附子细辛汤

桂枝　生姜各三两　甘草一两　大枣十二枚　麻黄　细辛各二两　附子一枚，炮

上以水七升，先煮麻黄，去上沫，内诸药。煮取二升，分温三服。当汗出，如虫行皮中，即愈。

《金匮》枳术汤

枳实七枚　白术二两

上哎咀，以水五升，煮取三升，分温三服。腹中软即当散也。

麻黄附子汤

麻黄三两　甘草二两　附子一枚炮

水七升，先煮麻黄，去上沫，内二味，煮取二升半。温服八合，日三服。

葶苈丸　治肺气咳嗽，面目浮肿，喘促不安，小便赤色。

甜葶苈隔纸炒　贝母煨黄色　木通各一两　杏仁去皮尖，双仁，炒　防己各二两

为末，枣肉丸如桐子大。每服五十丸。桑皮煎汤，食前下。

《和剂》五皮散　治风湿客于脾经，气血凝滞，致面目虚浮，四肢肿满，心腹膨胀，上气喘急。兼治皮水、妊娠胎水。

五加皮　地骨皮　生姜皮　大腹皮　茯苓皮各等分。一方加白术。磨沉香、木香入服

上哎咀，每服三钱，水一盏，煎七分，热服无时。

除湿汤见第二十一

《济生》四磨汤　治七情感伤，上气喘闷不食。

人参　槟榔　沉香　天台乌药

上四味，各浓磨水，取七分，煎三五沸。放温，空心服。或下养正丹尤佳。

《济生》疏凿饮子　治水气，浮肿喘急，烦躁多渴，大小便不利，服热药不得者。

泽泻　商陆　赤小豆炒　羌活去芦　大腹皮　椒目　木通　秦艽去芦　茯苓皮　槟榔各等分

上哎咀，每四钱，水一盏，姜五片，煎七分，空心服。

五苓散见第十七

《和剂》木香流气饮　治诸气痞塞不通，胸膈膨胀，面目虚浮，四肢肿满，口苦咽干，大小便秘。

半夏汤洗七次，焙二两　青皮去白　厚朴姜制，去粗皮　紫苏去梗　香附子去毛，炒　甘草炙，各一斤　陈皮去白二斤　肉桂去粗皮，不见火　蓬莪术煨　丁香皮不见火　草果仁各六两　木通去节，八两　藿香叶　白芷　赤茯苓去皮　白术　干木瓜　人参去芦　石菖蒲各四两

上哎咀，每服四钱，水一盏半，姜三片，枣二枚，煎七分，热服。

《和剂》黑锡丹　治痰气壅塞，上盛下虚，心火炎盛，肾水枯竭，一应下虚之证，及妇人血海久冷无子，赤白带下。

沉香　胡芦巴酒浸，炒　附子炮　阳起石研细，水飞，各一两　肉桂半两　破故纸　舶茴香炒　肉豆蔻面裹煨　木香　金铃子　硫黄　黑锡去滓秤，各二两

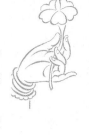

上用黑盏，或新铁铫内，如常法结黑锡硫黄砂子。地上出火毒，研极细。余药细末和匀，自朝至暮，以研至黑光色为度。酒糊丸如桐子大。阴干。入布袋内，擦令光莹。每四十丸，空心盐姜汤，或枣汤下。女人艾枣汤下。

《和剂》苏子降气汤　治虚阳上攻，气不升降，上盛下虚，痰涎壅盛，胸膈噎塞，并久年肺气，至效。

紫苏子炒　半夏汤泡，各二钱半　前胡去芦　甘草炙　厚朴去皮，姜制，炒　陈皮去白，各一钱　川当归去芦，一钱半　沉香七分

水二钟，姜三片，煎一钟，不拘时服。虚冷久加桂五分，黄芪一钱。

《宝鉴》导滞通经汤　治脾湿有余，及气不宣通，面目手足浮肿。

木香　白术　桑白皮　陈皮　茯苓各等分

上㕮咀，每五钱，水二盏，煎一盏，去滓，温服。空心食前。《内经》云：湿淫所胜，平以苦热，以苦燥之，以淡泄之。陈皮苦温，理肺气，去气滞，故以为主。桑皮甘寒，去肺中水气，水肿胪胀利水道，故以为佐。木香苦辛温，除肺中滞气。白术苦甘温，能除湿和中，以苦燥之。白茯苓甘平，能止渴，除湿，利小便，以淡渗之，故以为使也。

《和剂》木瓜圆　治肾经虚弱下攻，腰膝沉重少力，腿脚肿痒，疮破生疮，脚心瘾痛，筋脉拘挛。或腰膝缓弱，步履艰难，举动喘促，面色黧黑，大小便秘涩，饮食减少，无问久新，并宜服之。

熟地黄洗，焙　陈皮去白　乌药各四两　黑牵牛炒，三两　石楠藤　杏仁去皮尖　当归　苏蓉酒浸，焙　干木瓜　续断　牛膝酒浸，各二两　赤芍药一两

上为细末，酒糊为丸，如桐子大。空心木瓜汤吞三五十丸，温酒亦得。

消导宽中汤

白术一钱五分　枳实麸炒　厚朴姜制　陈皮　半夏　山楂肉　茯苓　神曲炒　麦芽炒　萝卜子炒，各一钱

水二钟，姜三片，煎八分。小便不利加猪苓、泽泻。加味五皮汤即五皮散。脚肿加五加皮、木瓜、防己。不服水土，入胃苓汤。

消风败毒散

人参　独活　柴胡　桔梗　枳壳麸炒　羌活　茯苓　川芎　前胡　甘草　荆芥　防风各一钱

水二钟，姜三片，煎八分，食远服。

《和剂》升麻和气散

干姜五分　干葛一两　大黄蒸半两　熟枳壳五分　桔梗　熟苍术　升麻各一两　芍药七钱半　陈皮　甘草各一两半　当归　熟半夏　白芷　茯苓各二钱

每服四钱。水一盏，姜三片，灯心十茎，煎七分，食前温服。

补中益气汤见第三十九

六味丸见第十六

东垣人参平肺散 治肺受热而喘。

桑白皮炒二钱　知母一钱半　甘草炙　茯苓　人参　地骨皮　天门冬去心,各一钱　青皮　陈皮各六分　五味子三十粒,捶碎

水二钟,生姜五片,煎一钟,食远温服。如热,加黄芩、薄荷叶各一钱。

八正散见第四十九

栀子豉汤

栀子十四枚,炒　香豉四合

伤寒汗、吐、下后,虚烦不得眠,心中懊侬者,此方主之。汗吐下之后,正气不足,邪气乘虚而结于胸中,故烦热懊。烦热者,烦扰而热。懊侬者,懊恼侬闷也。栀子味苦,能涌吐热邪。香豉气腐,能克制热势,所谓苦胜热,腐胜焦也。是方也,唯吐无形之虚烦则可。若用之以去实,则非栀子所能宣矣。宣实者,以瓜蒂散主之。

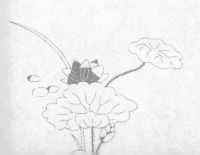

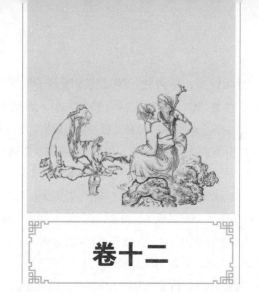

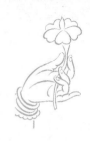

卷十二

胀满脉证第七十一

胀满脉弦，土制于木。湿热数洪，阴寒迟弱。浮为虚满，紧则中实。浮大可治，虚小危极。胀，谓胀于外。满，谓满于中。排脏腑而廓胸胁，急皮肤而露筋脉，脐凸腰圆，鼓之如鼓，胸腹之疾也。间亦有胀及于头面四肢者，与水肿大同小异，而此则无水耳。大抵饮食不节，起居失宜，房室过劳，忧思无极，久久皆足以耗其守阴，衰其阳运，致气壅滞留中，而胀满之疾渐起矣。故实者少，虚者多。热者少，寒者多。成于他脏腑者少，成于脾胃者多。盖虚则气空浮，故易鼓而大。寒则气凝滞，故易壅而坚。脾胃居中，以胸腹为宫城，属土而化湿，性缓气屯，故亦易胀易满。此但言其常耳。至若五脏六腑盛衰之胀，五运六气胜负之胀，有实者，有热者，有成于他脏腑者，又不能以此数端尽也。在圆机者自为审别，再宜参看张景岳水胀一论，斯得之矣。《灵枢·诸胀》，则有《灵枢·本神》篇所云：肾气实则胀；肾主藏。藏已中实，而更加以实，其为胀也，不言可知。《经脉》篇所云：胃病，则大腹水肿，胃属土而主中焦。土病不能制水，则水泛滥而腹大矣。又云：胃中寒，则胀满，寒则气滞而壅塞故。又云：足太阴虚，则鼓胀；脾足太阴主运，虚则不运。不运则胀。虚则空，故如鼓也。《邪气脏腑病形》篇所云：三焦病者，腹气满，小腹尤坚，不得小便，窘急。溢则水留，即为胀，候在足太阳之外大络。三焦主气，为游行之部。病则气化滞而游行阻，故病如是。在太阳者，三焦联系膀胱耳。《素问·热病》篇所云：男子如蛊，女子如怚。蛊者，蛊毒也，胀急如蛊蓄。怚者阻也，阻滞如怀孕。皆形容腹之大。《素问·诸胀》，则有《素问·脉解》篇所云：太阴所谓病胀者，太阴子也。十一月，万物气皆藏于中，故曰病胀；亦气藏而中实，故病如是。《素问·大奇论》所云：肝满、肺满、肾满皆实，即为肿。肺之壅，喘而两胠满。肝壅，两胠满，卧则惊，不得小便。肾壅胠，下至少腹满，胫有大小，髀腑大跛，易偏枯；肺主气而呼吸应两胠。肝主惊主疏泄而经两胠，肾经胫与髀腑，而少腹乃其部分。故肺壅实则气喘而两胠满，肝壅实胠满卧惊而艰小便，肾壅实则少腹满而胫髀胠大跛偏枯。《素问·调经论》所云：志有余则腹胀；志为肾所藏。有余则实，实则胀，与肾气实则胀之义同。《素问·脉要精微论》所云：胃气实则胀；胃脉下膈属胃络脾。其支者起于胃口下，循腹里，实则经脉泷涌，故胀。《素问·阴阳应象大论》所云：中满者，泻之于内，中满实则从内泻之，如攻下之类。若虚满、虚胀，泻之反成其害也，不可不审。又云：浊气在上，则生䐜胀；清阳上升，浊阴下降，浊不降而阴滞于上胀生焉。《素问·生气通天论》所云：因于气为肿，四维相代，阳气乃竭；气者荣卫脏腑之气也。流行如常，何肿之有。设或不调不顺，则壅滞而形肿于外。四维乃人之四肢，为诸阳之本，更代俱病，阳气不从此衰竭乎？即本篇所云失之则外壅肌肉、卫气散解之义。《素问·太阴阳明论》所云：饮食不节、起居不时者，阴受之。阴受之，则入五脏。入五脏，则䐜满闭塞；饮食起居为内伤，内伤则阴受之而入脏。故内则病满闭塞也。《素问·平人气象论》所云：盛而紧曰胀；此言胀病之脉也。盛则气实，紧则气强。皆中有余邪，故胀。《素问·异法方宜论》所云：脏寒生满病；此言胀病生于方土也。北土地寒，乳酪为食。外寒敛而内滞腻，故满病生焉。《素问·五常政大论》所云：适寒凉者胀；适，往也。适往寒凉之处，外闭内郁，故胀。《素问·刺热》篇所云：下牙车，为腹满。此言外部之色应腹中而知胀满也。牙车即牙床转动之处。牙车之下，正应腹中。腹胀者，牙车下当见青白色。青白为寒，寒则凝滞，故胀也。《金匮要略》论诸胀满有云：趺阳脉微弦，法当腹满。不满者必便难，两胠疼痛，此虚寒从下上也。以温药服之。微弦之脉，阳不能运，腹自当满。设不满亦当便难、两胠痛，正不运、不通故耳。然见于胃足趺阳之脉，则知虚寒自下逆上也。服以温药，则能通、能运而愈矣。如枳实理中汤之类。又云：病者胀满，按之不痛为虚，痛者为实。可下之。舌黄未下者，下之黄自去。正虚于内，按以实其虚，故不痛。邪实于内，按以实其实，故痛。又云：腹满时减，复如故。此为寒，当与温药。得暖必减，如理中汤加丁桂之类。又云：病腹满，发热十日，脉浮而数，饮食如故，厚朴七物汤主之。又云：按之心下满痛者，此为实也，当下之，下固可下，要审其满痛者为何物。宜大柴胡汤。又云：腹满不减，减不足言，当须下之，宜大承气汤。以上诸胀诸满，虽种种不同，然而无一不关于脾胃者。盖脾胃者，土也。居中而溉四脏，胸腹乃其城府。胸腹胀满，犹城府崩裂。未有城府崩裂，而土能独全者。有诸中，形诸外，此必然之理也。脉若见弦，知木来侮土，更为不吉。若见数洪，必湿热之郁。若见迟弱，乃阴寒所凝。浮则气散，外虽满而中必虚。紧则气敛，外固坚而中更实。浮而大者，元气之振作，与病形相宜，故云可治。虚而小者，知元气之衰微，又与病形相反，故云危极。外有肠覃、石瘕二种，女子之病也。《宝鉴》言之甚详。以其类乎胀满，故附录于此。肠覃者，寒气客于肠外，与卫气相搏，气不得荣，因有所系，癖而内着，恶气乃起，瘜肉乃生。其始生也，大如鸡卵，稍以益大，至其成，如怀子之状。久者离岁，按之则坚，推之则移，月事以时下，此其候也。夫肠者，大肠也。覃者延也。大肠以传导为事，乃肺之腑也。肺主卫，卫为气。得热则泄，得冷则凝。今寒客于大肠，故卫气不荣，有所系止，而结瘕在内贴着，其延久不已，是名肠覃也。气散则清，气聚则浊。结为瘕聚，所以恶气发起，肉乃生。小渐益大，至期而鼓其腹，如怀子之状也。此气病而血未病，故月事不断应时而下，本非妊娠，可以此为辨矣。晞露丸、木香通气散主之。石瘕者，生于胞中。寒气客于子门，子门闭塞，气不得通，恶血当泻不泻。以留止，日以益大，状如怀子，月事不以时下，皆生于女子，可导而下。夫膀胱为津液之府，气化则能出焉。今寒客于子门，则气塞而不通，血壅而不流怵，以留止，结硬如石，是名石瘕也。此病先气病而后血病，故月事不来，则可宣导而下出者也。《难经》云：任之为病，其内若结，男子为七疝，女子为瘕聚，此之谓也。非大辛之剂不能已也。可服见丸、和血通经汤。诸胀满病，腹胀，身热。或腹大胀，四末清，脱形，泄甚。或腹胀便血，其脉大，时绝。或呕咳，腹胀且飧泄，其脉绝。或面黑，齿长而垢，腹胀闭，上下不通。或腹胀不得息，善噫善呕。呕则逆，逆则面赤。不逆则上下不通，不通则面黑，皮毛焦。或手足掌纹不见，或脐凸气促等证，皆主必死。

附　方

枳实理中汤 见第十七

《金匮》厚朴七物汤

厚朴半斤　甘草　大黄各三两　大枣十枚　枳实五枚锉　桂枝三两　生姜五两

水一斗，煮四升，温服八合。日三服。呕者，加半夏五合。下利，去大黄。寒多者，加生姜至半斤。

仲景大柴胡汤

柴胡　半夏各半斤　黄芩三两　芍药三两　生姜五两　枳实四枚炙　大枣十二枚

上七味，以水一斗二升，煮六升，去滓再煎，温服一升。日三服。一方用大黄二两。

《宝鉴》晞露丸 治寒伤于内，气凝不流，结于肠外，久为瘕癖，时作疼痛，腰不可伸。

京三棱　蓬莪术二味各一两，并酒浸。入巴豆三十粒，切碎同炒深黄色，去巴豆

不用　干漆洗去腥，炒烟尽　川乌炮，各半两　硇砂四钱，另研　轻粉一钱，另研茴香盐炒　青皮去白　雄黄另研　穿山甲炒，各三钱　麝香五分，另研上为细末，研匀，生姜汁煮面糊和丸，如梧子大。每服二十丸至三十丸，空心生姜汤下，温酒亦得。

《宝鉴》木香通气散　治寒气结瘕，腹大坚满，痛不可忍。

木香　戎盐炒　京三棱炮，各半两　厚朴一两姜制　枳实麸炒　甘草炙，各三钱　干姜炮　蓬莪术炮，各二钱

上为末。每服三钱，食前淡生姜汤调下。

《宝鉴》见晛丸　治寒气客于下焦，血气闭塞而成瘕聚，坚大久不消者。

附子炮、去皮脐，四钱　鬼箭羽　紫石英各三钱　泽泻　肉桂　玄胡索　木香各二钱　槟榔二钱半　血竭一钱半，另研　水蛭一钱，炒烟尽　京三棱五钱锉　桃仁三十粒，汤浸去皮尖，麸炒研　大黄二钱锉，用酒同三棱浸一宿焙

上十三味，除血竭、桃仁外，同为末，入另研二味和匀，用元浸药酒打糊，丸如桐子大。每服三十丸，食前淡醋汤下，温酒亦得。

《宝鉴》和血通经汤　治妇人室女受寒，月事不来，恶血积结，坚硬如石。

当归　京三棱炮，各五钱　广莪炮　木香　熟地黄　肉桂各三钱　红花　贯众　苏木各二钱　血竭一钱另研

上十味，除血竭外，同为细末，和匀，每服三钱，热酒一盏调下。食前，忌生冷，及当风大小便。

积聚脉证第七十二

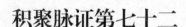
五脏为积，六腑为聚。实强者生，沉细者死。

《难经·五十五难》曰：积者，阴气也。聚者，阳气也。阴沉而伏，阳浮而动。又曰：积者，五脏所生。聚者，六腑所成。越人以阴阳分脏腑。既分脏腑，自有五六之名。但历考《灵》《素》积聚瘕之类，亦不全以脏腑分也。如《灵枢·百病始生》篇云：积之初成，必先身形自虚，而后外邪中伤，始于皮肤、腠理、毛发，次络脉，次经脉，次输，次伏冲，次肠胃，次肠胃之外，募原之间。此言邪气自浅入深之常道也。然亦有不必传至极处。邪之所在，无论浅深，若有积留，即积于彼。故本篇岐伯又曰：或着孙脉，或着络脉，或着经脉，或着于膂筋，或着于肠胃之募原，上连于缓筋。邪气淫泆，不可胜论。后复详言留着成积之病状，曰：其着孙络之脉而成积者，其积往来上下。臂手孙络之居也。浮而缓，不能句积而止之，故往来移行肠胃之间。水凑渗注灌，濯濯有音。

有寒则胀满雷引，故时切痛。其着于阳明之经，则挟脐而居。饱食则益大，饥则益小。其着于缓筋也，似阳明之积，饮食则痛，饥则安。其着于肠胃之募原也，痛而外连于缓筋。饱食则安，饥则痛。其着于伏冲之脉者，揣之应手而动。发手，则热气下于两股，如汤沃之状。其着于膂筋在肠后者，饥则积见，饱则积不见，按之不得。其着于输之脉者，闭塞不通，津液不下，孔窍干壅。此邪气之从外入内，从上下也。又云：积之始生，得寒乃生，厥乃成积也。又云：厥气生足悗，悗生胫寒。胫寒，则血脉凝涩。血脉凝涩，则寒气上入于肠胃。入于肠胃，则䐜胀。䐜胀则肠外之汁沫迫聚不得散，日以成积。又云：卒然多食饮，则肠满。起居不节，用力过度，则络脉伤。阳络伤则血外溢，血外溢则衄血。阴络伤则血内溢，血内溢则后血。肠胃之络伤，则血溢于肠外。肠外有寒汁沫，与血相搏，则并合凝聚不得散，而积成矣。又云：卒然外中于寒，若内伤于忧怒，则气上逆。气上逆，则六输不通，温气不行，凝血蕴里而不散，津液涩渗，着而不去，而积皆成矣。最后黄帝始曰：其生于阴者奈何？岐伯曰：忧思伤心；重寒伤肺；忿怒伤肝；醉以入房，汗出当风，伤脾；用力过度，若入房汗出浴，则伤肾。此五脏之五伤也。虽不详言成积之状，谓之五脏所生可也。谓之即成肥气、伏梁、痞气、息贲、贲豚，五积之因亦可也。据本篇全文，及《素问·脉要精微论》云：推而外之，内而不外，有心腹积也。又《素问·五脏生成论》云：赤，脉之至也，喘而坚。诊曰有积气在中，时害于食，名曰心痹。赤乃其色。色赤而脉喘坚，则知病为心痹。下文仿此。白，脉之至也，喘而浮，上虚下实，惊，有积气在胸中，喘而虚，名曰肺痹。青，脉之至也，长而左右弹，有积气在心下支胠，名曰肝痹。得之寒湿，与疝同法。黄，脉之至也，大而虚，有积气在腹中，有厥气，名曰厥疝。黑，脉之至也，上坚而大，有积气在小腹与阴，名曰肾痹。又《素问·平人气象论》云：寸口脉沉而横，曰胁下有积，腹中有横积痛。又云：盛喘数绝者，则病在中。结而横，有积矣。又，《素问·大奇论》云：肾脉小急，心脉小急，不鼓，皆为瘕。又云：三阳急，为瘕。又《灵枢·邪气脏腑病形》篇云：心脉微缓，为伏梁，在心下。肝脉微急，为肥气，在胁下，若覆杯。肾脉微急，为沉厥奔豚。又《素问·卫气》篇云：积痛可移者，易已也。积不痛，难已也。又《难经·十八难》云：诊在右胁有积气，得肺脉结脉。结甚则积甚，结微则积微。诊不得肺脉而右胁有积者何也？然肺脉虽不见，右手脉当沉伏。又《脉经》云：脉迟而涩，中寒有癥结。又云：弦急疝瘕，小腹痛，又为癖病。又云：弦小者寒癖。由是观之，则脉之小也、微也、小急也、弦急也、沉也、沉伏也、迟也、涩也、实也、数绝也、沉横也、结伏也、长而左右弹也、是皆阴寒敛实之脉。则知积之成也，亦多属阴寒。阴寒则不能温散，而易于凝着。始则毫厘之留，日以增益，如堆然。久久则小者大，软者坚，虚者实，无形者有形。越人言其始发也，有常处，其痛不离其部，上下有所终始，左右有所穷处。又云：积者，阴气也。又云：阴沉而伏，皆中的之语。聚则不然。越人谓聚者，阳气也，六腑所成。又云：阳浮而动，病发无根，痛无常处。夫无根无常，则气不留止。偶与气血相搏，则邪正相干。气聚而痛，气散则解，非若积之留止不移不散也。如肠腹攻冲，疝瘕热，胸腹胀满，切痛雷鸣等证，皆聚之类也。古人论积聚，分脏腑者，亦不过以沉伏留止不移者属阴，阴则为脏，浮动聚散不常者属阳，阳则为腑耳。治之者，当于留止聚散上相机，不当于脏腑二字上作工夫也。其脉实强者，阳脉也。一以征邪正之相搏，一以征元本之壮实。从腑从阳，故曰生。其脉沉细者，阴脉也。一以征邪气之深入，一以征元本之衰微。从脏从阴，故曰死。以上积聚二证，楫引《灵》《素》《难经》《金匮》诸书，其病因病状，可谓详且悉矣。但言证处，不斩然，亦不全属一证。故虽有成方，不能插入。今历观积聚之由，似宜温行，不宜寒敛，似宜运动枢机，不宜专尚攻克。是选名方十九首，以便择用焉。

附　方

《济生》大七气丸　治积聚癥瘕，随气上下，心腹痛，上气窒塞，小腹胀满，大小便不利。

京三棱　蓬莪术　青皮　陈皮各去白　藿香叶　桔梗去芦　肉桂不见火　益智仁各一两半　甘草炙，七钱半　香附炒去毛，一两半

上㕮咀。每服五钱，水二盏，煎一盏，食前温服。

东垣肥气丸　治肝之积，在左胁下，如覆杯，有头足，久不愈，令人咳逆疟，连年不已。其脉弦而细。

柴胡二两　黄连七钱　厚朴半两　甘草炙，三钱　椒炒去汗、去目及闭口者，四钱　广茂炮　昆布　人参各二钱半　皂角去皮弦子，煨　白茯苓去皮共一钱半　川乌炮去皮脐，一钱二分　干姜　巴豆霜各五分

上除茯苓、皂角、巴豆外，为极细末。再另研茯苓、皂角为细末，和匀，方旋旋入巴豆霜和匀，炼蜜丸如桐子大。初服二丸，一日加一丸，二日加二丸，渐加至大便微溏。再从两丸加服起，周而复始。积减大半，勿服。

东垣息贲丸　治肺之积，在右胁下，覆大如杯。久不已，令人洒淅寒热，喘嗽发肺痈，其脉浮而毛。

厚朴姜制，八钱　黄连炒，一两三钱　人参去芦　干姜泡　白茯苓去皮、另末　川椒炒去汗　紫菀去毛，各一钱半　桂枝去粗皮　桔梗　京三棱炮　天门冬去心

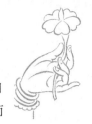

皮　陈皮　川乌炮去皮脐　白豆蔻各一钱　青皮五分　巴豆霜四分

上除茯苓、巴豆霜旋入外，余药共为细末，炼蜜丸如桐子大。每服二丸，一日加一丸，二日加二丸，加至大便微溏，再从二丸加服起。煎淡姜汤食远送下。周而复始，积减大半，勿服。秋、冬加厚朴五钱，通前一两三钱。黄连减七钱，用六钱。

《金匮》鳖甲煎丸　治疟母。

鳖甲炙，三两　乌扇烧　黄芩　鼠妇熬　大黄　桂枝　石韦去毛　厚朴　紫葳　阿胶各七钱半　干姜　人参　瞿麦　桃仁各五钱　柴胡　蜣蜋熬，各一两五钱　芍药　牡丹皮　䗪虫炒，各一两二钱半　蜂窠炙，各一两　葶苈炒　半夏各二钱半　赤硝三两

上二十三味为末，取灶下灰一斗，清酒一斛二升浸灰。候酒尽一半，着鳖甲于中，煮令泛烂如胶漆，绞取汁，内诸药煎为丸，如桐子大。空心服七丸，日三服《千金方》用鳖甲十二片，又以海藻三分，大戟一分，䗪虫五分。无鼠妇、赤硝二味，以鳖甲煎和诸药和丸。

东垣伏梁丸　治心之积，起脐上，大如臂，上至心下，久不愈，令人烦心。其脉沉而芤。

黄连去须，一两半　人参去芦　厚朴去粗皮，姜制各半两　黄芩三钱　肉桂　茯神去皮　丹参炒，各一钱　川乌炮、去皮脐　干姜炮　红豆　菖蒲　巴豆霜各五分

上除巴豆霜外，为末，另研巴霜，旋入和匀，炼丸如桐子大。初服二丸，一日加一丸，二日加二丸，渐加至大便微溏，再从二丸加服。淡黄连汤下，食远，周而复始。积减大半，勿服。秋、冬加厚朴半两，通前共一两。减黄连半两，只用一两。黄芩全不用。

半夏汤　治肺积息贲咳嗽。

半夏汤泡去滑，焙干　细辛去苗叶　桑白皮炙　前胡去芦，各一两半　桔梗炒　贝母去心　柴胡去苗　诃黎勒煨去核　炙甘草　人参去芦　白术各一两

上㕮咀，每服三钱，水一盏，生姜三片，枣三枚，擘破，同煎至七分，去滓温服。食后临卧各一服。

东垣痞气丸　治脾之积，在胃脘，腹大如盘，久不愈，令人四肢不收，发黄胆，饮食不为肌肤。其脉浮大而长。

厚朴制，半两　黄连去须，八钱　吴茱萸泡，三钱　黄芩　白术各二钱　茵陈酒制、炒　缩砂仁　干姜炮，各一钱半　白茯苓另为末　人参　泽泻各一钱　川乌炮、去皮脐　川椒各五分　巴豆霜另研　桂各四分

上除茯苓、巴豆霜另研为末旋入外，余药同为细末，炼蜜丸桐子大。初服二丸，一日加一丸，二日加二丸，渐加至大便微溏，再从二丸加服。淡甘草汤下食远，周而复始。积减大半，勿服。

东垣奔豚丸 治肾之积，发于小腹，上至心下，若豚状，或上或下无时。久不已，令人喘逆，骨痿少气，及治男子内结七疝，女子瘕聚带下。其脉沉而滑。

厚朴姜制，七钱　黄连炒，五钱　苦楝子酒煮五钱　白茯苓另末　泽泻　菖蒲各二钱　玄胡索一钱半　附子去皮脐　全蝎　独活各一钱　川乌头炮　丁香各五分　巴豆霜四分　肉桂二分

上除巴豆霜、茯苓另为末旋入外，余药为细末，炼蜜丸如梧子大。初服二丸。一日加一丸，二日加二丸，渐加至大便微溏，再从二丸加服。淡盐汤下食远。积减大半，勿服。秋冬加厚朴二两，通前一两二钱。如积势坚大，先服前药不减，于一料中，加存性牡蛎三钱。疝、带下勿加。如积满腹，或半腹，先治其所起是何积。当先服本脏积药，诸疾自愈，是治其本也。余积皆然。如服药人觉热，加黄连。气短加厚朴。闷乱加桂。

《三因》奔豚汤

甘李根皮焙　干葛　川芎　当归　白芍药　黄芩　甘草炙，各一钱半　半夏汤泡七次，二钱

上作一服。水二钟，姜五片，煎至一钟，食前服。

万病紫菀丸见第三十二

太无神功助化散 专治男子、妇人腹中痞块，不拘气血食积所成。此方之妙，不可尽述。

地萹蓄　瞿麦穗　大麦各五钱　神曲二钱半　沉香　木香各一钱半　甘草五钱　大黄二两

上为细末净，根据分两和匀。男以灯心、淡竹叶二味等分煎，及无灰酒同调服，汤多于酒。妇人用红花、灯心、当归等分煎汤，及无灰酒同调服，酒多于汤。忌油腻动气之物，及房事一月。药须于黄昏服。大、小便见恶物为度。

《宝鉴》醋煮三棱丸 治一切积聚，不拘远年近日，治之神效。

京三棱四两醋煮软，竹刀切片，晒干　川芎二两，醋煮微软，切片　大黄半两，醋浸，湿纸裹煨过切

上为末，醋糊丸如桐子大。每服三十丸，温水下无时。病甚者，一月效。小者半月效。

《宝鉴》圣散子 治远年积块，及妇人干血气。

硇砂　大黄各八钱　麦蘖六两，炒取净面　干漆炒烟尽，二两　萹蓄　茴香炒　槟榔各一两

妇人干血气，加穿山甲二两炮。上为细末，每服五钱，临卧温酒调下。仰卧，此药只在心头。至天明大便如烂鱼肠，小便赤为溏。药并无毒，有神效。小儿用一钱，十五以上三钱。空心服之，更效。此按古方校定。今《纲目》刻本硇砂六两，大

黄八两，岂不误人。

三圣散 消积块，进饮食。

橘红一斤，净 甘草四两 盐半两

用水三四碗，从早煮至夜，以烂为度。水干则添水。晒干为末，淡姜汤调下。有块者加姜黄半两，同前药煮。气滞加香附二两，同前药煮。气虚者，加沉香半两，另入。噤口痢，加莲肉二两，去心另入。

控涎丹见第二十二

云岐牡丹散 治妇人久虚羸瘦，血块走注，心腹疼痛。

牡丹皮 桂心 当归 玄胡索各一两 莪术 牛膝 赤芍药各三两 京三棱一两半

上为粗末，每服三钱，水、酒各半钟，煎服。

《三因》化气丸见第三十二

保和丸见第三十七

沉香化气丸 专攻赤、白、青、黄等色痢疾，诸般腹痛，饮食伤积，酒积，痰积，血积，跌仆损伤，五积六聚，胸膈气逆痞塞，胃中积热，中满腹胀，疟痞茶癖，及中诸毒恶气，伤寒大便不通，下后遗积未尽，感时疫气、瘴气，并诸恶肿疮疡肿毒，及食诸般牛畜等物中毒。不问妇人小儿，并皆治之。

大黄绵纹者 黄芩条实者，各一两 人参官拣去芦 白术去芦，肥者各三钱 沉香上好角沉水者四钱，另为末

上将前四味锉碎，用雷竹沥七浸七曝。候干，为极细末，和沉香末再研匀，用竹沥入姜汁少许为丸。如绿豆大，朱砂为衣，晒干，不见火。每服一钱，淡姜汤送下。小儿六分。

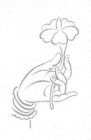

中恶脉证第七十三

中恶腹胀，紧细者生。脉若浮大，邪气已深。

不善之谓恶。暗袭潜侵，忽然倒仆，昏不知人，或手足厥寒，或肌肤粟起，或语言错妄，或唇齿噤关，或肢体不仁，或面目青黑，即客忤卒厥，鬼击飞尸之类。涉水登山，穿冢入庙，夜行露卧，吊死问丧者，多得之。然非正气之大虚，邪亦不能一时中伤如此也。初宜灌以苏合丸。候窍开气转，再以调气平胃散与服。若服后吐下者，如六君子汤、香砂四君子汤，皆中的之药，视与证相宜者，投之自无不效也。人之正气，自内达表，自胸腹而达四肢者，其常也。卒中外邪，则正气不能达外，而反退缩于中。退缩于中，则气机敛实，而紧细

之脉象见矣。腹安得不胀？药力一助，正气必张，邪气必散，紧者仍舒，细者仍充，而本来之面目可还也。故知其生。若脉浮大，则正先散越。散越于外，则里更虚。里更虚，则邪必深入，而欲为之治，不亦难乎？

附　方

苏合香丸见第十八

调气平胃散

木香　乌药　白豆蔻　檀香　砂仁各一钱　藿香一钱二分　苍术一钱半　厚朴姜汁炒　陈皮各一钱　甘草五分

水二钟，姜三片，煎八分，食前服。

六君子汤见第十六

香砂四君子汤即四君子加砂仁、木香，见第十六

《千金》返魂汤见第三十五

玉枢丹即紫金锭。见第六十三

华佗救中恶方　治一应忤恶鬼气。

犀角末五钱　辰砂水飞过　麝香研，各二钱五分

每服二钱，井水调下。如一时不能得此药，用雄黄末一钱，煎桃枝叶汤调灌之。又无雄黄，可用着身上多时遭汗衣，或贴肉衬衣。男用女，女用男。烧存性，服二钱，百沸汤调下。又方韭菜捣汁滴鼻中。冬月用韭根。又方百会穴，人中穴，足大拇指离甲一韭叶许，名鬼眼穴，及丹田、气海诸穴，灸七壮，愈多愈妙。一二处醒，即止，不必俱灸也。以炭火烹米醋熏鼻亦妙。诸急证，宜先以牙皂末搐鼻取嚏。牙关紧者，以乌梅肉擦之自开。皆通关之法，后可进药。砒毒早禾秆烧灰，新汲水淋汁，绢滤过。冷服一碗，得下利即安。新汲水调白扁豆末亦好。华佗用黑铅磨浓水灌之。附子、天雄、川乌、斑蝥毒煮大小黑豆汁饮。河豚毒仓卒无药，用清油多灌之，得吐愈。巴豆毒煮黄连汁饮。诸药毒甘草、黑豆、淡竹叶等分，水一碗煎服。刺毛虫毒疼痛不已，蚯蚓泥干搽。又治胡蜂叮。郁肉漏脯毒郁肉，密器盖隔宿者。漏脯，茅屋漏下沾着者烧犬屎，酒服方寸匕。生韭汁亦好。马肉毒香豉二两，杏仁三两，蒸一饭时，杵之，酒煎服。芦根煮汁饮，亦良。牛肉毒甘草煮汁饮之，即解。犬肉毒心下坚，腹胀口干，发热妄语，或洞下。杏仁一升，不去皮，熟研，以沸汤三升和取汁，分三服，利下肉片良。中箭死鸟兽肉毒大豆煮汁及盐汁，服之解。诸鱼毒橘皮煎浓汁饮之解。芦根煮汁亦食。蟹毒紫苏煮汁饮之。苏子亦好。诸果毒猪骨烧过为末，水服方寸匕，解。诸菌毒闷乱欲死，人粪汁饮一升。饮土浆一二升亦良。大豆浓煮汁饮之，或服吐利药，俱可解。亦治枫树菌毒，令人哭

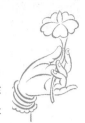

不止。哭，一作笑。野芋毒即前方。闭口椒毒载入咽喉，气欲绝，或吐白沫，身冷，用肉桂煎汁饮之。或多饮冷水，或食蒜，或饮地浆，俱良。水莨菪叶毒人每误认作菜食，令人狂乱吐血。甘草煮汁饮之，即解。芹菜毒手背腹满痛，名蛟龙病。以芹上带蛟蜃精耳，用硬糖二三升煮服之，当吐如蜥蜴者。贪食成病方食多不消，心腹坚满痛。用盐一升，水三升，煮盐消化，分三服，当吐出食。诸食物毒煮甘草荠苨汁饮之，通能解。

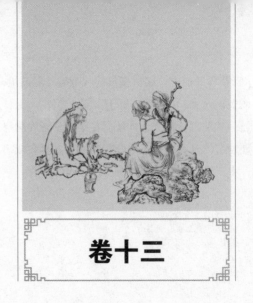

卷十三

痈疽脉证第七十四

痈疽浮数，恶寒发热。若有疟状，初起宜审。不痛者阴，而痛者阳。不数不热。不疼阴疽属脏，痛者阳痈属腑。已溃痈疽，洪大可怕。

痈者，壅也。疽者，阻也。荣卫气血不和，则脉络停滞脓之所致，有阴阳脏腑之分。痈阳形大，疽阴形小。大则气鼓发。鼓发，则向表而浅。小则气内郁。内郁则近里而深。浅则从腑从阳，故易消易溃。深则从脏从阴，故难消难溃。易溃者，则毒从外泄。难溃者，则毒常内陷。此吉凶轻重之所由分也。方书谓其源有五，一曰天行时气，二曰七情内郁，三曰体虚外感，四曰身热搏于风冷，五曰食炙、饮法酒、服丹石等热毒。虽分为五，然总不外三因也。三因者，一外因，如《素问》运气等篇之太阳、少阴、阳明、太阴、少阳、厥阴之客气，以及所至所复，又感淫邪，并热淫所胜，岁火太过之发为痱痤疮疡，痈疽疮肿。又据《素问·脉要精微论》，帝曰：诸痈肿筋挛骨痛，此皆安生？岐伯曰：此寒气之肿，八风之变也。又《素问·生气通天论》曰：劳汗当风，寒薄为皶。郁乃痤。薄之浅则为皶，郁之久则为痤。又曰：阳气者，开阖不得，寒气从之，乃生大偻。荣气不从，逆于肉理，乃生痈肿。腠理之开阖，皆卫气主之。卫气失常，则开阖亦不得如常矣。邪因乘隙而入，结于筋络，故成伛偻。邪若入陷于脉，则营亦不顺，逆于肉理之中，久则结聚为痈肿也。又《素问·气穴论》曰：邪溢气壅，脉热肉败，荣卫不行，即将为脓。内消骨髓，外破大，留于节腠，必将为败。邪留于节腠溪谷之间。节腠溪谷，神气所注，必大为败坏，岂仅消髓破 而已？又《灵枢·刺节真邪》篇曰：虚邪之中人也，搏于脉中，则为血闭。不通则为痈。亦荣气不从义。又云：热胜其寒，则烂肉腐肌为脓，内伤骨。内伤骨，为骨蚀。热

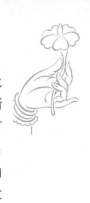

气胜，久则良肉腐化为脓。不外泻而内入，入则烂及于骨。骨伤不易生新附骨，如虫之蚀也。又曰：邪气中之，凝结日以易甚，连以聚居，为昔瘤。凝结之久，日渐增聚，则日渐长大矣。不腐而大，赘于形体，其名曰瘤。昔者，夙昔之谓，言其久也。又曰：骨与气并，日以益大，则为骨疽。邪附于骨，久为骨疽。又曰：有热则化为脓，无热则为肉疽此邪结于肉者。有热，久则肉腐为脓，无热，久则肉化为浆渣。今疽瘤内常有此类。一内因，如《素问·阴阳别论》曰：三阳为病，发寒热，下为痈肿。三阳者，太阳也。太阳主表，故发寒热。太阳走足，故下为痈肿。又《素问·气厥论》曰：肾移寒于脾，痈肿少气。脾移寒于肝，痈肿筋挛肾水寒气反移，凌于脾土，是为逆。逆则气壅肌肉而为肿，以脾主肌肉故。脾以寒气反移凌于肝木，亦为逆。逆则气不独壅肌肉，而筋亦挛肿，以肝主筋故。又《素问·厥论》曰：少阳厥逆，发肠痈，不可治。惊者死。此言少阳游行之火。若厥逆结聚，为毒最甚，故不可治。若发惊，是为入脏，主死。以惊属心，脏则指厥阴心包络也。又《灵枢·脉度》篇曰：六腑不和，则留结为痈。腑为阳，阳主卫。卫气不和，则留结于肌腠而痈肿矣。又《素问·玉版论》，黄帝曰：病之生时，有喜怒不测，饮食不节。阴气不足，阳气有余，营气不行，乃发为痈疽。阴阳不通，两热相搏，乃化为脓。喜怒伤气，饮食伤脏。不测者，暴发之谓。暴则气壅逆而阳有余。不节者，纵食偏嗜之谓。不节则五宫伤而阴不足。阳有余则气聚而热胜，阴不足则荣不行而热亦胜。两热相搏，营卫不行，故化脓而成痈疽也。又陈无择亦云：痈疽瘰疬，不问虚实寒热，皆由气郁而成，盖言喜怒忧思久郁所致。治以远志酒、独胜散，兼以五志相胜之理，乃善。如恐胜思，思胜恐之类。不内外因，如《素问·生气通天论》曰：膏粱之变，足生大丁，受如持虚。足生者，必生也。又《素问·异法方宜论》曰：东方之域，天地之所生也。鱼盐之地，海滨傍水。其民食鱼而嗜咸，皆安其处，美其食。鱼者，使人热中。盐者，胜血，故其民皆黑色疏理，其病皆为痈疡，其治宜砭石。鱼生于水，外阴而内阳，水之体也。动而不息，火之象也。火显于外，阳蓄于内，美食久久，使人热中。痈疡之病，乃其常耳。又有久服丹石法酒，热毒蓄中，发为痈疽疔肿，亦同膏粱之类。其脉浮数者，以血泣而气复从之。邪与正郁，郁则化热，故数也。在表在阳，故浮也。正为邪搏，则宣畅外卫之力薄，故复恶寒。据脉证，似与伤寒表证无异。但伤寒虽有痛，或在头，或在身体，或在骨节，未有痛止于一处者。今痛止一处而脉数，此处必化热为脓，正痈疽所发之处也。即《伤寒论》辨脉法所谓诸脉浮数，当发热而洒淅恶寒。若有痛处，饮食如常者，蓄积有脓是也。如此者，乃为阳毒。若脉不数，身不热，所患之处不疼，是邪客阴分，不能鼓发，多致内陷。然必兼有烦懊呕逆，胸膈不安等证。否则不热不疼，脉又不数，是一不病患也，何得谓之阴疮而反重于阳证耶？方痈疽之未溃也，无论成脓与否，热邪郁蓄，外不疏通，脉之鼓涌洪大，是其宜也。至于已溃，则热泄邪解，而洪大之脉宜衰矣。溃而不衰，一派热邪，正从何复，诚为大可惧者。与《素问·评热病论》所谓病温者，汗出辄复热，而脉躁疾，不为汗衰，病名阴阳交者，同一义也。凡此痈疽疮肿，自有专书，注固不能毕述，然《灵枢·痈疽》一篇，穷源别流，包括殆尽，恐业外医者，不能出其范围也，故备录于下。黄帝曰：余闻肠胃受谷，上焦出气以温分肉而养骨节，通腠理。卫气源流。中焦出气如露，上注溪谷而渗孙脉，津液和调，变化而赤为血。血和，则孙络先满溢，乃注于络脉。皆盈，乃注于经脉。阴阳以张，因息乃行。荣气源流。行有经纪，周有道理，与天合同，不得休止。切而调之，从虚去实。泻则不足，疾则气减，留则先后，从虚去虚，补则有余。血气已调，形气乃持。余已知血气之平与不平，未知痈疽之所从生。成败之时，死生之期，有远近，何以度之，可得闻乎？岐伯曰：经脉流行不止，与天同度，与地合纪。故天宿失度，日月薄蚀。地经失纪，水道流溢，草萱不成，五谷不殖，径路不通，民不往来，巷聚邑居，则别离异处。血气犹然，请言其故。夫血脉营卫，周流不休，上应星宿，下应经数。寒邪客于经络之中则血泣。血泣则不通。不通，则卫气归之，不得复反，故痈肿。言卫气因以留聚，而不得复返于平常流行之故道也。寒气化为热，热胜则腐肉，肉腐则为脓。脓不泻则烂筋，筋烂则伤骨，骨伤则髓消，不当骨空，骨空，骨中之细孔，如鬓眼者，所以通血液之渗灌。不得泄泻，血枯空虚，则筋骨肌肉不相营。经脉败漏，熏于五脏，脏伤故死矣。黄帝曰：愿尽闻痈疽之形，与忌曰名。岐伯曰：痈发于嗌中，名曰猛疽。猛者猛烈急速之谓。猛疽不治，化为脓。脓不泻，塞咽半日死。其化为脓者，泻则合豕膏冷食，三日已。发于颈，名曰夭疽，外在颈而内则入腋熏肺。以其最上，故曰夭。其痈大以赤黑。不急治，则热气下入渊腋，前伤任脉，内熏肝肺，十余日而死矣。阳气大发，消脑留项，名曰脑烁。烁，消烁也。烈火熔金之谓。脑被其热，烁亦如之。烦心者，肾毒传心也。其色不乐，项痛而如刺以针。烦心者，死不可治。发于肩及臑，名曰疵痈，其状色黑。急治之，令人汗出至足，不害五脏。痈发四五日，逞速也。之。发于腋下，赤坚者，名曰米疽。言其小如粟米也。治之以砭石。欲细而长，疏砭之，涂以豕膏，六日已，勿裹之。其痈坚而不溃者，为马刀侠缨，急治之。马刀蛤蛎之属，痈形似之。侠缨者，发于结缨之处，大迎之下颈侧也。二痈一在腋，一在颈，常相联络，故俗名历串。发于胸，名曰井疽。言其深也。其状如大豆。三四日起。不早治，下入腹。不治，七日死矣。发于膺，名曰甘疽。色青，其状如谷实瓜蒌，常苦寒热。急治之，去其寒热，十岁死。死后出脓。甘属土。此疽发于阳明胃经，隐名也。即乳痈之类。内累累如谷食之蓓，如瓜蒌之包子。虽不即死，亦不即愈。发于胁，名曰败疵。亦乳串之类。败疵者，女子之病也。灸之。其病大痈脓，治之。其中乃有生肉，大如赤

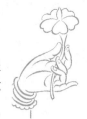

小豆。锉翘草根各一升，以水一斗六升，煮之竭，为取三升，则强饮厚衣，坐于釜上，令汗出至足已。发于股胫，名曰股胫疽。其状不甚变而痈脓搏骨。不急治，三十日死矣。发于尻，名曰锐疽。尾骨尽处而尖锐，故名。其状赤坚大。急治之。不治，三十日死矣。发于股阴，名曰赤施。股阴，足太阴、厥阴二经所过之处。火毒伤阴之甚则发。此曰赤施者，谓赤火之施发耳。不急治，六十日死。在两股之内，不治。十日而当死。发于膝，名曰疵痈。其状大，痈色不变，寒热，如坚石。勿石，石之者死。须其柔，乃石之者生。诸痈疽之发于节而相应者，不可治也。发于阳者百日死，发于阴者三十日死。节为神气之所游行出入。若上下左右相应而发者必死。发于胫，名曰兔啮。如兔之啮伤，故在胫。其状赤至骨。急治之，不治害人也。发于内踝，名曰走缓。毒害于足，则走缓而不能疾。其状痈也，色不变，数石其输而止其寒热，不死。发于足上下，名曰四淫。毒淫其末，诸阳之本败矣。亦上下相应者。其状大痈。急治之，百日死。发于足旁，名曰厉痈。厉，恶也。其状不大，初如小指发。急治之。去其黑者，不消辄益。不治，百日死。急挑去其黑者，不尔则增多。发于足指，名脱痈。其状赤黑，死不治。不赤黑，不死。不衰，急斩之，否则死矣。不赤黑者，虽不死，亦欲其即衰去。不衰则急斩其指。不然则毒入指脱而死。黄帝曰：夫子言痈疽，何以别之？岐伯曰：荣卫稽留于经脉之中，则血泣而不行。不行，则卫气从之而不通，壅遏而不得行，故热。大热不止，热胜则肉腐，腐则为脓。然不能陷，骨髓不能焦枯，五脏不为伤，故命曰痈。黄帝曰：何谓疽？岐伯曰：热气淳盛，下陷肌肤，筋髓枯；内连五脏，血气竭。当其痈下，筋骨良肉皆无余，故命曰疽。疽者，上之皮夭以坚，上如牛领之皮。皮夭白，如牛脊皮之坚厚也。痈者，其皮上薄以泽，此其候也。

痈疽杂述

《鬼遗方》云：痈之痛，只在皮肤之上。其发如火焚茅。初如黍米，三两日如掌大，五七日如碗大。即易治。如肿冷，热不外发。发渴，邪热在内。发逆，邪攻里而呕。治之难愈。又云：疽发如小疖，触则彻心痛，四边微起如橘皮孔，色红赤，不全变，脓水不甚出。至七八日，疼闷喘急。若始肿高，五七日忽平陷，此内攻之候也。又云：痈疽有三等。毒气浮浅，属腑。毒气沉深，属脏。毒气猛烈而行经络，或浅或深无定，五脏六腑，皆受五毒，难为调理。惟宜于痈疽诸处，不问虚实，高肿起盛，光泽疼痛，只在皮肤之上，热急胀满，或有痒疼，别无恶候。初用温药平气，次用排脓发穴。治痈所谓平气者，乃犀角饮之类。其方用犀角、连翘、漏芦、甘草、当归、肉桂，皆发表之药也。所谓发穴者，乃棘针之类，用皂角刺为君，甘草、川芎、乳香为佐使，亦托里之药也。然不若洁古、东垣诸方发表托里为稳当。疽发诸处，不拘大小，唯起在背。广一尺、二尺、三尺，皮厚紫黑，高肿不常，内疼如锥刺攻击，满闷应四肢重疼，前心亦痛，余处发犹可。惟虚处及近筋骨处，若脓毒未溃，即伤烂筋骨肉。损为疽者，属五脏毒气深沉，气伏坚实。不宜缓治之，须内实五脏，外透皮肤，令软匀和。即脓透，宜用内托实脏气之药，排脓匀气乃可，不比痈之毒气浅也。毋一类治之。凡一切疮肿，见有内攻之候，急以内托散及内补汤药，补填脏腑令实，最怕透膜，膜穿十无一生矣。娄全善云：痈之邪浅。其稽留壅遏，独在经脉之中，而专攻于外。故初发时，自表便发热，患处便如碗如盆，高肿而痛甚者。纵欲下陷，缘正气内固，不肯受，故或便秘，或发渴、发逆以拒之。是以骨髓终不焦枯，五脏终不伤也。疽之邪深，其稽留壅遏，内连五脏而不专攻于外，故身体或无热，患处或不肿。毒甚者，声嘶气脱，眼黑眼小，十指肿黑如墨，多死也。治之之法，痈之初发，当以洁古法为主。表者散之，里者下之，火以灸之，药以敷之。脓未成者，必消脓。已成者，速溃。又当以《鬼遗方》为主，补填脏腑令实，勿令下陷之邪蔓延。外以火灸，引邪透出，使有穴归着而不乱，则可转死为生。今外科不分痈疽，一例宣热拔毒。外以五香耗其气，内以大黄竭其血。终不能自悟其药之非。惜哉！《集验》云：痈疽之名虽多，而其要则二，阴阳而已。发于阳者，为痈，为热，为实；发于阴者，为疽，为冷，为虚。故阳发，则皮薄色赤肿高，多有椒眼数十而痛；阴发，则皮厚色淡肿硬，状如牛颈之皮而不痛。又有阳中之阴，似热而非热，虽肿而实虚。若赤而不燥，欲痛而无脓，既浮而复消，外盛而肉腐。阴中之阳，似冷而非冷，不肿而实，赤微而燥，有脓而痛，外虽不盛而内实烦闷。阳中之阴，其人多肥，肉紧而内虚。阴中之阳，其人多瘦，肉缓而内实。而又有阳变而为阴者，草医凉剂之过也；阴变而为阳者，大方热药之骤也。然阳变阴者，其证多，犹可返于阳，故多生。阴变为阳者，其证少，不能复为阴矣，故多死。然间有生者，此医偶合于法，百中得一耳。观此，则痈与疽但有阴阳深浅内外虚实之分，而无大小之别。精要乃谓二寸至五寸为痈，五寸至一尺为疽者，谬矣。凡痈疽之脉沉实，发热烦躁，外无㿠赤痛，其邪深在里，宜先疏通以绝其源。浮大数，㿠肿在外，当先托里，恐邪入内。不沉不浮，内外证无，知其在经，当和荣卫。身无热而脉数者，内有痈脓。数脉不时见，当生恶疮。诸痈肿，欲知有脓无脓，以手掩肿上热者为有脓，不热者为无脓。人身之有经络，犹地理之有界分。治病不知经络，犹捕贼不知界分，其能无诛伐无过之咎乎？况手足十二经络，有血气多少之分。如手少阳三焦、足少阴肾、太阴脾，多气少血。手厥阴心包络、手太阳小肠、足太阳膀胱，多血少气。手阳明大肠、足阳明胃，多气多血。此其大较也。多血少

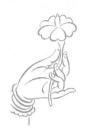

气者易愈，多气少血者难疗。气多之经，可行其气。血多之经，可破其血，不可执一也。疮疡有五善七恶。动息自宁，饮食知味，一善也。便利调匀，二善也。脓清肿消，不臭，三善也。神采精明，语声清爽，四善也。体气和平，五善也。烦躁时嗽，腹痛渴甚，或泄利无度，小便如淋，一恶也。脓血大泄，肿焮尤甚，脓色臭败，痛不可近，二恶也。喘粗短气，恍惚嗜卧，三恶也。目视不正，黑睛紧小，白睛青赤，瞳子上看，四恶也。肩背不便，四肢沉重，五恶也。饮食不下，服药而呕，食不知味，六恶也。声嘶色败，鼻青赤，面目四肢浮肿，七恶也。五善见三则瘥，七恶见四则危。《元戎》云：疮疡自外而入者，不宜灸。自内而出者，宜灸。外入者，托之而不内。内出者，接之而令外。故《经》云：陷者灸之。灸而不痛，痛而后止其灸。灸而不痛者，先及其溃，所以不痛。而后及良肉，所以痛也。灸而痛，不痛而后止其灸。灸而痛者，先及其未溃，所以痛。而次及将溃，所以不痛也。凡人初觉发背，欲结未结，赤热肿痛，先以湿纸覆其上，立视候之。其纸先干处，即是结痈头也。取大蒜切成片，如当三钱厚薄，安于头上，用大艾炷灸之。三壮即换一蒜片。痛者，灸至不痛。不痛者，灸至痛时方住。最要早觉早灸为上。一日、二日，十灸十活。三日、四日，六七活。五六日，三四活。过七日，则不可救矣。若有十数头作一处生者，即用大蒜研成膏，作薄饼铺头上，聚艾于蒜饼上烧之，亦能活也。若背上初发赤肿一片，中间有一片黄粟米头子，便用独蒜，切去两头，取中间半寸浓薄，正安于疮上，着艾灸十四壮，多至四十九壮。又头为诸阳所聚，艾炷宜少而小。若少阳分野，尤不可灸。灸之多致不救。亦有因灸而死者，盖虚甚孤阳将绝，其脉必浮数而大，且鼓，精神必短而昏，无以抵当火气，宜其危也。方书治痈疽，用针烙者，乃用圆针如箸，如纬铤大，头圆平，长六七寸，一样二枚，蘸香油于炭火中烧红，于疮头近下烙之。宜斜入向软处，一烙不透，再烙必得脓也，总要用得其宜。若毒深针浅，脓不得出。毒浅烙深，损伤良肉。不当其所，他处作头。此皆不能愈疾，反增痛苦，又有用砭镰者，此血实者宜决之。砭镰者，瓷锋之类。未熟而决，以泄其毒，不可太深。所谓刺皮无伤肉，不可轻用。又有敷贴之法。初生之疮，肿似有头而未起，即当贴温热药，引出热毒。火就燥之义。若疮肿初生即高起，四畔焮赤，宜捣生寒药贴之，折伏其热势，驱逐其邪恶，扑火之义。大抵敷贴之法，欲消散肿毒，疏通血脉。寒热错综，皆期于不成脓也。又有用淋洗法。疮肿初生，一二日不退，须用汤水淋射之。其在四肢者，濡渍之。其在腰腹及背者，淋射之。其在下部委曲者，淹渍之。无非疏导腠理，通调血脉，使无凝滞耳。

将护法

大凡疮疽初生，皆如黍粒。其状至微，人多忽视，因成大患。能防于未形，理于未成。朝觉夕治，则必无危困矣。否则脓血结聚，毒入深沉，束手待毙，悔之何及。夫以不赀之躯，缓慢自忽。更托命庸医，任其措置，危殆可立而至，故医不可不择。然当知其饱读经书，久谙疾候，洞明色脉，汤药熟闲，更平素仁善孝义，临事不惑者，方为良医而济我事也。又要在病人自克，不可恚怒悲忧，叫呼忿恨，及骄性情，纵口腹，任劳役，惟宜恬淡耐烦。至如患人左右，尤宜止息烦杂。一切打触器物，诸恶音声，争辩是非，咒骂斗殴，产妇淫男，体气不洁，腥膻秽浊，鸡犬畜兽，并须远离。设亲友问疾者，可以预嘱徐行，低声款曲，礼毕躬退。勿令咨嗟惊讶，话旧谈新，妄言虚实，乱举药方，久坐多言，重叠省问，劳烦病体，惑乱性情，为害非浅小也。其侍患者，宜寿近中年，性情仁厚。调治药物，无失其时。畜中勿食野兽自死有病之肉。水族勿食异状杂鱼，及父母自身本命生属。蔬中勿食不时、无名、大热、大寒、滑泄之菜。果中勿食不时、酸涩难化及虫蛀之物。只宜黄白粱米，稀粥，软饭，瓜荠萝卜姜酱，及酥烂洁净猪羊等肉。勿令过饥，勿令太饱。此时犹忌一应面果傅、煎炒肥甘厚味。若肌肤将平，恶肉去尽，疮口收敛，尚忌起立行步，揖待宾客，房室宴会，嗔怒沐浴，登陟遨游，冲寒冒暑。直待疮瘢平复，精神如故，气力完全，方无所忌。百日内，慎勿触犯之。此篇不但将护疮疽，即一切虚损久疾，信能奉行，自然大有裨益。故录出与世共宝之。

附　方

远志酒　治一切痈疽发背，疔毒恶候。有死血阴毒在中，则不痛。傅之即痛。有忧怒等气内攻，则痛。傅之即不痛。或蕴热在内，手不可近，傅之清凉。或气血虚而不敛，傅之自敛。远志不以多少，泔浸捶去心，干为末

酒一盏，调末三钱，澄清饮之，以滓傅于患处。

独胜散　治痈疽。皆缘血滞气凝而致者。

香附子去毛令净，以生姜汁淹一宿，烙干研极细

上，无时，以白汤调二钱服。又云疽多由怒而得，但服香附，进食宽气，自有神效。

人参败毒散见第三十七

飞龙夺命丹　专治疔疮发背，胸疽，吹乳，痈疽，一切无名肿毒。恶疮无头

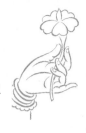

者，服之有头。不痛者，服之知痛。已成形者，服之立愈。危急者，服之无失。

蟾酥干者，酒化　雄黄各二钱　胆矾　寒水石各一钱　乳香　没药　铜绿各二钱　轻粉　麝香各五分　海洋即蜗牛连壳，二十一个　朱砂一钱，作衣

为末。先将海洋研为泥，和末，丸绿豆大。丸不就，加好酒多杵。每服三丸。用葱白三寸，令病者嚼烂，吐于男左女右手心。将烂葱裹药，无灰酒三四盏，温热送下。避风盖暖卧。约人行五里许，饮热酒助药力。发热大汗为度。重不过三服。

蟾酥丸　治疗黄一切恶疮。

川乌　莲花蕊　朱砂各一钱半　乳香　没药各二钱　轻粉　蟾酥各一钱　麝香五分

为末，糊丸豌豆大。每服一丸。病重者二丸。根据前夺命丹服法取汗。

真人活命饮　治一切痈疽肿毒。

穿山甲三片切碎，蛤粉炒　天花粉　甘草节　乳香　白芷　赤芍　贝母各一钱　防风七分　没药　皂角刺各五分　当归尾酒洗　陈皮各一钱半　金银花三钱

在背，皂刺为君。在腹，白芷为君。在胸，加蒌仁二钱。在四肢，金银花为君。疗疮，加紫河车草三钱。作一帖。老酒钟半，煎一钟，温服。煎须用大瓦器，纸封口，勿泄气。服看证上下，饥饱服之。能饮者，再饮数杯。忌酸物、铁器。宜服于未溃之先。

护心散　治发背痈疽，发脑，发髭，脑虚头晕，风湿等证。

甘草炙，一钱　绿豆粉炒，二钱　朱砂研，水飞过，一钱

上为细末，作一服，白汤调下。

防风通圣散见第六十一

神效托里散　治痈疽发背，肠痈奶痈，无名肿毒，焮赤疼痛，憎寒发热。不问老幼，并治之。

黄芪去芦，五两　当归一两八钱　粉草炙，八钱　忍冬藤叶五两

上为细末，每服五钱。酒一盏半，煎至一盏。病在上，食后服。在下，食前服。少顷再进，留滓外傅。

正铁箍散

贝母去心　白芷　苍耳草灰醋拌晒干，各二两　或加龙骨二钱尤妙

上为细末，水调或香油调，贴疮上。

铁井栏　治无名肿毒，或背疽。

芙蓉叶重阳前收研末　苍耳端午前收，烧灰存性

上同研细，以蜜水调，傅患处四围，露头。

补中益气汤见第三十九

玉枢丹见第六十三

十全大补汤见第十六

当归补血汤见第十六

神仙太乙膏 治一切痈疽疮毒，已溃未溃者。如发背，以温水洗净，软绢拭干，用绯帛摊贴。更为丸，冷水送下。血气不通，温酒下。赤、白带，当归酒下。咳嗽及喉闭缠喉风，并用新绵裹置口中噙化。一切风赤眼，捏作小饼，贴太阳穴，更以山栀子汤下。打扑伤损，外贴内服，橘皮汤下。腰膝痛，贴患处，盐汤下。唾血，桑皮汤下。以蛤粉为衣，其膏可收十余年不坏。又治瘰，用盐汤洗贴，酒下一丸。杨梅疮毒，溃烂者尤效。妇人经脉不通，腹痛，甘草汤下，并摊贴之。疥疮，用麻油煎滚，和膏涂之。虎、犬、蛇、蝎伤，刀斧伤，皆可内服外贴。

玄参　白芷　当归　赤芍　肉桂　大黄　生地各一两

麻油二斤，入铜锅内，煎至黑，滤去滓，入黄丹十二两再煎，滴水抢软硬得中，即成膏矣。肿毒跌扑疼痛，加乳香、没药。制丹法：黄丹先炒紫色，倾缸内，用滚水一桶泡之。再汲凉水满缸，用棒常搅。浸一宿，去水，再炒如前二次，方研令极细用。

替针丸

雄雀粪二十粒　硇　陈仓米　没药各一字

上研匀，以米饭丸，如粟大。每用一粒，贴疮口眼中，即溃脓出。

六君子汤见第十六

围药

南星　草乌头　黄柏　白芨各二两　五倍子炒一两

上为细末，调如糊，随血围匝如墙壁，可移险处于不险处如神。

金丝万应膏 治扑损伤，手足肩背并寒湿脚气，疼痛不可忍。小儿脾疳，泻痢，咳嗽，不肯服药者。

沥青二斤半　威灵仙　黄蜡各二两　蓖麻子一百个，去壳、研　没药　乳香各一两别研　麻油夏二两，春、秋三两，冬四两　木鳖子二十八个，去壳、切片子研。

上先将沥青同威灵仙下锅熬化，以槐柳枝搅候焦黑色，重绵滤过。以沥青入水盆，候冷成块。取出秤二斤净，再下锅熔开。下麻油、黄蜡、蓖麻、木鳖子泥，不住手槐柳枝搅匀。须慢火，滴入水中不粘手，扯拔如金丝状，方可。如硬，再旋加油少许。如软，加沥青。试得如法，却下乳没末。起锅在炭火上，再用槐柳枝搅数百次。又以粗布滤膏在水盆内，扯拔如金丝。频换水浸一日，却用小桃盛。如跌扑伤，于疼痛处火上炙热贴，透骨肉为验。连换热水数浴之，则血瘀自消。小儿脾疳贴患处。泻痢，贴肚上。咳嗽，贴背心。

八珍汤见第十六

疥疮大风膏 治一切干湿疥疮，并脓窠烂疮。

大风子二两，去壳　枯矾四两　蛇蜕烧存性　樟脑　蜂窠烧存性，各三分　水银五分，用锡死之　柏油烛四两

风子诸药为末，入烛油，次入水银，捣匀涂擦。

桃花隔纸膏　贴久患疮如神。验过千百矣。上好透明松香，水煮，随换水，煮数十次，以色白味不涩苦为度。研细，入上上飞丹十分之四，再研匀。用猪板油去膜切碎，同药捣匀，摊油纸上。作隔纸膏，上针刺多孔。先将苦茶洗患处净，拭干贴上。以绢帛紧包扎，一日一换。虽二十年臁疮，不消十纸。

千捶膏　治瘰。

沥青一两　杏仁去皮，十三粒半　蓖麻仁四十九粒

同捣烂。初捣甚燥，如不能成膏者，捣千下，则渐柔粘矣。用布摊贴。未溃消，已溃出核。

乌龙膏　治一切痈疽发背，无名肿毒，初发焮热未破者。用陈年小粉，不拘多少，入锅炒令成黄黑色，取出待冷，碾极细，以陈米醋调，稀稠得所。如过稀，微火熬之，其色如漆。用瓷瓶收贮。遇有肿毒，量肿大小，用榜纸摊成膏药，中剪一孔，露出毒头，贴上疼痛即止。少顷觉痒，久则肿毒自消。甚效。

白麦饭石膏　治脓溃后，围疮口。

白麦饭石二两。有小于鹅卵石者，有大于鹅卵石者。其色有青、黑、白、红点相间，惟松脆为佳。以炭火煅至红，以好米醋淬之。如此煅淬十数次，研为末，重罗去粗者。取细末入乳钵，数人更递研五七日，如面极细为妙　白蔹二两，研为细末　鹿角灰不用自脱者。须用带脑顶骨全者。却是生取之。截角作二三寸长，灰火烧令烟尽。研，罗为末，再入乳钵，更递研极细。二两

上三味，最要研得极细，方有效。粗则反致甚痛，细则大能止痛，收口排脓。精粗之异如此。和合。量药末多寡，用陈好米醋，入银、石器内，熬令鱼眼沸。却旋旋入药末，用竹篦子不住手搅，熬一二时久，令稀稠得所。提出以瓷器盛之。候冷，以纸盖覆，勿令着尘。用时，先以猪蹄汤洗去脓血，以软绢挹干，鹅翎蘸膏涂敷四围。凡有赤处尽涂之，但留中心一口如钱大。未溃，能令内消。已溃，则排脓如湍水。逐日令口收敛。疮久肌肉腐烂，筋骨出露，用旧布片涂药贴疮，但内膜不穿，亦能取安。洗疮勿可手触嫩肉，亦不可口气吹着。合药，亦忌腋气之人，及月经有孕妇人见之。仍可熬好米醋一大碗，收瓷器内，候逐日用药。如疮上久则药干，以鹅翎点醋拂拭药上，勿令燥也。初则一日一洗一换药。十日后，两日一换。古方云：麦饭石，颜色黄白，类麦饭。曾作磨者尤佳。按麦饭石不可作磨。状如麦饭团，生粒点。如无此石，当以旧面家磨近齿处石代之，取其有麦性故也。或溪中寻白石如豆如米大者，即是也。其石大小不等，或如拳，如鹅卵，略如握聚一团麦饭。

卷十三

147

精要神异膏 治诸般恶毒疮疖，发背痈疽，其妙如神。

露蜂房要用蜂儿多者为妙，细剪净，一两　全蛇蜕盐水洗净、焙干　玄参去芦，各半两　绵黄芪七钱半　黄丹五两，研细后入　杏仁去皮尖，切小片，一两　男子乱发洗净焙干，如鸡子大　真麻油一斤

上件药，先将麻油入银铫中，同乱发于风炉上，慢慢文武火熬。候发焦熔尽，以杏仁投入。候杏仁色变黑，好绵滤去滓。再将所熬清油入银铫内。然后入黄芪、玄参二味，慢火熬一二时。取出铫子，安一冷风炉上，候半时久，火力稍息，旋入露蜂房、蛇蜕二味，将柳枝急搅。移铫于火上，不住手搅。慢火熬至黄紫色，用绵滤过。后复入清油在铫内，乘冷投黄丹，急搅片时。又移铫于火上，文武火慢慢熬，不住手用柳枝搅千余转，候药油变黑色，滴于水中凝结成珠子，则是膏成就矣。若珠子稀，再熬少时，必候得所，然后用瓷器内封收待用。或恐偶然熬火太过，稍硬难用，却入少蜡熬添麻油在内，瓷器盛封，盖于甑上蒸，乘热搅匀，收而用之。膏药熬成了，须用所盛瓷器，置净水盆中，出火毒一昼夜，歇三日方可用。熬此膏药，极难于火候，须耐烦看火紧慢。火猛，即药中火发，千万谨戒。膏药方甚多，效无过于此。

内托复煎散 焮肿于外，根盘不深，形证在外而其脉浮者，病在皮肉，非气盛，则必侵于内，急宜服之，托里健胃。

地骨皮　黄芩　茯苓　芍药　人参　黄芪　白术　桂　甘草　防己　当归各一两　防风二两

先以苍术一斤，水五升，煎三升，去术，入前药再煎至三四盏，取清汁，分三四次，终日饮之。如未已，再煎半料饮之。如大便秘，烦热，少服黄连汤。如微利，及烦热已退，仍与此散，使荣卫俱行，邪气不能内伤也。

神仙蜡矾丸 治痈疽及肠痈。托里消毒，固脏腑，止疼痛。

黄蜡二两　明矾三两

先将黄蜡熔开，离火待少温，入矾末和匀。众手急丸如桐子大。每服二三十丸，食前酒下，每日二服。此药不惟定痛生肌，且护膜止泻、消毒化脓、内痈排脓，托里之功甚大。金石药毒发疽，非此莫治。更用白矾为末，每日酒服一钱尤效。有遍身生疮状如蛇头者，尤宜服之。每日百丸。若蛇蝎并一切毒虫所伤，溶化热涂患处，内更服之，毒即解。服至三四两以上，愈见其功。此宜于痈毒溃后服之，肠痈尤效。

痈疽收口药

白龙骨　白蔹　乳香　没药各半分

为末掺之。

比天膏此淮安王寡妇家秘传

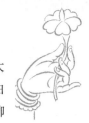

麻黄　川芎　白芷　薄荷　草乌　全蝎各二两　防风　连翘　黄芩　黄连　大黄　知母　贝母　当归　苍术　羌活　桔梗　柴胡　荆芥　五倍子　海螵蛸　白芨　穿山甲　木鳖子　大风子　蛇蜕　栀子　血余各三两　椿皮　桑枝　槐枝　柳枝二寸许者，各二十段　片脑一钱　麝香二钱　乳香　没药各五钱　龙骨　血竭各三钱　轻粉二两　赤石脂三钱

上麻黄等粗药，入麻油内浸一宿。文武火熬至药枯黑色。去滓再熬，滴水成珠。每油二斤，入密陀僧一斤，收成膏。下片脑细药，柳枝不住手搅，入水中，出火毒收用。治痈疽发背，无名肿毒，疔疮瘰疬，鼠疮瘰疬，棒疮刀伤，便毒鱼口，风癣顽疮，多日不满，口常流脓水，妇人吹乳奶疸，疮疖等项。先将花椒汤洗净贴，肩背风吹，两膊疼，贴肩井穴。左右肘疼，贴曲池穴。风寒湿气，腰眼大腿酸麻，贴患处。两曲膝冷痛，贴膝眼上。脚气举发，贴疼处。跌打损伤，贴患处。以上诸证，俱用食盐炒热，布包熨患处，令透毛孔，方贴之。

仙传万灵膏忌用铁锅煎

羌活　独活　山栀　两头尖　官桂　玄参　大黄　五倍子　当归　白芷　皂角　天花粉　赤芍　生地　熟地　山茨菰　防风　黄连　川芎　红芽　大戟　连翘　桔梗　白芨各六钱　木鳖子二十粒去壳　白蔹　苦参各六钱　穿山甲十片　蓖麻子八十粒去壳　杏仁四十粒　血余四两　槐枝　柳枝　桑枝寸许长者，各三十段　巴豆三十粒，去壳

用麻油二斤四两，春、秋浸三日，夏浸二日，冬浸五日。熬枯黑色，去滓再熬，滴水成珠。每油二斤，下飞丹一斤，松香三两，黄蜡二两，桐油二两熬。不老不嫩。稍冷，入乳香、没药各六钱，血竭、阿魏、孩儿茶、百草霜、轻粉、马苋膏各三钱，桑枝搅匀摊贴。治痈疽发背疮。用火烘手热，摩百余下贴。已出脓者，不必摩。疥癣疮，搔痒贴。风癫，用木鳖子火煨研烂，置脓上贴。无名肿毒，贴患处。跌扑刀斧伤，贴患处。风痰壅塞，贴心上，热手摩百下。痞块，木鳖子研烂，置膏药上贴之。以皮硝一两，鸽粪五钱，蒜二个，捣匀。用面作一圈，围定在膏药外。熨斗火运药上，令气透。蛊胀，加煨木鳖，贴心下脐上，热手摩百次。瘫痪湿气痛，加煨木鳖贴患处，手摩百下。月经不调，贴血海穴，手摩百下。解轻粉毒用佛前照过陈年琉璃，烧存性，为末。每服二钱，酒调下。日服一二次。一月全愈。

花蕊石散　治一切打扑金刃伤损。身体出血者，急于伤处掺药，其血化为黄水。如有内损，血入脏腑，热煎童便，入酒少许，调一钱服之。若牛觝肠出不损者，急送入，用桑白皮为线缝合。掺药，血止立活。如无桑白皮，用生麻缕亦可。不得封裹疮口，恐作脓血。以竹夹两边皮起亦好。如疮干，以津液润之，然后掺药。妇人产后，败血冲心，胎衣不下，并用童便调服。

硫黄明净者四两，捣粗末　花蕊石一两，捣粗末

二味拌匀，先用纸筋和盐泥，固济罐子一个。候泥干，入药于内，再用泥封口。候干，置四方砖上，书八卦五行字。用炭一秤，笼叠周匝。自巳、午时后下火，令渐渐上彻，直至经宿，火冷炭消。又放经宿，罐冷取出，研，贮瓷瓶内收用。

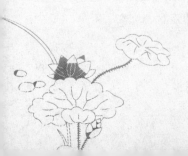

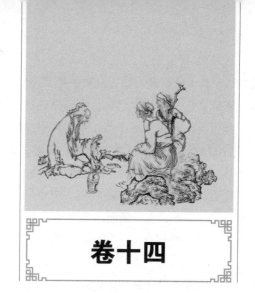

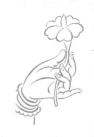

卷十四

肺痈脉证第七十五

肺痈已成，寸数而实。肺痿之形，数而无力。肺痈色白，脉宜短涩，不宜浮大，唾糊呕血。

《金匮要略》问曰：热在上焦者，因咳为肺痿。肺痿之病，何从得之？师曰：或从汗出，或从呕吐，或从消渴，小便利数，或从便难，又被快药下利，重亡津液，故得之。曰：寸口脉数，其人咳，口中反有浊唾涎沫者何？师曰：为肺痿之病。若口中辟辟燥，咳即胸中隐隐痛，脉反滑数，此为肺痈，咳唾脓血。脉数虚者为肺痿，数实者为肺痈。又问曰：病咳逆，脉之。何以知此为肺痈？当有脓血，吐之则死，其脉何类？师曰：寸口脉微而数，微则为风，数则为热。微则汗出，数则恶寒。风中于卫，呼气不入。热过于荣，吸而不出。风伤皮毛，热伤血脉。风舍于卫，其人则咳，口干喘满，咽燥不渴，时唾浊沫，时时振寒。热之所过，血为之凝滞。蓄结痈脓，吐如米粥。始萌可救，脓成则死。又云：肺痿吐涎沫而不咳者，其人不渴，必遗尿、小便数。所以然者，以上虚不能制下故也。此为肺中冷，必眩，多涎唾，甘草干姜汤以温之。若服汤已，渴者，属消渴。又云：肺痈喘不得卧，葶苈大枣泻肺汤主之。又云：咳而胸满，振寒脉数，咽干不渴，时出浊唾，腥臭，久久吐脓如米粥者，为肺痈，桔梗汤主之。又云：肺痈胸满胀，一身面目浮肿，鼻塞清涕出，不闻香臭酸辛，咳逆上气，喘鸣迫塞，葶苈大枣泻肺汤主之。以上数条，《金匮要略》辩肺痿、肺痈之所成不同也。其言热在上焦者，痿痈皆有热也。其言咳者，痿痈皆有咳也。其言亡津液者，痿痈皆亡津液也。其言脉数者，痿痈皆脉数也。但痿属肺气虚，虚则虽有热而不烈。热不烈，则虽亡津液，不至燥涸，故虽咳而口中反

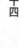

有浊唾涎沫。热虽客肺，亦不致腐良为脓，惟肺脏痿萃而已，其脉虽数而必虚。痈则不然，乃肺脏气壅邪实。实则热烈。热烈，则津液亡而更加干涸，故口中辟辟燥。烈热迫肺，肺将腐伤，故气逆而咳。咳即胸中隐痛也。津液既涸，脉应涩滞，而反滑数者，蓄热腐化，夹有脓血之象，即谓之数实亦可。次条云：寸口脉微而数者，以卫疏故微，邪郁故数。卫疏邪郁，故汗出表热而且恶寒也。此言风之初袭，邪犹在表，不入于里，惟随呼出。中于卫而外伤皮毛，郁而为热，其热则不出于外，惟随吸入，过于荣而内伤血脉。夫卫者，主表，主皮毛，阳也。风客之，则内关于肺。肺气壅逆，故咳而喘满。卫主气，肺亦主气。口咽为气之门户。气不通调，则津液不周布，故口干咽燥，或有时唾浊沫。以热不在胃，故不渴。卫疏邪客，时为振寒，此皆风中于卫，激动肺气之证验也。荣主里，主血脉，阴也。热迫之，则内及于脉。肺朝百脉而行荣卫，况邪自皮毛始。皮毛者，肺之合。由合入肺，肺受其热，血为之凝结。久则腐败为脓，随吐而出如米粥。此皆热过于荣，败伤肺体之证验也。始萌则在阳，在卫，属气分，故云可救。久则入阴，伤血脉，伤脏体，故云脓成则死。三条所云肺痿者，虚寒之痿，痿之变也。肺虚而寒则液不流布，故亦吐涎沫。无热迫肺，则肺气不逆，故不咳。无热，故不渴。肺居最上，为诸气之总司，而通调水道，下输膀胱。遗尿小便数者，肺气虚冷，有失通调之职，所谓不能制下也。气虚于上，故眩。治以甘草干姜汤者，姜以温冷，草以补虚。草补土而不补金者，虚则补其母耳。服此温剂而渴者，肺中必热。是知遗尿、便数，非痿证，乃消渴也。即气厥论所谓饮一溲二，肺消之属。下四条所载已成痈、未成痈，皆肺气壅塞之有余者。前二条论中，颇悉其义。而皂角、葶苈、桔梗辈亦皆下气、泻壅、开结之药，以方合证，理可想见，故不重解也。本文云：肺痈已成，寸数而实者，即《要略》所谓脉数实者为肺痈。肺痿之形，数而无力者，即《要略》所谓脉数虚者为肺痿。必候于寸者，以肺居最上也。肺痈色白，脉宜短涩者，言其面色白为肺色，短涩为肺脉。色脉与证相符，故宜也。若脉浮大，是为火象。唾如米糊，呕见脓血，是火克金。肺脏已伤，宜乎？

附　方

《金匮》甘草干姜汤

甘草四两，炙　干姜二两炮

上㕮咀。以水三升，煮取一升五合。去滓，分温再服。

《金匮》葶苈大枣泻肺汤

治肺痈喘咳不得卧，或鼻塞清涕，不闻香臭酸辛，上气迫塞，服此汤。可先服小青龙汤一剂，乃进此。小青龙汤方见第十六。

葶苈熬令黄色，捣丸如弹子大　大枣十二枚

上先以水三升，煮枣取二升。去枣，内葶苈煮取一升。顿服。

桔梗汤　亦治血痹。今人用此为咽喉诸证要药。见第三十二。

炙甘草汤 见第三十三

《千金》甘草汤　治同桔梗汤。

甘草

上一味，以水三升，煮减半。分温三服。

《千金》生姜甘草汤　治肺痿咳唾涎沫不止，咽燥而渴。

生姜五两　人参三两　甘草四两　大枣十五枚

上四味，以水七升，煮三升，分温再服。

《千金》桂枝去芍药加皂荚汤　治肺痿吐涎沫。

桂枝　生姜各三两　甘草二两　大枣十枚　皂荚一枚，去皮子，炙焦

上五味，以水七升，微微火煮取三升。分温三服。

《外台》桔梗白散　治咳而胸满，振寒，脉数，咽干不渴，时出浊唾腥臭，久久吐脓如米粥者，为肺痈。

桔梗去芦　贝母去心，各三分　巴豆一分，去皮，熬

上三味为散。强人饮服半钱匕，羸者减之。病在膈上者，吐脓血；膈下者，泻出。若下多不止，饮冷水一杯则定。

《千金》苇茎汤　治咳有微热，烦满，胸中甲错，是为肺痈。

苇茎二升　薏苡仁半升　桃仁五十粒　瓜瓣半斤

上四味，以水一斗，先煮苇茎得五升。去滓，内诸药。煮取二升，服一升。再服当吐如脓。

泻白散　治肺痈。

桑白皮炒，二钱　地骨皮去骨　甘草炙　贝母去心　紫菀　桔梗炒　当归酒拌，各一钱　瓜蒌仁一钱半

作一剂。水一钟，姜三片，煎八分，食远服。立斋云：此方乃泻肺邪消毒之剂也。若喘咳唾痰沫，肺脉浮数者，用之有效。

四物汤　治肺痈吐脓，五心烦热，壅闷咳嗽。

贝母去心　紫菀去苗土　桔梗炒，各一两　甘草炙，半两

上捣筛。每服三钱。水一盏，煎五七沸，去滓。不拘时，稍冷服。如咳嗽甚，加去皮尖杏仁三枚同煎。小儿量减。

肺痈神方

用薏苡米为末，糯米饮调下，或入粥内煮吃亦可。一方用水煎服，当下脓血便愈。

《济生》排脓散　治肺痈。得吐脓后，以此排脓补肺。

生绵黄芪二两

细末。每二钱，水一碗，煎五分服。

排脓散

黄芪盐水拌炒　白芷　五味子炒，杵　人参各等分

为细末。每服三钱。食后蜜汤调下。

肺痈收口方　肺痈收敛疮口，只有合欢树皮，或白蔹煎汤饮之。然不可饮于未吐脓血之先也。

又肺痈方　野毛栗根二两，水二钟，煎五分服。觉肺中微有声，数次即愈。

治吐脓血方　吐脓血如肺痈，口臭，他方不应，宜消风散。入男子发灰，清米汤下。两服。

又治肺痈方　鲜百合捣汁，酒和服。六七次愈。试肺痈法凡人觉胸中隐隐痛，咳嗽有臭痰，吐在水内，沉者是痈脓，浮者是痰。

肠痈脉证第七十六

肠痈实热，滑数可知。数而不热，关脉芤虚。微涩而紧，未脓当下。紧数脓成，切不可下。肠痈者，肠内生痈也。大肠、小肠皆有之。大抵得之不节饮食、不适寒温。或积垢瘀凝，或败血留滞。壅塞不行，久郁化热，久热腐脓，而痈斯成矣。如小腹肿痞皮急，按之则痛，小便数如淋，或复自调，时或发热，或自汗恶寒，身如甲错。外无热，内无积聚而见上证者，皆肠痈之候也。甚者腹胀大，转侧有水声。或绕脐生疮，或脓自脐出，或大便出。其脉数者，小便脓也。洪数、滑数者，大有脓也。宜薏苡附子败酱散。迟紧，或微涩而紧者，未有脓也。宜大黄牡丹汤、万氏桃仁承气汤加连翘、秦艽。入风者加防风。《准绳》蜡矾丸亦效。郁结成热，其热自实。热实，则脉之滑数，不言可知。若数而无热，则数为虚促之数，非热所鼓。不惟不实，而与腹中相应之关脉，亦且芤虚矣。虽见诸证，未必成脓。设的确有痈，亦瘀凝之血耳。盖血瘀聚于肠腹，则流行之脉道中，反觉空虚，故脉芤也。若脉微涩而紧者，气犹滞着敛实，未化脓也，下之足以荡其留结之邪。若脉紧滑数，热已沸涌消熔，脓已成也。下之反以夺其生新之力。即痈疡未溃，宜泻实。已溃，宜补虚义。

附　方

薏苡附子败酱散　治肠痈为病，其身甲错，腹皮急，按之濡，如肿状。腹无积

聚，身无热，脉数，此肠内有痈脓也。此方主之。

薏苡仁十分　附子二分　败酱五分

上三味，杵为末，取方寸匕。以水二升，煎减半，顿服。小便当下。

大黄牡丹汤　治肠痈少腹肿痞，按之痛如淋，小便自调，时时发热，自汗出，复恶寒，其脉迟紧者，脓未成，可下之。当有血。脉洪数者，脓已成，不可过下，总以此方主之。

大黄四两　牡丹皮一两　桃仁五十个　瓜子半升　芒硝三合

上五味，以水六升，煮取一升。去滓，内芒硝再煎沸。顿服之。有脓当下。如无脓，当下血。

万氏治肠痈方　桃仁承气汤加秦艽、连翘。桃仁承气汤见第二十。

薏苡仁汤　治肠痈，腹中疞痛，烦躁不安。或胀满不食，小便涩。妇人产后虚热，多有此病。纵非痈，但疑似间，便可服。

薏苡仁　瓜蒌仁各三钱　牡丹皮去骨　桃仁各二钱

上作一服。水二钟，煎一钟，不拘时服。按此方药品和平，其功且速，常治腹痛，或发热，或胀满不食，水道涩滞。产后多有此证。或月经欲行，或行后作痛尤效。

四圣散　一名神效瓜蒌散。治肠痈，痈疽生于脑髭背腋，及便毒。服之神效。

生黄瓜蒌一枚，去皮　粉草四钱，研末　没药研末，三钱　乳香研末，一钱上用好红酒二大碗，慢火煎至一碗。分作两服，两日服尽。大便顺导恶物妙。若干瓜蒌，则用两三枚。一方。若病在上，食后服。在下，食前服。毒已结成，即脓化为水。毒未成，即于小便中出。疾甚，再合服，以退为度。

神仙蜡矾丸见第七十四

云母膏　治一切痈疽疮疖，折伤等证。

蜀椒去目及闭口者，微炒　白芷　没药　赤芍药　肉桂　当归　盐花　菖蒲　麒麟竭　黄芪　白及　芎䓖　木香　龙胆草　白蔹　防风　厚朴　麝香　桔梗　柴胡　松脂　人参　苍术　黄芩　乳香　附子　茯苓　良姜　合欢皮各五钱　硝石　甘草　云母各四两　桑白皮　槐枝　柳枝　柏叶　水银以绢另包。待膏成，以手细弹在上，名养膏母　陈皮各二两　清油四十两　黄丹二十两

上除云母、硝石、麒麟竭、乳香、没药、麝香、盐花、黄丹八味另研外，余药并细切，入油浸七日。文火煎，以柳枝不住手搅。候匝沸，乃下火。沸定，又上火。如此者三次，以药黑色为度。去滓，再熬。后入丹与八味末，仍不住手以槐柳枝搅。滴水中成珠，不软不硬为度。瓷器收贮。候温，将水银弹上。用时先刮去水银，或服或贴，随宜用之，其功甚大也。

排脓散　治肠痈小腹胀痛，脉滑数。或里急后重，或时时下血。

黄芪盐水拌炒　当归酒拌　金银花　白芷　穿山甲蛤粉炒　防风　连翘　瓜蒌杵　甘草各一钱

作一剂，水二钟，煎八分，食前服。若脓将尽，去穿山甲、连翘，加当归、川芎。或为末，每服三钱，食后蜜汤调下，亦可。

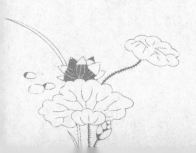

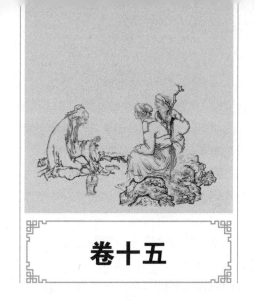

卷十五

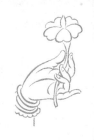

胎产脉证第七十七

　　妇人之脉，以血为本。血旺易胎，气旺难孕。少阴动甚，谓之有子。尺脉滑利，妊娠可喜。滑疾不散，胎必三月。但疾不散，五月可别。左疾为男，右疾为女。女腹如箕，男腹如釜。欲产之脉，其至离经。水下乃产，未下勿惊。新产之脉，缓滑为吉。实大弦牢，有证则逆。男为阳，女为阴。阳主气，阴主血，一定之常理也。故女子以血为本。血旺，是为本足。本足而施之以阳，则生化自全，而成胎亦易易矣。气旺，则血反衰，是为本不足，且失常理，未有理失常而能孕者也。又人之身，阴静阳动，阴体阳用。则血固阴静也，亦体也。凝胎结孕，必动由静始，体成用先。是知女人以血胜气者为贵。少阴动甚者，心手少阴之脉动甚也。心主血，动甚则血旺，血旺易胎，故云有子。即《素问·平人气象论》所谓妇人手少阴脉动甚者，妊子也。有子者，有妊之谓，男女之通称，非独指男子。如下文所辨，则有男女之分矣。尺脉者，左右肾脉也。肾为天一之水，主子宫以系胞，孕胎之根蒂也。滑利，则不枯涩，而且有替替含物之象，故喜其妊娠。即《素问·阴阳别论》所谓阴搏阳别，谓之有子。叔和《脉经》所谓尺中之脉，按之不绝，法妊娠。上文所谓动甚妊子者，同义也。即此滑利之脉，应指疾而不散。滑为血液，疾而不散，乃血液敛结之象，是为有胎三月矣。若但疾而不散，是从虚渐实，从柔渐刚，血液坚凝，转为形体，故不滑耳。此妊娠五月之脉状也。其疾，左胜于右，是为男孕。以男属阳居左，胎气钟于阳，故左胜。右胜于左，是为女孕。以女属阴居右，胎气钟于阴，故右胜。胜者，甚、不甚之谓，非左疾右不疾也。更视其腹，如箕者为女胎，如釜者为男胎。盖男、女之孕于胞中，女则面母腹，男则面母背。虽各肖父母之形，亦阴阳相抱之理。女面腹，则足膝抵腹，下大上小，故如箕。箕，簸箕也。前浅而后深，覆之则高下异。男面背，则背脊抵腹，其形正圆，故如釜。釜，食锅也，覆之正圆。一说女动于腹，动不一处而动甚。男动于腹，举腹动而动微。动不一者，四肢也。举腹动者，背也。历观数说，则男女在胞之仰覆，信不诬矣。及其欲产也，其脉与十月怀妊平常见者忽异。假如平日之脉厚浮，临产则脉忽沉；平日之脉迟，临产则脉忽数。至如大小滑涩，临产皆忽然而异。盖十月胎气安定，一旦欲落，气血动荡，胞胎迸裂，自与经常离异，而脉亦非平昔之状貌矣。虽然亦必有水先下，俗谓之胞浆，养胎之液也。水下，则胞裂而产。不尔，犹未即下，勿认为产难而惊讶也。及其已产也，气血两虚，其脉宜缓滑。缓则舒徐，不因气夺而急促。滑则流利，不因血去而涩枯，均吉兆也。若脉实大弦牢，非产后气血俱虚者所宜。实为邪实，大为邪进，弦为阴敛而宣布不能，牢为坚着而瘀凝不解，是皆相逆之脉。设外有证，又岂能顺乎？

胎产杂述

虞氏曰：《脉经》云：诊其脉，手少阴之脉动甚者，妊子也。盖手少阴，心脉也，心主血脉故也。又肾为胞门子户。尺中肾脉，按之不绝，当妊子也。又妇人妊娠一月之时，足厥阴脉养之，二月足少阳脉养之，三月手厥阴脉养之，四月手少阳脉养之，五月足太阴脉养之，六月足阳明脉养之，七月手太阴脉养之，八月手阳明脉养之，九月足少阴脉养之，十月足太阳脉养之，是以诸经脉各养三十日也。若夫至期当养之经，虚实不调，则胎孕为之不安，甚则下血而堕矣。夫手足十二经，气血盈亏不同，如手足厥阴、太阳少气多血，手足太阴、少阴少血多气，手足少阳多血少，手足阳明气盛血多。安胎之法，宜各按月依经，视其气血虚实而调之，庶无胎堕之患。其或感冒风寒，别生异证，又宜各按法而调治之。

洁古云：治胎产之病，从厥阴经论之，是主气生化之源也。厥阴与少阳为表里，故治法无犯胃气及上二焦。有三禁：不可汗，不可下，不可利小便。发汗则伤上焦之阳，利大便则脉数而动脾，利小便则内亡津液，胃中枯燥。制药之法，能不犯此三禁，则荣卫自和而寒热止矣。如气弱则黄芪，血刺痛而和以当归，腹中疼而加之芍药。大抵产病天行，从小柴胡增损。杂证从四物增损。宜详察脉证而用之。

《集略》云：母之肾脏系于胎，是母之真气，子之所赖也。受妊之后，宜令镇静，则血气安和。须内远七情，外薄五味。大冷大热之物，皆在所禁。使雾露风邪，不得投间而入。亦不得交合阴阳，触动欲火。谨节饮食，若食兔缺唇，

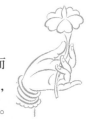

食犬无声，食杂鱼而致疮癣。心气大惊而癫疾，肾气不足而解颅，脾气不和而羸瘦，心气虚乏而神不足。儿从母气，不可不慎也。苟无胎动、胎痛、泻痢，及风寒外邪，不可轻易服药。不得已，在审度疾势轻重，药性高下，不必多品。然父少母老，产女必羸。母壮父衰，生男必弱。气受偏萃，与之补之。补羸女，则养血壮脾。补弱男，则壮脾节色。羸女宜及时而嫁，弱男宜待壮而婚。昔人论年老有子者，男不过八八，女不过七七，则知血气在人，固自有量，夫岂逃阴阳之至数哉。丹溪曰：胎前当清热养血。产妇因火逼动胎，逆上作喘急者，急用条芩、香附之类，为末调下。条芩水中取沉者为佳，黄芩安胎，乃上、中二焦药，能降火下行。天行不息，所以生生而无穷。茺蔚子治血行气，有补阴之妙。命名益母，以其行中有补也。故曰胎前无滞，产后无虚。难产可煎作膏。条芩、白术，乃安胎圣药。俗以黄芩为寒而不用，反谓温热药能养胎。殊不知胎孕宜清热凉血，使血循经而不妄行，乃能养胎。怀妊嗜物，乃一脏之虚。如爱酸，乃肝脏不能养胎而虚也。

鸡肉合糯米食，令子生寸白虫。食犬肉，令子无声。鲤鱼同鸡子食，令子生疳多疮。食兔肉，令子缺唇。食羊肝，令子多厄。食鳖肉，令子项短缩头。鸡子与桑椹同食，令子倒生心寒。鲜鱼同田鸡食，令子喑哑。雀肉同豆酱食，令子面生野黯黑子。食螃蟹，令子横生。食生姜，令子多指。食水浆，令绝产。食雀肉饮酒，令子多淫无耻。食茨菰，消胎气。食驴、马肉，过月难产。豆酱合藿香食，堕胎。食山羊肉，令子多病。食鳅鳝无鳞鱼，难产。食诸般菌，生子惊风而夭。食雀脑，令子患雀目。

歌曰：蚖斑水蛭及虻虫，乌头附子配天雄，野葛水银并巴豆，牛膝薏苡与蜈蚣，三棱代赭芫花麝，大戟蛇蜕黄雌雄，牙硝芒硝丹皮桂，槐花牵牛皂角同，半夏南星与通草，瞿麦干姜桃仁通，硇砂干漆蟹脚爪，地胆茅根莫用好。

《便产须知》云：勿乱服药，过饮酒。勿针灸举重，登高涉险，心有大惊，犯之产难，子必癫痫。勿多卧，时时行步。勿劳力过伤，使肾气不足，生子解颅，脑破不合。衣毋太温，食毋太饱。若脾胃不和，荣卫虚怯，子必羸瘦多病。若自家及邻家修造动土，犯其胎气，令子破形殒命。刀犯者形必伤，泥犯者窍必塞。打击者色青黯，系缚者相拘挛。此皆验如影响。

《脉经》曰：妇人怀躯七月而不可知，时时衄血而转筋者，此为躯也。《脉经》曰：妊娠初时，寸微小，呼吸五至。三月而尺数也。脉滑疾，重以手按之散者，胎已三月也。脉重手按之不散，但疾不滑者，五月也。尺脉左偏大为男，右偏大为女。左右俱大，产二子。大者，如实状。妇人妊娠四月，欲知男女法，左疾为男，右疾为女。俱疾为生二子。《胎经》曰：若胎病不动，欲知生死，令人摸之。如覆杯者则男，如肘颈参差起者女也。观此说，则前如箕如釜之义了然。

徐之才云：妊娠一月，名胎胚。宜饮食精熟，酸羹大麦。毋食腥辛，是谓才正。足厥阴肝养，不可针灸其经。如大敦、行间、太冲、中封、五里、中都等穴是也。肝主筋及血。血行痞涩，不为力事。寝必安，无令恐畏。妊娠二月，名始膏。毋食辛臊，居必静处。男子勿劳，百节皆痛，是为胎始结。足少阳胆养，不可针灸其经。如胆窍、丘墟、跌阳、绝骨、外丘、阳陵泉等穴是也。胆主精。儿精成，常慎护，勿惊动。妊娠三月，名始胎。当此之时，未有定仪，见物而化。欲生男者，操弓矢。欲生女者，弄珠玑。欲子美好，数视璧玉。欲子贤良，端坐清虚，是谓外象而内感者也。手心主包络养，不可针灸其经。如中冲、劳宫、大陵、内关、间使、郄门、曲泽等穴是也。包络主脉，毋悲哀、思虑、惊动。妊娠四月，始受水精以成血脉。食宜稻粳，羹宜鱼雁。是谓盛血气以通耳目而行经络。手少阳三焦养，不可针灸其经。如关冲、阳池、内关、三阳、天井、曲垣等穴是也。是时儿六腑成。宜静形体，和心志，节饮食。妊娠五月，始受火精以成其气。卧必晏起，沐浴浣衣，深其居处，浓其衣服，朝吸天光，以避寒殃。其食稻麦，其羹牛羊，和以茱萸，调以气味，是谓养气，以定五脏。足太阴脾养，不可针灸其经。如隐白、大都、公孙、商丘、三阴交、漏谷、阴陵泉等穴是也。脾主四肢，儿四肢成。毋大饥甚饱，毋食干燥炙热，毋大劳倦。妊娠六月，始受金精以成其筋。身欲微劳，毋得静处，出游于野，数观走犬行马。食宜鸷鸟、猛兽之肉。是谓变腠理纫筋，以养其力，以坚背膂。足阳明胃养，不可针灸其经。如厉兑、丰隆、阴市、上下廉、三里等穴是也。儿口目成，调五味，食甘美，毋太饱。妊娠七月，始受木精以成其骨。劳身摇肢，毋使定止。动作屈伸，以运血气。居处必燥。饮食避寒，常食稻粳以密腠理。是谓养骨而坚齿。手太阴肺养，不可针灸其经。如少商、鱼际、列缺、尺泽、天府等穴是也。肺主皮毛，儿皮毛已成。勿大言，勿号哭，勿薄衣，勿洗浴，勿寒饮。妊娠八月，始生精以成肤革。和心静息，毋使气极。是谓密腠理而泽颜色。手阳明大肠养，不可针灸其经。如商阳、二间、合谷、上下廉、三里、曲池、肩井、肩髃等穴是也。阳明主九窍，儿九窍成。勿食燥物及失食。勿忍大便。妊娠九月，始受石精以成皮毛。六腑百节，无不毕备。饮醴食甘，缓带自持而待之。是谓养毛发，致才力。足少阴肾养，不可针灸其经。如涌泉、然谷、太溪、交信、筑宾、复溜等穴是也。肾主续缕，儿脉络续缕皆成。勿处温冷，勿着炙衣。妊娠十月，五脏俱备，六腑齐通，纳天地气于丹田，关节人神皆备，但俟时而生。妊娠一月始胚，二月始膏，三月始胞，四月形体成，五月能动，六月筋骨力，七月毛发生，八月脏腑具，九月谷气入胃，十月诸神备，即产矣。宜服滑胎、束胎等药，入月即服。

妊娠临月，最要安神定虑。常步履。勿多睡、饱食、过饮酒及杂药。宜先

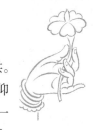

贴产图，依位铺床帐。预请老练稳婆，备办汤药器物。欲产时，不可多人喧哄。但用老妇二人扶行，及凭物站立。若见浆水，腰腹痛甚，是胎离经。令产母仰卧，令儿转身。若儿头向产门，方可用药催生坐草。若心烦，用水调服白蜜一匙。觉饥，吃糜粥少许，勿令饥渴，恐乏其力。不可强服、早服催生滑胎等药，及早于坐草，使稳婆乱动手。薛氏曰：欲产之时，觉腹内转动，即当正身仰卧。待儿转身向下，时作痛，试捏产妇手中指中节或本节跳动，方与临盆，即产矣。若初觉，不仰卧以待转胞，或未产而水频下，此胞衣已破，血水先干，必有逆生、难产之患。若胎衣破而不得分娩者，保生无忧散以固其血，自然生息。如血已耗，用八珍汤料一斤，益母草半斤，水数十碗，煎熟不时饮之，亦有得生者。凡孕妇只腹痛，未产也。若连腰痛甚者，将产也。盖肾候于腰，胞系于肾故也。凡孕家，宜预请有仁心知事稳婆，先与说知。倘有生息不顺，只说未产；或遇双胎，只说胞衣未下，恐惊则气散，愈难生息。产值盛暑，或血晕血溢，当饮清水解之。冬末春初，产室用火，和暖下部，衣服当温厚，方免胎寒血结。若临月洗头足，亦致难产。胞浆先破，恶水来多，胎干不得下，须先与四物汤，补养血气。次浓煎葱汤放温，令坐婆洗产户。须是款曲洗，令气上下通畅。更用酥油、滑石末涂产口里。次服神妙乳朱丹，或葵子如圣散。

一曰正产。十月满足，忽腰腹作阵，疼痛相似，胎气顿陷。至于脐腹痛极，乃至腰间重痛，谷道挺进，继之浆破血出，儿乃遂生。二曰伤产。盖人之生，各有时日，不可改易。今有未产一月前，忽然脐腹疼痛，有如欲产，仍无事，是名试月，非正产也。但产母未有正产之候，不可令人抱腰，产母亦不可妄乱用力。盖欲产之时，脐腹疼痛，儿身未顺，收生者，却教产母早用力。儿身才转动，即便用力一逼，使儿错路，忽横忽倒，不能正生，皆缘产母用力未当所致。必须待儿顺身逼户，方始用力一送，令儿下生，此方是母之用力当也。若未有正产之候，而用力早，妄服药，譬如揠苗助长，无益有害。三曰催产。欲产时浆破血下，脐腹作阵疼痛，腰重谷道挺进，已见正产之候，但未生下，可服药以催之。或有经及数日，产母困苦，明是正产之候，但儿难生。亦可服药以助母正气，儿乃得下。四曰冻产。冬月天冷，经血得冷则凝，以致儿不能下，此害最深。若冬月产者，下部不可去绵衣，并不可坐卧冷处。当满房着火，常有暖气，令母背身向火，令脐下腿膝间常暖。血暖则流利易生。五曰热产。盛夏之月，要温凉得所。勿恣意取凉，致伤胎气。亦不可人多，热气逼母，使母血沸，致有发热头疼，面赤如醉，不知人事者。六曰横产。儿先露手，或先露臂，此由母未当用力而用之太过也。儿身未顺，用力一逼，遂至身横，不能生下。当令母安然仰卧，后令看生人，先推其手，令人直上，渐渐逼身，以中指摩其肩，推上正之，或以手攀其耳而正之。须是母仰卧，然后推儿直上，徐徐正之。候其身正，服催生药一盏，方用力令儿下生。七曰倒产。产母胎气不足，关键不牢，用力太早，致儿不能回转，便直下先露其足。当令母仰卧，令看生人推其足入。不可令母用力，亦不得惊恐，使儿自顺。八曰偏产。儿身未正，母用力过早，致儿头偏在左，或偏在右。故头虽露，偏在一畔，不能生下。当令母仰卧，次令看生人轻轻推儿近上，以手正其头，令儿头端正，然后令母用力一送，即便生下。若是小儿头后骨，偏在谷道，只露其额，当令看生人，以绵衣炙温裹手，于谷道外，轻轻推儿头正，便令母送儿生也。九曰碍产。儿身已顺而露正顶，不能生下。盖因儿身回转，肚带扳其肩，以此露正顶而不能生。当令母仰卧，令看生人轻推儿近上，徐徐引手以中指按儿肩下，拨其肚带，仍须候儿身正顺，方令母用力送，令儿生下。十曰坐产。儿将生，其母疲倦，久坐椅褥，抵其生路。急于高处，系一手巾，令母以手攀之，轻轻屈足坐身，令儿生下，非坐在物上也。更有盘肠产者，临产母肠先出，然后儿生。若产后肠不收，甚楚。即以醋半盏，新汲水七分调匀，噀母面。每噀一缩，三噀缩尽，此良法也。

交骨不开，产门不闭，皆元气素弱，胎前失调，以致血气不能运达而然。交骨不开，阴气虚。宜加味芎归汤、补中益气汤、龟壳散之类。产门不闭，气血虚。宜十全大补汤。

子死腹中者，多因惊动太早，或犯禁忌，致令产难。胞浆已破，无血养胎，枯涸而死。须验产母舌青黑，其胎死矣，当下之。宜平胃散加朴硝，《千金》神造汤，半夏汤之类。大法寒者，热以行之。热者，凉以行之。燥者，滑以润之。危急者，毒药下之。下宜朴硝之类。

临产束胎，瘦敛则易生宜束胎丸、达生散、张氏方、保生无忧散、神寝丸之类。

催生大法，滑以流通涩滞，苦以驱逐闭塞，香以开窍逐血。气滞者行气。胞浆先破，疲困者固血。宜佛手散、三合济生汤、黑神散、阿胶赤小豆汤、兔脑丸、如神散、黄金散之类。

凡产毕，饮热童便一盏，不得便卧，宜闭目坐。须臾上床，宜仰卧，不宜侧。宜竖膝，未可伸足。高倚床头，厚铺褥。遮围四壁，使无孔隙，免致贼风。及以醋涂鼻，或用醋炭及烧漆器。更以手从心掩按至脐下，使恶露不滞。如此三日，以防血晕、血逆。不问腹痛不痛，有病无病，以童便和酒半盏，温服五七服。酒虽行血，亦不可多，能发昏晕。宜频食白粥少许。一月后，宜食羊肉、猪蹄少许。仍慎言语七情、寒暑、梳头、洗足，以百日为度。若气血素弱者，不计日月，否则患手足、腰腿痛等证，名曰蓐劳，最难治疗。初产时，不可问是男是女，恐因言语而泄气，或以爱憎而动气，皆能致病。不可独宿，恐致虚惊。不可括舌，恐伤心气。不可漱齿，恐致血逆。须气血平复，方可治事。

犯时微若秋毫，成病重如山岳，可不戒哉。产妇将息如法，脏腑调和，庶无疾苦。须先服黑神散，四物汤。若壮热头痛，此乳脉将行。头目不清，是血晕，用清魂散。粥食不美，是胃气虚。宜六君子汤、当归建中汤。陈藏器云：溃苎汁与产妇服之，将苎麻与妇人枕之，止血晕。产妇腹痛，置苎于腹上则止。

　　丹溪曰：产后当大补气血。虽有杂证，以末治之。产后补虚，用参、术、黄芪、陈皮、当归、川芎、炙甘草。如发热，轻则加茯苓淡渗之，其热自除。重则加干姜。凡产后有病，先固气血。产后一切病，多是血虚，皆不可表。

　　仲景云：问新产妇人有三病，一者病痉，二者病郁冒，三者大便难，何谓也？师曰：新产血虚，多汗出，喜中风，故令病痉。亡血复汗，寒多，故令郁冒。亡津液，胃燥，故大便难。郁冒即今所谓血晕也。《千金》云：凡产后满百日，乃可会合。不尔，至使虚羸，百疾滋长。慎之。凡妇人患风气，脐下虚冷，莫不由此，早行房故也。

　　《脉经》曰：诊妇人生产之后，寸口脉洪疾不调者死，沉微附骨不绝者生。妇人新产乳子，脉沉小滑者生，实大坚弦急者死。丹溪曰：产前脉细小，产后脉洪大者，多死。又曰：产前脉当洪数。既产而脉洪数如故者，多主死。

　　胞衣不下者，谓之息胞。由产初用力，比儿出而体已疲惫，不复能用力。产胞停留间，而或外冷乘之，则血道涩，故不下。须急以方药救治，不妨害于儿。所奈者，胞系连儿脐。胞不出，即不得以时断脐浴洗，冷气伤儿，则成病也。旧法胞衣不出，恐损儿者，依法截脐而已。产处须顺四时方向，并避五行禁忌。若有触犯，多令产妇难产。郭稽中曰：胞衣不下，亦有流血入衣中，衣为血所胀，故不得下。治之稍缓，胀满腹中，以次上冲心胸。疼痛喘急者难治。但服夺命丹，以逐去衣中之血。血散胀消，衣自下也。牛膝汤亦效。薛氏曰：有因恶露入衣，胀而不能出。有因元气亏损而不能送出。其恶露流衣中者，腹中胀痛，用夺命丹，或失笑散，并胡氏法之类以消瘀血，缓则不救。其元气不能送者，腹中不胀痛。用保生无忧散以固补元气。或用蓖麻子肉一两细研成膏，涂母右足心。衣下即洗去。缓则肠亦出。如肠不收，仍用此膏涂脑顶，则肠自入。或加桂芎归丸、红花酒之类。

　　《大全》云：产后血晕者，由败血流入肝经，以致眼黑头旋，不能起坐，甚至昏闷不省人事，谓之血晕，以细酒调黑神散服。若作暗风、中风治之误矣。有血热乘风，逆上凑心，以致昏迷不省，气闭欲绝者，服童便最好。然其由有三。有用心使力过多而晕者，有下血过多而晕者，有下血少而晕者。其晕虽同，治之则异，当审详之。下血多而晕者，昏而烦乱，当以补血清心。下血少而晕者，乃恶露不下而上抢。心下满急，神昏口噤，绝不知人。当以破血，行血药。古法云：产妇分娩讫，预将秤锤或黄石硬炭，烧令通赤，置器中，急于床前以醋沃之。得醋气，可除血晕。产后一月内，时作为妙。崔氏云：凡晕者，皆是虚热，血气奔迸，腹中空虚所致。欲分娩者，第一须先取酽醋以涂口鼻，仍置醋于旁，使闻其气，兼细细饮之，此为上法。如觉晕，即以醋喂面。苏来即饮醋，仍少与解之。一云仍少与水解之。一法烧干漆令烟浓，熏产妇面即醒。如无干漆，取旧漆器火烧烟熏亦妙。血晕用药。宜清魂散、失笑散、芎归汤、荆芥散、白薇汤之类。

恶露不下，由产后脏腑劳伤，气血虚损，或胞络夹宿冷，或产后当风取凉。风冷乘虚而搏血，则壅滞不宣，积蓄在内，故令恶露不下也。宜失笑散、花蕊石散、起枕散。

《大全》云：产后血露不绝者，由产后损伤经血，虚损不足，或分解之时，恶血不尽，留停腹中。致气血不摄，故令淋沥不绝也。薛氏曰：若前证肝气热而不能主血，宜六味地黄丸。若肝气虚而不能藏血，宜逍遥散。若脾气虚而不能摄血，宜六君子汤。若胃气下陷而不能统血，宜补中益气汤。若脾经郁热而血不归源，宜加味归脾汤。若肝经怒火而妄行，宜加味四物汤，若气血俱虚，宜十全大补汤。若肝经风邪而血沸腾，宜四物加防风。他如乌金散、蒲醋饮子，俱宜审证用之。

附　方

保生无忧散　治妊娠身居安逸，口厌甘肥，忧乐不常，食物不节，致胞胎肥浓，根蒂坚牢。或瘦人血少胎弱，临蓐难产。入月服之，则易生也。

当归　川芎　白芍药　枳壳麸炒　木香　甘草炙，各一钱半　乳香另研　血余烧存性，另研，各五分上作一服水煎，入乳香、血余和匀。不拘时服。

八珍汤见第十六

四物汤见第二十一

神妙乳砂丹　治难产。

明乳香

为末，以猪心血为丸，如桐子。朱砂为衣。日干。每服一丸，嚼碎冷酒下。良久未生，再服。或以莲叶蒂七个，水煎化服二丸。良久未生，再服。

葵子如圣散　催生。

黄蜀葵子，不拘多少，焙干为末。

热酒调下二钱。神效。如无子，花亦可。若胎漏血干难产，痛极者，并进三服。良久腹中气宽，胎滑即产。须见正产候，方可服之。如打扑死胎，红花酒下。

加味芎归汤　产后血气虚，感风寒，头疼寒热。

当归　川芎各二钱　紫苏　干葛各一钱

上锉，加生姜三片，水煎服。

补中益气汤见第三十九

龟壳散　治交骨不开，不能生产。

当归　川芎　败龟板一个，酥炙　妇人头发生长过者一握，烧存性

上为散。每服五钱，水煎服。约人行五里即生。始胎死不下，灼过龟板亦可。

十全大补汤见第十六

平胃散见第四十四

《千金》神造汤　治动胎及产难，子死腹中，或妊娠两儿，一死一生。服之令死者出，生者安。神验莫测。

蟹爪一升　甘草二尺　阿胶三两

上三味，以东流水一斗，先煮蟹爪，甘草得三升。去滓。次内胶令烊，顿服之。不能下，再服。若人昏牙紧，拗口，内药。药入即活。煎药作东向灶，用苇薪煮之。

半夏汤　治胎衣不下，或子死腹中，或血冲上昏闷，或血暴下，及胞干而不能产者。

半夏曲一两半　桂去皮，七钱半　大黄五钱　桃仁三十粒，去皮尖、炒

上为粗末。先服四物汤一二服，次用此药一钱，生姜三片，水煎服。如未效，次服下胎丸。束胎丸　胎瘦易生，服至产则已。

白术　枳壳去瓤，麸炒，各等分

为末，烧饭丸如桐子大。八月，一日食前服三五十丸，温水下。

达生散　八九个月内，服十数帖，易产。

大腹皮三钱　人参　陈皮　紫苏茎叶各五分　归身尾　白术　白芍药各一钱　甘草炙，二钱

上作一服，入青葱五叶，黄杨脑七个即黄杨树叶梢儿。食少胎瘦者不须用。水煎服。或加枳壳、砂仁。春加川芎。夏加黄芩。秋加泽泻。冬加砂仁。气虚，倍参、术。气实，加香附、陈皮。血虚，加当归、地黄。形实，倍紫苏。性急多怒，加黄连、柴胡。热甚，加黄芩。湿热，加滑石、半夏。食积，加山楂。食后易饥，倍黄杨脑。腹痛，加木香、官桂。

张氏方　治妊娠胎肥壅隘，动止艰辛。临月服之，缩胎易产。兼治肠中诸疾，下气宽膈。

枳壳五两　甘草一两半　香附子三两，炒去毛上为末，姜汤点服。如丈夫妇人，冷气攻刺，胁肋疼痛者，用葱白三寸，同煎服。妇人脾寒，血气成块作痛，热酒调服。大小便不通，白牵牛汤调服。

神寝丸 瘦胎滑利易产。临月服之神效。

通明乳香半两，另研　枳壳麸炒，一两

为末，炼蜜丸如桐子大。每三十丸，空心温酒下。

佛手散 治妊娠因事仆跌，子死腹中，恶露妄行，疼痛不已，口噤欲绝，用此药探之。若子死腹中，立便逐下。若腹痛随止，子母俱安。又治临产艰难，胞衣不下，及产后血晕，不省人事，状如中风，血崩恶露不止，腹中血刺绞痛，血滞浮肿，血入心经，语言颠倒，如见鬼神，血风相搏，身热头痛，或似疟非疟，一切胎前产后，危害狼狈，垂死等证，并皆治之。丹溪云：催生只用佛手散，最稳当，又效捷。

当归酒洗、去芦，一两　川芎七钱，一方各等分

上细锉，分作四分。每服先用水一盏，煎将干，投酒一盏半，煎五七沸温服。如口噤，撬开灌之。如人行五里许，再灌一服。尽此四服，便产神验。如产难倒横，子死腹中，先用黑豆炒熟，入白水、童便各一盏，用药四钱煎服。如胞产五七日，不下垂死，及矮石女子，交骨不开者，加龟板，并生育过妇人头发，烧灰为末。每三钱，酒调服。

三合济生汤 以枳壳、芎归、达生三方，抽其精粹而成合此汤。治临产艰难。虽一二日不下者，服此自然转动下生。

当归三钱　川芎　枳壳麸炒，各二钱　香附子炒，一钱　苏叶八分　粉草七分　大腹皮姜汁洗，一钱半

上用水煎。待腰腹痛甚，服之即产。一方加白芷一钱。

黑神散一名催生如神散　治横生逆产，其功甚大。并治胎前产后虚损，月水不止，崩漏等证。

百草霜　白芷不见火，各等分

上为末。每服二钱，以童便、米醋和如膏，加沸汤调下。或童便酒煎进二服。然血得黑则止，此药大能固血，又免血涸，甚妙。一方加白滑石，煎芎归汤调下。

阿胶赤小豆汤 治难产累日，气力乏尽，不得生，此是宿有病者，宜此方。

阿胶二两　赤小豆二升

上，以水九升，煮豆令熟。去滓，内胶令烊。每服五合。不觉，更服。不过三服即出。

兔脑丸一名催生丹　治难产，及横生逆产。

兔脑腊月者，去皮膜，研如膏　明乳香二钱半，细研　母丁香为末，一钱　麝香一字，另研细

上研匀，用兔脑髓和为丸，如鸡头大。阴干，油纸封里。每一丸。破水后，温水下，即产。随男左女右手握药出。

如神散　催生累效，理则难通。用路上草鞋一双，取鼻梁上绳，洗净烧灰，童便和酒调下三钱。一名千里马。

黄金散　治生产一二日，难分娩者。服之如神。真金箔，大者五片，小者七片。以小磁钟，将水少许，去纸，入箔在内，用指研匀。后再添水至半钟。一面先令一人扶产妇虚坐，又令一妇人用两手大指，按定产母两肩上肩井穴，前药温服，其胎即下。此催生圣药。如产月未足，又能安之。

清魂散　产后血晕者，气血暴虚，未得安静，血随气上，迷乱心神，故眼前生花。极甚者，令人闷绝不知人，口噤神昏，气冷。宜先取干漆或漆器，烧鼻中熏之，频置醋炭房内，次进此药即醒。

泽兰叶　人参各二钱半　川芎半两　荆芥穗一两

上为细末。每服二钱，用温酒、热汤各半盏，或入童便调，急灌之。下咽眼即开，气定即醒。

六君子汤见第十六

当归建中汤　治产后劳伤，虚羸不足，腹中疼痛，呼吸少气，小腹拘急，痛连腰背，时自汗出，不思饮食。产讫直至月满，一日三服，令人身壮强健。

当归四两　白芍六两　桂心三两　黄芪一两半

上锉。每服四钱，加姜、枣，水煎。入饴糖一块再煎，稍热服。如崩中衄血，加阿胶、地黄。

夺命丹　治胎衣不下。盖儿之初生，恶血流入衣中，为血所胀塞，故不得下。须臾冲上逼心即死，急服此药。

黑附子炮，五钱　牡丹皮一两　干漆炒烟尽，二钱五分

上为细末，用米醋一升，大黄末一两，同煮成膏，和前药为丸，如桐子大。每服五七丸，温酒下。

牛膝汤　治胞衣不出，脐腹坚胀急痛，即杀人。服此药，胞即烂下，死胎亦下。

牛膝　瞿麦各四两　当归尾　通草各六两　滑石八两　葵子五两　一方有桂心二两

上细切。以水九升，煮取三升，分三服。

失笑散　产后恶血上攻，心腹绞痛欲死，及儿枕痛或牙关紧急。一服可愈。

蒲黄炒　五灵脂各一钱

上为细末，作一服。用酽醋调膏，入水一盏煎服。

胡氏法　治产后胞衣不下。惟有花蕊石散一件，最为要紧。若乡居药局远者，仓卒无之，今有一妙法。产讫胞衣不下，稍久，则血流胞中，为血所胀，上冲心胸，喘急疼痛，必致危笃。若有此症，宜急断脐带，以少物系带，必用力牢固系

之。然后绝断，使其子血脉，不潮入胞中，胞衣自当痿缩而下。纵淹延数日，亦不害人。累验。

加桂芎归汤　有胞衣不下，因产母元气虚薄者，以此温之自下。

川芎　当归各二钱　官桂四钱

上锉一服，水煎服。

红花酒

红花一两

酒煮浓汁服。如口噤，斡开灌之。速效。

芎归汤即佛手散

荆芥散　治产后风虚血晕，精神昏昧。

荆芥一两三钱　桃仁炒，五钱

上为细末，温水调下三钱。微喘，加杏仁炒、甘草各三钱。

白薇汤　治产后胃弱不食，脉微，多汗，亡血发厥，郁冒等证。

白薇　当归各六钱　人参三钱　甘草一钱半

上切，分作二帖。水煎服。

花蕊石散见第七十四

起枕散　治产后恶血不行，心腹及儿枕作痛，甚危。

当归　白芍药酒炒，各三钱　川芎二钱　官桂　玄胡索　牡丹皮　蒲黄炒　五灵脂炒　没药各一钱　白芷一钱

上锉，水煎，入童便，空心服。

六味地黄丸见第十六

逍遥散见第五十一

加味归脾汤即归脾汤加柴胡、牡丹皮。见第五十八。

加味四物汤　治产后血崩，如豆汁紫黑过多者。

当归　川芎　芍药　生地黄　蒲黄　阿胶　蓟根　白芷

上水煎服。

乌金散　治产后血迷、血晕，败血不止，淋漓不断，脐腹绞痛，昏眩，多汗，无力，及崩中下血不止。

麒麟竭　男子乱发　灰松墨煅、醋淬　百草霜　当归　肉桂　赤芍　延胡索　鲤鱼鳞烧存性，各等分

上为末。每服二钱，空心温酒调下。

蒲醋饮子　治新产瘀血，逐败滋新。此药治血神效，又非黑神散之可比也。月内每日一二服尤良，及疗一切恶露与血积。真蒲黄不拘多少。熬米醋令稠，和药成膏。每服一弹子大，食前醋汤化开服。阴阳和而后孕，孕固有天成自然之妙也。不

谮者，乃一意珍护，时进汤丸。久久气血偏胜，反致胎气不安，及半产艰生者多矣。故胎前诸方不备录。然有不得已者，于下外附验过方中求之。

外附胎产验过方

益母丸又名《千金》保胎丸　凡女人受孕，经三月而胎堕者，虽气血不足，乃中冲脉有伤。中冲脉，即阳明胃经，供应胎孕。至此时，必须节饮食、绝欲、戒怒，庶免小产之患。服此可以保全。

白术土炒　熟地黄姜汁炒　杜仲姜汁炒，各四两　当归酒洗　续断酒洗　阿胶蛤粉炒　香附米四制　益母草　条芩炒，各二两　陈皮　川芎　艾叶醋炙，各一两　砂仁炒，五钱

上为细末，煮枣肉为丸，如桐子大。每服百丸，空心米饮下。

《金匮》当归散　此方养血清热，孕妇宜常服之。如瘦人血少有热，胎动不安，素曾半产者，皆宜服之，以清其源，而无后患也。

当归　川芎　白芍药　黄芩各一两　白术二两

上为末。每服二钱，酒饮调服。日再服。或用酒糊为丸，如桐子大。每服五十丸，茶汤任下。日三服。

白术汤　治胃虚恶阻吐水，甚至十余日，水浆不入者。

白术炒，一两　人参五钱　丁香二钱半　甘草一钱

上为细末。每服二钱，加生姜五片，水煎。食前温服。

缩砂散　治妊娠胃虚气逆，呕吐不食。缩砂仁为末。每服二钱。生姜汤或米饮调服。

三物解毒汤　治误服毒药。

甘草　黑豆　淡竹叶各等分

上用水煎浓服。

白扁豆散　治妊娠误服诸般毒药，动胎欲堕。白扁豆生去皮，为细末。米饮调服方寸匕。神效，或浓煎亦可。豆淋酒治产后，犹有余血水气者。黑豆五升，熬令烟尽，投瓷器内，以酒一斗淬之饮。盖豆淋酒治污血，又能发表也。

枳实芍药散　《金匮》云：产后腹痛烦满，不得卧，此方主之。

枳实炒令黑，勿太过　芍药各等分

上杵为散，服方寸匕，日三服。并主痈脓，以麦粥下之。

羊肉汤　治产妇脾虚，为寒邪所乘，以致腹痛。及寒月生产，寒气入于产门，脐下胀满，手不可犯。

精羯羊肉四两　当归　川芎各半两　生姜一两

上以水十盏，酒三盏，煎至四盏。分四次，空心服。加葱，盐亦可。《衍义》云：一妇人产当寒月，寒气入产门，脐满，手不得犯。此寒疝也。医将治之以抵当

汤，谓其有瘀血耳。予教之曰：非其治也，可服张仲景羊肉汤。少减，作二服愈。

回生丹 治产后瘀积等证。

大黄一斤为细末 苏木三两，锉，用河水五碗，煎汁三碗 黑豆三升，煮熟取汁三碗 红花三两，酒四碗，煎汁三碗

上将大黄末，以好醋二斤搅匀，以文武火熬成膏。次下三项汁。搅开大黄膏，再熬成膏。如有锅巴，焙干入在后药：

当归 川芎 熟地黄 白茯苓 苍术 香附 玄胡索 桃仁 蒲黄 牛膝各一两 白芍药 甘草 陈皮 木香 三棱 五灵脂 羌活 地榆 山茱肉各五钱 人参 白术 木瓜 青皮各三钱 良姜四钱 乳香 没药各二钱

同末，大黄膏为丸，如弹子大。每服一丸，好酒化下。

艾附暖宫丸 治妇人经水不调，小腹时痛，赤白带下，子宫寒冷。

香附四制，一斤 艾叶醋浸炒 当归 川芎 白芍药酒炒 熟地黄姜汁炒，各一两 玄胡索炒，二两 甘草生用，八钱

上为细末，醋糊丸，如桐子大。每服七八十丸。米汤、酒任下。

神方验胎散 两三个月月经不行，疑而未决，此药探之。

真雀脑芎一两 当归全用。重一两者，只用七钱

为细末，分作二服。浓煎，好艾汤一盏调下，或好酒调服亦得。可待三两个时辰，觉脐腹微动而频，即有胎也。动罢即愈，安稳无虞。如不是胎，即不动，所滞恶物自行。如服药不觉效，再煎红花汤调下。

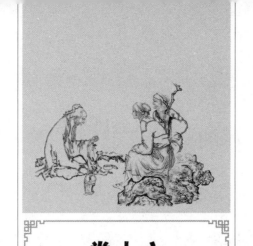

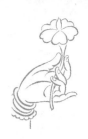

卷十六

小儿脉证第七十八

小儿之脉，七至为平。更察色脉，与虎口纹。

三岁以下小儿，纯阳之体。形质小，呼吸促。脉之周行快而应指疾，大约以七至为平，非若大人四至为平也。其太过为数、为热，不及为迟、为寒，则与大人无异矣。虽然脉至七八，难全为准，必察其色，与所见之证，更视虎口之纹，而病情始无隐匿。盖五脏之列于面，各有定部。如左腮属肝，右腮属肺，额上属心，鼻属脾，颏属肾是已。诸邪之见于部，亦各有定色。如赤为热，白为寒，黄为积，青黑为痛是已。虎口者，食指内侧连大指作虎口形，故曰虎口。是处肌皮嫩薄，纹色显明，即肺手太阴经脉之尽处，诸脉大会此经。察色者，即所以察脉也。故色赤为热，在脉则数。色白为寒，在脉则迟。色黄为积，在脉则缓。色青黑为痛，在脉则沉弦。此皆自然之理，非可牵会。虽无五部之分，而有三关之别。指初节曰风关，二节曰气关，三节曰命关。纹色见风关者轻。再进，则上气关为重。再进，则直透命关为最重，甚则主死。由风邪而干正气，正气不能胜而迫及于命，渐进渐深之象也。至如外证。肝病，主诸风颤掉。实则目直叫呼，胁痛项急，呵欠顿闷，二便闭塞。虚则咬牙多欠，目闭羞明。心病，主惊。实则发搐叫喊或笑，发热，欲饮水，频吐舌。虚则悸，卧不安，畏见人，舌痿不能乳。脾主困。实则困顿，身重肌热，腹胀硬，唇肿而渴。虚则吐泻不食，慢风，四肢不收，口流涎。肺主喘。实则胸满喘促闷乱。虚则哽气，呵欠，寒栗。肾主恐怖。畏明，不能立，二便清泄，足冷。但有虚证，而无实证。以上诸证，不过言其大概耳。至于倾移传变，何可胜纪。惟圆机之士，参合色脉，识本知标，溯流穷源，错综体认。纵不能臻圣神之域，谅亦不在工巧之下矣。

小儿杂述

《千金》论云：小儿宜用父故絮，女用母故絮为衣，勿用新绵及过厚，令壮热生疮，发痫。又令筋骨缓弱。宜时见风日为佳。

乳者，奶也。哺者，食也。乳后不得便与食，哺后不得便与乳。小儿脾胃弱，乳食相并，难以克化。周岁以上，必成乳癖、食癖，作热作疼，疳病从此始。丹溪曰：小儿肠胃薄窄，一切酸咸甜辣、鱼肉水果，湿面煎炒，俱是发热难化之物，皆宜禁绝。只与熟菜白粥。非唯无病，且不纵口，可以养德。妇人无知，唯务姑息。畏其啼哭，无所不与。积成痼疾，虽悔何及。乳母尤宜谨节。饮食下咽，乳汁便通。情欲中动，乳脉便应。儿得此乳，疾病立至。不吐则泻，不疮则热。惊搐夜啼，口糜腹痛诸疾，所由来矣。病之初来，其溺必少，便须询问，随证治母，可消患于未形也。乳母亦不宜用狐臭、瘿瘘、喘嗽、疥癣、头疮、聋哑、齆鼻、痫证之人。《肘后》云：儿生三日，宜助谷神。碎米作饮如乳，与儿大豆许，令咽之。频与三豆许。三七日可哺。《千金》云：儿哺早，不胜谷气，令头面体生疮，愈而复发，尪羸难养。一月后，虽哺勿多。不

嗜食，勿强与之。《宝鉴》云：儿五十日，可哺如枣核。百日弹丸。早晚二哺。莫当风解衣澡浴，及带哭而乳，冒冷而哺。又不可在神佛驴马畔及各房异户，皆令儿为病。钱乙云：惜儿过当，三两岁犹未饮食，致脾胃弱，一生多病。半年后，宜煎陈米稀粥时与之。十月后，渐与稠粥助中气，自然易养少病。《外台》崔氏：初哺儿，用平定成日，丑、寅、辰、巳、酉日吉。男忌戊、己，女忌丙、丁日。小儿四、五岁，当断乳而不肯断者，宜画眉膏。断后，肉食宜少少渐进，则无疳癖之患。田氏曰：大凡小儿过暖生热，热极生风。提抱生痛，喂饲生癖。盛夏浴后，勿即乳儿，儿啼勿即与乳，令儿成胃毒，或秋成痢。浴后良久，身体燥，儿啼后，俟气息平，方可乳。盛啼即乳，多令气逆成呃。《千金》论曰：乳儿勿过饱，饱则溢而吐。若乳来多猛，取出接后再乳，或先捏去宿汁乳之。乳母欲寐，当以臂枕儿头与乳平。母欲睡熟，即夺其乳。恐其不知饱足，亦成呕吐。父母交合，儿卧于侧，或惊起，勿与乳。盖气乱未定，亦能害儿。《颅囟经》曰：夏不去热乳，令儿呕吐。冬不去寒乳，令儿泻痢。侵早乳儿，皆须捏去宿乳。乳汁勿投于地。虫蚁食之，令乳无汁。宜沃东壁上。张涣曰：乳母须每日三时摸儿项后风池。若壮热者，即须熨之，使微汗即愈。风池在头项筋两辕之边。切不可妄针灸，亦不可辄吐下。盖针灸伤儿经络，吐下动儿脏腑也。婴儿半岁，尻骨已成，乳母当教儿学坐。二百日外，掌骨成，教令地

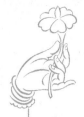

上匍匐。三百日，膑骨成，教令独立。周岁，膝骨成，教令行步。此皆一定之法。世人惜儿，怀抱过时，柔痿筋骨，为害非浅。

儿在胎，藉胎液以生脏腑。分娩时，口含血块。啼声出，即咽下。此毒内伏命门，外感天时，多发为惊风疮疹等病。须于未啼时，用绵裹指，急挖去，用黄连、豆豉、朱、蜜、甘草解之，后出痘亦轻。又或难产，或冒风寒垂危者，勿即断脐带。急烘绵絮，包抱怀中。以胎衣置火中，更用火纸捻，于脐带上下往来燎之。使暖气入腹，必自苏。尤戒浴，恐腠理泄而外邪乘也。看舌下有膜如榴子连舌，致啼不出，声不转，速以指爪断，或用苇刀割之，微有血出即活。若血出多，烧发灰，猪脂和涂之。儿上下唇与齿龈连处，皆有一筋牵引。若上唇筋紧，即生上炼。下唇筋紧，即生下炼。上炼生疮满头，或眉间如癣状。瘙痒不已，复流黄汁，至处生疮。下炼起腰背，渐至四肢，患亦如上。若不治，或头面相通，累年不轻，令夭折；或成大病，惟每早拭口佳。儿生三日，以桑、槐、榆、桃、柳嫩枝各三寸长者二三十节，煎汤。适冷热，入猪胆汁一枚浴之。勿久。浴汤用猪胆、益母草，不生疥疮。用金银花、虎头骨、麝、丹砂，辟恶气、客忤惊痫。用桃、梅、李、楮根叶，解体热温疫。须临浴时煮。纪用经浴法。用寅、卯、酉日吉，壬、午、丁、未、癸、巳凶。不能上三日，勿犯下三日。又三日、五日、七日宜浴。小儿浴，勿先断脐带，恐水湿侵脐，有脐风、脐疮等证。用清油调发灰敷脐佳。《千金》云：脐勿以刀割。隔单衣咬断，以暖气呵七遍，即缠结所留带致儿足跌上。断讫，看脐带中多有虫，急剔去。不尔，入脐成疾。脐当长六寸，长则伤肌，短则伤脏。不以时断，及按汁不尽，暖气渐微，即生寒，令儿脐风。《宝鉴》论断脐。若用剪刀，先于怀中令剪暖。又水入脐，多天钓，痛苦啼叫，面青黑。脐伤动，久不干，伤外风，即口噤不可救。《圣惠》云：儿生一宿，抱近明无风处，看脐上有赤脉直上者，即于脉尽头灸三壮，赤散即无患矣。裹脐必用软练帛。若十许日，怒啼不止，必肤燥刺腹，或衣中有刺物。或换衣，或换裹，须细察之。崔氏云：儿衣须清水洗。勿令污浊。新瓶盛，密盖，置便宜处。三日后，依月吉地向阳处埋之。入土三尺，须牢筑，令儿寿。若不谨，或为虫畜伤食，主儿不寿，或横亡。宜天德月空处埋，吉。正月天德在辛，月空在丙辰。余详官本历日。若遇反支，宜挂宅外福德上向阳高燥处。待过月，然后依法埋藏，吉。甲、乙日生，丙、丁日藏。丙、丁日生，戊、己日藏。戊、己日生，庚、辛日藏。庚、辛日生，壬、癸日藏吉。《集验方》云：小儿初剃头，不择日，皆于满月日剃之。盖俗所尚。前产妇未得出房，于满月，即与儿俱出。谓胎发秽恶，有触神灶，令儿不安，故于此日剃头而出。凡剃头须避风就暖。剃后，以杏仁三枚，去皮尖研碎。入薄荷三叶，再同研。却入生麻油三四滴，腻粉拌和，头上擦，免生疮疥热毒。

《千金》云：儿初生辄死，视口中悬雍前上腭有泡者，以指甲摘取头，决溃去血，勿令入咽。

《三因》云：儿初生不能啼者，必难产冒寒所致。急用绵絮包抱怀中，勿断脐带，将胞衣置炉炭中烧之。再捻大纸条，蘸油点火，于脐带下熏之，令火气入脐，更以热醋汤烫洗脐带。须臾气回啼哭，方可浴。浴后断带。又或有泡在上腭，即如上救初生辄死法治之。

儿初生，眼不开、呻吟，胎热故也，宜天竺黄散、生地黄汤，及与乳母吃。亦有洗拭不净，使秽汁渍于眦中，致赤烂。长亦不瘥。宜真金散洗之。

此亦拭口不净，恶秽入腹，令儿腹满气短，不能吮乳。或母取冷过度，胎中受寒，令儿腹痛也。宜《外台》方之类，灸承浆七壮亦好。

此多因母恣食热物，热毒入胎所致。如脐腹肿胀，四旁青黑色及口撮，即不可救。如未见色，宜《外台》方豆豉膏之类。

由胎中受热，热结肛门燥涩，所以如此。若三日不通，急令乳母以温水漱口，呃儿前后心，并脐下、手足心共七处，凡四五次。仍以轻粉半钱，蜜少许，温水化开，时时服少许，以通为度。如仍不通，须透而通之，金簪、玉簪俱可。须刺入一二寸，内少苏合丸于内，粪出为快。若腹膨胀，呻吟不乳，至一七则难救，用硬葱针紝肛门亦好。

初生口中舌上，白屑如鹅之口。由在胎受谷气盛，心脾热气熏发，用发缠指，蘸井花水揩拭之。睡时，煅黄丹出火气，掺舌上。如屑不脱，可浓煮栗莰汁，绵缠指蘸拭。如无栗，栗木皮代之。

其证舌强唇青，聚口撮面，面目黄赤，喘急声不出，饮乳有妨。若口出白沫，四肢冷，不治。其或肚胀青筋，吊肠卵疝，内气引痛，皆肠胃郁结不通所致。治宜疏利，过七日乃免。宜辰砂、僵蚕散之类。

此皆因断脐不慎，为风冷、水湿所乘。入于脐，流入心脾，令腹胀、脐肿，四肢不收，多啼不乳，甚者发搐。久不瘥，为脐疮。入于经脉，多变为痫。若脐凸肚紧，微有青色，口撮不开，肝气盛而克脾土，不可施治。纵使得安，亦非长寿。宜五苓散之类。又法：小儿七日内患脐风撮口，百无一愈。但看儿齿龈上，有小泡子如粟米状，以熟帛裹指，蘸温水轻轻擦破即安。又灸然谷穴，在内踝前，大骨下陷中。灸三壮，针入三分，不宜见血。《颅囟经》治脐湿，用枯矾、龙骨为末，入麝少许，拭脐干用。避风，绛帛灰敷妙。盖破屋烂草为末掺之亦好。气脐，大如栗，虚肿而软疼，用竹沥涂，日数上，消。脐疮宜龙骨散。凸脐，因儿有热在胸，频频伸引，呃呃作声，努张其气，抑入根本之中，所以凸起，虚大可畏。不必以药敷之，恐反为害宜白芍药汤加米仁煎汤，空心温服，以外消散涂贴自平。

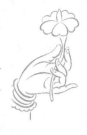

亦惊风之类，但发时头面仰视，翻眼抬睛，故名天钓。宜双金散，或灸两手大拇指两甲内相半。男先灸左，女先灸右。及两足大拇指中间各三五壮。又灸前、后手心各五壮。妙。头目不仰，乃惊风之类。宜辰砂抱龙丸。

《原病式》谓遗尿不禁为冷。《内经》云：不约为遗溺。《仁斋》曰：小便者，乃津液之余也。肾主水，膀胱为津液之府。肾与膀胱俱虚，而冷气乘之，不能拘制，其水出不禁，谓之遗尿。睡里出者，谓之尿床。此皆肾与膀胱俱虚，而夹冷所致。宜鸡肠散，《外台》方。亦有热结于肾部，干于足厥阴之经。庭孔郁结，气血不能宣通，则痿痹而神无用，故液渗入膀胱而溺遗失。宜六味丸。

楫师王绍龙先生云：心为一身君主，神识之舍，外候于舌，无论外感、内伤，皆当察之。其色红润而净者吉。有苔者病。苔薄少，色鲜明者轻。厚满，色黑暗者危。色枯燥不泽，圆缩强硬者死。至于伤寒痘疹，更宜细察。又脾之脉络络舌本，心脾有热，无处疏泄，而发证于舌者，如弄舌、重舌、木舌、舌白、舌黄、舌疮、舌血之类。弄舌者，时时微吐其舌，如火之焰，心脾积热所致。兼脾证者，宜泻黄散；兼心证宜导赤散，或大黄黄连泻心汤。重舌者，舌下有形如舌。宜刺出血及服泻黄散，敷糁清液散、马牙硝、蒲黄末之类。木舌者，舌肿渐大，塞满口，不治杀人。宜泻黄散。舌白者，舌上有厚白苔也。宜桑白皮汁敷之。薄荷汁、生姜蘸擦亦妙。舌黄者，即舌上黄苔也。宜泻黄散。舌疮者，舌上生疮也。宜白矾涂足法。舌血者，舌上黑，有孔出血不止，心火炽盛故也。宜蒲黄末敷之。重龈、重腭者，龈上、腭上肿也。总不外一热，俱宜刺决洗拭。宜鸡内金为末干糁，或服五福化毒丹。

小儿鼻衄者，因肺胃热盛，迫血妄行，出于上窍。春、冬衄者，宜用生地黄汁，加生蒲黄末少许，砂糖井花水浸服之。秋、夏宜用车前草一握，洗净，同生姜一处研取汁，入白蜜一匙。先拌查塞鼻，次用新汲水和蜜并车前姜汁饮之。又生萝卜捣汁，仰头滴入鼻即止。次以新汲水和蜜萝卜汁饮之。又宜服胶黄散。

应语不语曰语迟。由母受惊怖，内动儿脏，邪乘于心。舌乃心苗，心气不和，舌痿无力故也。宜菖蒲丸，或灸心俞三壮。

巢氏云：古谓天上有鸟，名无辜，昼伏夜游。小儿衣衲，夜露失收，鸟从上过。小儿亲体，染其毒气，遂致面黄发直，壮热，能饮食而不生肌肉，累积月日而死，故名无辜。汉东王先生非之曰：此由八邪所乘。八邪者何？谓饥、饱、劳、役、风、惊、暑、积也。若然，是皆有因而成，不得名无辜矣。楫谓夜露阴沉，百邪皆出。狐狸枭鹏之类，何所不有。衣染其气，小儿气虚体薄者，理应成病。以其不在八邪之内，无辜而得，故名无辜，非独因鸟名也。宜肥儿丸、布袋丸之类。

小儿禀赋不足，血气不荣，肌肉瘦瘁，骨节耸露，如鹤膝之节，乃肾虚不生骨髓耳。宜钱氏地黄丸。

　　小儿哺乳，不节不消，致脾胃衰弱。弱则愈不能消，令肌肉尪羸，骨如柴露，吸吸苦热。以其得之乳哺，故曰哺露。宜大启脾丸、肥儿丸。

　　小儿脾胃尚弱，若哺食过度不消，水谷之精减少，不荣肌肉，日渐瘦削。其颈项四肢，骨立零丁，而腹则独大如奚囊也，故名丁奚。与哺露大同小异。其证吐泄不时，色惨潮热。或黄瘦，颅开囟陷，手足如筒。宜参苓白术散、大启脾丸之类。

　　俗名口水。流滞于颐下，故名。由脾虚冷液多，不能收摄耳。亦有脾虚夹热而流者，宜审证施治。虚冷宜益黄散，热宜泻黄散之类。

　　有惊啼、夜啼、躽啼。惊啼者，精神不定，睡卧不安，如惊而啼，属脏热。夜啼者，入夜即啼，阴寒相感，属脏寒。躽啼者，腹中痛甚，张气促眉，身躽而啼，属食不消，或有积滞。惊啼宜安神丸、凉膈散。夜啼宜花火膏、蝉花散、茅先生抹唇膏。躽啼宜白术当归煎丸之类。

　　龟胸者，母食五辛，或儿食宿乳，热熏于肺，肺气不宁，以致咳逆上气，壅满胸中。久则胸亦高肿，如龟之胸也。龟背者，是强儿坐，或坐风中，邪乘于脊，或乘于督脉，不能解散，渐如伛偻而背高如龟状也龟胸者，宜泻白散、外治涂龟尿法。龟背者，宜羌活、防风及龟、鹿胶等药外，亦宜涂龟尿。

　　解颅者，小儿数岁，囟不合而头颅开也。囟陷者，囟门深陷也。囟填者，囟门肿起也。皆属肾虚髓少，骨气不实，多主夭折。间有脏腑有热，热上冲而成者，然肾虚固本病也。宜补中益气汤、钱氏地黄丸、小儿锢囟药之类。

　　肾主骨、主髓。虚则髓少骨柔，故行迟耳宜钱氏地黄丸、麝茸丹之类。

　　亦肾虚也。夫齿为骨之余，藉髓荣养。肾髓虚少，不能充骨，又安能及齿，故久不生也宜六味地黄丸。

　　亦少阴肾脏虚耳。肾主藏精，其华在发。少阴气血不足，即发疏薄不生。亦有因头疮而秃落者。宜《千金》楸叶方、榆末散、圣惠黑豆膏选用。钱氏曰：小儿长大不行，行则脚弱。齿久不生，生则不固。发久不生，生则不黑。皆属气血虚也，宜大剂补之。发黄宜《千金翼》大豆方。

　　齿者，骨之余。其本在肾，而经则属胃与大肠。病在本者，多属虚。在经者，多实火。宜细察形脉兼证治之。宜清胃汤、雄黄丸、《千金》白盐方、灵苑生齿方。

　　耳者，心肾之窍，肝胆之经也。心肾主内，属精血不足。肝胆主外，属风热有余。或聋聩，或鸣响者，禀赋虚也。或胀痛，或脓痒者，邪气客也。虚者宜六味地黄丸，风热客者宜柴胡清肝散。其他诸证不一，宜后方对证选用。宜汤氏龙黄散。若诸虫入耳，宜立验散。

五软者，头项软、手软、脚软、肌肉软、口软是也。头软，头不举，项脉软而难收。治虽暂瘥，他年必再发。手软，则手垂，四肢无力，亦懒抬肩。若得声圆，还进饮食，乃慢脾风候也，尚堪医治。脚软者，五岁不能行，虚羸脚细小，不妨荣卫。但服参芪等药，并钱氏地黄丸，长大自然肌肉充满。肌肉软，则肉少皮宽，自离饮食，不长肌肉。宜钱氏橘连丸。若泻利频者，难治。口软则虚。舌出口，唇青、气喘则难治。薛氏曰：头项软者，天柱骨弱，脏腑骨脉皆虚，诸阳气不足也。手足软者，脾主四肢，中州不足，不能荣养四肢，故肉少皮宽而饮食不为肌肤也。口软者，口为脾窍，上、下龈属手、足阳明。阳明主胃，脾胃气虚，舌不能藏而常舒出也。此五者，皆因五脏气弱，不能滋养充达。原其要，则总归于胃，以胃为水谷之海，五脏六腑之大源。故治必先以脾胃为主，皆宜用补中益气汤以滋化源。头项、手、足三软，兼服地黄丸。

五硬者，仰头取气，难以动摇，气壅作痛，连于胸膈，手足心冷而硬，此阳气不营于四末也。经曰：脾主四肢。又曰：脾主诸阴。今手足冷而硬者，独阴无阳也，故难治。若肚筋青急者，木乘土位，急用六君子汤加炮姜、肉桂、柴胡、升麻，以复其真气。若系风邪，当参惊风治之。此证从肝脾二脏受患，补脾平肝。

魃，小鬼也。乳儿未能行，而母复有娠。其儿忽微下利，寒热往来，毛发狰狞，为有恶鬼神导腹中之胎，妒嫉而为此，故名魃病也。以他儿食其乳，亦能相继而病，故俗又名继病。虽然妊娠乳儿不必悉致魃，亦偶有此耳。女子气血，上为乳汁，下为经水。小儿饮交乳且病，况气血既荣于胎，而乳汁必自漓薄。儿饮之，能无病乎？鬼神之咎，似无稽也。

客忤者，是小儿神气软弱，忽有非常之物，或未经识见之人触之，与儿气相忤而发病，谓之客忤，亦名中客，又名中人。其状吐下青、黄、白色，水谷解离，腹痛，反倒夭矫，面变易五色，状似痫，但眼不上插耳。其脉弦急数者是也。失时不治，久则难治。若乳母饮酒过度，醉及房劳喘后乳者最剧，能杀儿。凡儿衣布绵帛鞋袜中，不得有头发。凡小儿中客，急视其口中悬雍左右，当有青黑肿脉核，如麻豆大。或赤，或白，或青者，便宜用针速刺，或爪摘决之。并以绵缠钗头，拭去血能愈。宜豆豉大丸摩法、谭氏殊圣治客忤方、张涣辟邪膏、灶中黄土方、三物烧发散之类。

小儿中恶者，是卒中鬼邪之气也。其证先无他病，卒然心腹刺痛，闷乱欲死是也。此必精气衰弱，而后鬼恶得以中之。若腹大而满，脉紧大而浮者死，紧细而微者生。治之余邪不尽，留滞脏腑，更发变为疰病矣。宜先下苏合香丸。未醒以皂角末搐鼻取嚏，次服沉香降气汤。又宜葱刺鼻法、肘后灸法、管吹下部法。以上救客忤中恶法及一切卒死，皆可参用。

小儿卒死者，是三虚而遇贼风，故无病仓卒而死。三虚者，乘年之衰，逢月之空，失时之和也。详《灵枢·岁露》篇。人因此三虚，复遇贼风，令阴气偏竭于内，阳气阻隔于外。荣卫壅闭，阴阳不通，故暴绝而死。若脏腑未竭，良久乃苏。亦有夹鬼神气者，皆须治令邪退乃生。若有余邪留蓄，再发则成痊病矣。其证眼合唷齿，遍身绵软，面青黑，口鼻冷。宜苏合香丸、《千金》牛舐方、熨两胁方、治卒魇方、皂角搐鼻法、鸡冠血方、灸人中及心下之类。

小儿鬼持者，乃神气弱，为鬼所持。其状无他疾，乃萎黄啼唤，口气常臭是也。宜图经治鬼持方、《外台》深师五邪丸之类。

痊者，注也，亦言住也。谓风邪鬼气住人身内，又复注易傍人，无问人之大小。若血气衰弱，则阴阳失守。风邪鬼气，因而客之。留住肌腠，连着脏腑。或皮肤掣动，游易不常，或心腹刺痛，或体热皮肿。沉滞至死，死后注人。小儿襁褓居室，无因触冒风邪，多缘乳母解脱之时，不避温凉暑湿，或抱持出入早晚，其神魂软弱，为鬼气所伤故耳。宜太乙备急散。

尸痊者，是五尸之中，一尸痊也。人无问大小，腹内皆有尸虫。尸虫为性忌恶，多接引外邪，共为患害。小儿血气衰弱者，精神亦赢，故尸痊因而为病。其状沉默，不的知病之所在。或寒热淋漓。涉引岁月，遂至于死。死又痊易傍人，故曰尸痊也。宜圣惠木香散之类。

蛊痊者，人以蛇虫诸毒，聚于器中，令相啖食。食尽存一物，最恶最毒，名曰蛊。能随饮食变化，入腹还生，食人五脏。小儿中者，证与大人无异。其状心腹多刺痛懊闷。急者即死，缓者延涉岁月。赢困下血，脏烂乃死。死又痊易傍人，故为蛊痊也。宜范汪十七物紫参丸、羚羊角散、雄黄散、小儿五种蛊毒方、败鼓皮方。

附　方

画眉膏

山栀三个，烧存性　雄黄少许　朱砂少许

上为细末，入麻油、轻粉各少许，调匀。候儿睡着，浓抹于两眉上，醒便不食乳。未效，再用，加黄丹一钱。

金朱饮本名天竺黄散　治惊壮热，伤寒伏热，上焦虚热重舌，口鼻生疮，赤眼。

川郁金锉，皂荚水煮干，细者如胆状佳　天竺黄　甘草炙　马牙硝各半两　朱砂一分，研　蝉壳十四个，水洗去土　麝香少许

上为末。每服半钱至一钱，蜜汤调下。

生地黄汤　治初生儿眼不开。

干地黄　赤芍药　川芎　当归去芦　瓜蒌根　甘草各等分

上为细末。少许，用灯心煎汤，调抹口中。

真金散　治儿初生，洗眼不净，秽汁浸渍，眼眦赤烂，至长不瘥，母食热物、热药，名曰胎赤。

黄连去须　黄柏　当归　赤芍药各一钱　杏仁去皮、尖，半钱

上锉散。乳汁浸一宿，晒干。为极细末，用生地黄汁调一字，频频点眼。新绵裹荆芥，汤浸温，时时洗浴，母服洗心汤。

《外台》方　乳两合，葱白一寸，煎一两沸，去葱，吃即乳。

豆豉膏　黑豆一勺田螺十九个葱一大把上捣烂，芭蕉汁调，贴脐下。

苏合香丸见第十八

辰砂僵蚕散　治初生撮口。

辰砂水飞半钱　僵蚕真的去丝嘴炒，一钱　蛇蜕皮炒一钱　麝香研，半钱上为极细末，少许，用蜜调，敷唇口。

五苓散见第十七

龙骨散　治脐中疮。

龙骨煅　轻粉各半钱　黄连去须，一钱半

上为极细末，少许，干掺脐。

白芍药汤　治冷疝腹痛，及误汗下，即坏证伤寒是也。并宜先服，次投对证之剂。

白芍药一两半　泽泻去粗皮，七钱半　甘草炙，二钱　薄桂去粗皮，一钱半上件㕮咀。每服二钱。水一盏，煎七分，空心温服。误汗、误下，加人参、南木香各二钱。脐下痛，入生姜及盐同煎。或加钩藤亦好。

外消散　治儿初生脐突，或痛或不痛。痛则啼不已。及小儿因感湿热，阴囊浮肿。

大黄　牡蛎各半两　朴硝二钱

前二味，锉焙为末，仍入朴硝钵内同杵匀。用一二钱。先取田螺净洗，水半碗活过宿。去螺，用水调，涂肿处即消。其螺放生勿害。治阴囊肿，用车前子煎汤，候冷调敷。

双金散　治天钓惊风，目久不下。

蜈蚣一个去头、足、尾，用真酥涂，慢火炙黄。置砧子上，面南立，用竹刀子当脊缝中亭剖作两半个。左边者入一帖子，内写左字。右边者亦入一帖子，内写右字。不得错误　麝香一钱，细研。先将左边者同于乳钵内研作细末，却入在左字帖内收起。别用乳钵将右边字者入麝香同研极细，却入右字帖内收。不得相犯。每有病者眼睛钓上，止见白睛，兼角弓反张，更不能出声者，用此药法治之

上用细苇筒子，取左字帖内药少许，吹在左边鼻里。右亦如之。用药不可多。若眼未全下，更添些小，以意量度，其眼即下。

神砂抱龙丸　治小儿惊风、痰喘、风寒。

胆星四两　朱砂水飞五钱　麝香五分　雄黄二钱五分　天竺黄一两

上为极细末，甘草膏和丸，朱砂为衣。一方加金箔十张。

鸡肠散　治因膀胱有热，服冷药过多，小便不能禁止，或遗尿病。

鸡肠一具。男用雌鸡，女用雄鸡，烧存性　牡蛎　茯苓去皮　桑螵蛸炒，各五钱桂去粗皮　龙骨各二钱半

上为极细末，仍以鸡膍胵一具，鸡肠一具，烧存性，研极细末，每用和前药末一钱，用温酒调化，食前服。

《外台》方　疗小儿睡中遗尿，不自觉。桂末、雄鸡肝等分，捣，丸一豆大，温水下，日三服。

六味地黄丸见第十六

泻黄散见第四十九

导赤散见第十七

大黄黄连泻心汤见第五十五

清液散　治小儿重舌及口疮。

青黛　朴硝各一钱　龙脑一字

上为细末，用蜜调。鹅翎蘸少许敷之。

五福化毒丹　治积热、惊惕、狂谵、烦渴、颊赤、咽干、唇口生疮、夜卧不宁、头面遍身疮疖，及小儿惊风痰热、潮搐等证。如大人口臭，及小儿疮疹，上攻口齿，涎血臭气，用生地自然汁化一丸，以鸡翎刷口内。热疳黄瘦雀目者，陈粟米泔下。食后临卧服。

玄参　桔梗各二两　人参　牙硝　青黛各一两　甘草七钱五分　麝香一分

蜜丸，芡实大。金、银箔各四十片为衣。每一丸作四服，薄荷汤下。

胶黄散　治小儿大衄，口、鼻、耳出血不止。十五六岁儿阳盛，多此病。

阿胶一两　蒲黄半两

上为末。三岁半钱。生地黄汁微煎，调服，食前。

菖蒲丸　治小儿心气不足，五六岁不能言。

石菖蒲二钱　人参切去芦，焙，半两　丹参二钱　天门冬去心、皮　麦门冬去心焙，各一两　赤石脂三钱　《直指》有当归、川芎、朱砂。

上为细末，炼蜜丸如绿豆大或麻子大。温水下五七丸，至一二十丸。不拘时，日三服。久服取效。又有病后肾虚不语者，宜兼服钱氏地黄丸。

肥儿丸　治小儿脑后项边有物如弹子，按之转动，软而不痛，名无辜疳。久服

神效。

胡黄连　神曲炒　麦蘖各五钱　槟榔三钱　木香二钱　肉豆蔻面裹煨　使君子肉各二钱半

上为细末，蒸饼丸如黍米大。用米饮，食远服。

布袋丸　治诸疳疾，面黄腹大，饮食不调，肌肉枯瘁。

夜明砂拣净，淘澄净　芜荑炒，去皮，各二两　白茯苓去皮　白术无油者去芦　人参去芦　甘草　芦荟细末，各半两　使君子肥白者，微炒去皮，二两

上为末，汤浸，蒸饼和丸，如弹子大。每服一丸。以生绢袋盛之，次用精猪肉二两，同药一处煮。候肉熟烂，提取药于当风处悬挂。将所煮肉并汁，令小儿食。所悬之药，第二日仍依前法煮食，只待药尽为度。

钱氏地黄丸　治头囟不合，体瘦，骨露如鹤膝，皆肾虚也。并治肾疳天柱倾倒，肾主骨故。熟地黄洗，焙，八钱　泽泻洗、去毛　牡丹皮去心　白茯苓各三钱　山茱萸肉　牛膝　鹿茸酥炙　山药各四钱

上为末，炼蜜丸如梧子大。三岁以下三二丸，温水空心化下。

大启脾丸即资生丸，见第五十一

参苓白术散见第四十四

益黄散又名补脾散　治脾胃虚寒，泄泻呕吐，腹痛，口鼻气冷。有热证不可服。

陈橘皮一两　青橘皮　诃子肉　甘草各半两，锉炒　丁香二钱　白茯苓一两上为细末。每服二钱，水一盏，煎至六分。食前温服。

泻黄散见第四十九

安神丸见第十九

凉膈散　治小儿脏腑积热，烦躁多渴，头昏，唇焦咽燥，舌肿喉闭，目赤鼻衄，颔颊结硬，口舌生疮，痰实不利，涕唾稠粘，睡卧不宁，谵语狂妄，肠胃燥结，便溺赤涩。一切风肿，并宜服之。方见第十九。

花火膏　取灯火一颗，涂乳上，令儿吮之。

蝉花散　治小儿夜啼不止，状若鬼祟。用蝉蜕下半截为末，一字，薄荷汤入酒少许调下。或者不信，将上半截为末，煎汤调下，即复啼也。古人立方，莫知其妙。

茅先生抹唇膏　主小儿夜啼，内有惊热。

蝉壳一个，去足　灯花两朵　朱砂少许

上为末。如小儿夜啼，遇夜用鸡冠血调药，抹儿上、下两唇，即止。夹朱砂膏与服。

白术当归煎丸　治胎寒腹痛，遇夜啼叫，身体躯张，有如痫状，吐呢不止，大便酸臭。乳食虽多，不生肌肤。

白术　当归　木香

上等分，为细末，炼蜜为丸，如桐子大。每服一丸，煎木香汤化下。

泻白散见第四十九

涂龟尿法　取龟置荷叶上。镜照之，则自尿。一法以鬃搐其鼻，亦自出。

补中益气汤见第三十九

小儿锢囟药　白芍药粉上取黄雄鸡，临儿囟上，刺其冠，以血滴囟上。血止，以芍药末敷上。掩血令不见，一日立瘥。不愈，再如法敷之。

麝茸丹　治数岁不能行。

麝香别研　鹿茸酥炙黄　生干地黄　虎胫骨酥涂炙黄　当归洗，焙干　黄芪锉

上件各一两，为细末，用羊髓四两煮烂，和成膏，如黍米大。每服十粒，磨沉香汤下。乳食前，日三服。

《千金》楸叶方　治少小头不生发。以楸叶捣取汁，敷头上立生。

榆末散　治小儿白秃，发不生。捣榆皮末，苦酒调涂。

《圣惠》神效黑豆膏　治儿脑疳，发连根作穗，脱落不生，或白秃疮发不生者，兼能黑须。

黑豆　苣藤各三合　诃黎勒皮一两

上件药，捣罗末，水拌令匀，内于竹筒中，以乱发塞口，糖灰内煨，取油贮瓷器中。先以米泔皂荚汤洗头，拭干涂之。日再用。十日发生。

《千金翼》大豆方　治发黄。以醋煮大豆烂，去豆煎令稠，涂发。

清胃汤　治胃火牙痛或连头面。方见第四十九

雄黄丸　治小儿牙齿黑蛀，气臭疼痛。

雄黄二钱　麝香半钱

上为细末，软饭和为梃子，安在牙内。

《千金》白盐方　常以白盐末封齿龈上，日三夜二。

灵苑生齿方　上用雄、雌鸡粪各十四颗，焙干，同研如粉，入麝香少许。仍先以针挑破损齿脚下血出，将散子敷之。年高者，不过二十日生。年少者，十日。不计伤损及少自退落，并再生。

柴胡清肝散　治肝、胆、三焦风热怒火，或乍寒乍热，往来寒热、发热或头发疮毒等证。

柴胡一钱半　黄芩炒　人参　川芎各一钱　山栀炒，一钱半　连翘　甘草各五分　桔梗八分

上水煎服。

汤氏龙黄散　治小儿聤耳，汁出不止。

枯白矾　龙骨末　黄丹炒，各半两　麝香一钱

上同研细，先以绵杖子搵脓水尽。用散一字半，分为两处入耳内。日二次。

立验散 治蚰蜒及诸虫入耳。

川芎　白芷　夜明砂炒　猪牙皂角炙　南星炮，各七钱五分　百部　白丁香　藜芦各四钱　草乌半两　砒霜另研　荜茇各二钱　海金沙二钱半

上为细末，研匀。临时更用铅丹调色匀，瓷器收。如蚰蜒入耳，取少许，以醋一滴调化。以细翎蘸药入耳窍，微吹，令药气行，立出。药不得多，多则蚰蜒成水不出。如蝎螫，先点少醋在螫处，掺药半字许，擦令热即效。

钱氏橘连丸 治疳瘦。久服消食和气，长肌肉。

橘皮一两　黄连米泔浸一宿，一两半

上为细末，另研入麝香五分。用猪胆七个，分药入胆内，浆水煮。候临熟，以针微刺破，以熟为度。煮粟米粥和丸，如绿豆大。每服十丸至二三十丸，米饮下。量儿加减无时。

豆豉大丸摩法 用豉数合，水拌湿，捣熟，丸如鸡子大。摩儿囟上、足心各五六遍，又遍摩儿心及脐上下。食顷，破视其中，当有细毛。即掷丸道中。

谭氏殊圣治客忤方 惊啼哭不休，壮热脉如钩，莫识为何病，伤心不自由。犀角雄黄捣，桃符煎水稠，参苓茯苓子，三粒化无忧。

张涣辟邪膏 儿血气未实，神气软弱。除父母及乳养人外，勿令见生人，及抱往别房异户，及见牛马畜兽等。其父母家人之类，自外夜行归家，亦勿令见，恐经履鬼神恶气犯儿。令吐下五色，水谷解离，状似发痫，但眼不上戴，脉不弦急，名曰客忤。

真降香锉　白胶香　沉香　虎头骨微炒　鬼臼去毛　草龙胆　人参　白茯苓

上各半两，捣罗细末。次入水磨雄黄半两，细研水飞。次研麝香一钱拌匀，炼蜜和丸鸡头大。每一粒，煎乳香汤化下。及别丸如弹子大，用绿绢袋盛，佩儿衣上。仍卧内。常烧神妙。

灶中黄土方 客忤因而惊忤者。治法用灶中黄土，研二两，鸡子一枚去壳。二件相和，入少许水调。先以桃、柳枝汤浴儿，后将此药涂五心及顶门上。陈无择法用灶中黄土、蚯蚓屎等分，如此法涂之。

三物烧发散 治小儿见生人，惊忤啼不止。即用来人囟上发十茎，断儿衣带少许，合烧灰细末，和乳饮儿愈。

皂荚搐鼻法 见第七十三

沉香降气汤 即前辟邪膏

葱刺鼻法 上取葱黄心，刺其鼻。男左女右，入七八寸。小儿量度之。若使目中血出佳。扁鹊法同是。

葛氏肘后灸法 以绳围其死人肘腕，男左女右毕，伸绳从背上大椎度以下，又

从此灸横行，各半绳。此法三灸各三，即起。又令爪其病人人中取醒。不起者，卷其手灸下文头。随年壮，又灸鼻中三壮也。又灸颐下宛宛中，名承浆穴、十壮，大效。又灸两足大指爪甲聚毛中七壮。此华佗法。一云三七壮，又灸脐中百壮也。管吹下部法以管吹下部。须数人互吹，气通则活。

《千金》牛舐方　治卒死无脉。无他形候，阴阳俱竭故也。用牵牛临儿鼻上，二百息。牛舐必瘥。牛不肯舐，着盐汁涂面上，即牛肯舐。

熨两胁法　右灸熨斗，熨两胁下。《备急方》云：又治尸厥。治鬼魇死方捣韭汁灌鼻孔中。剧者灌两耳。张仲景云灌口中。

鸡冠血方　治小儿不知所病便死绝方。上取雄鸡冠，临儿口上，割血滴入口，下即活。

灸法　卒死而四肢不收，屎便者，灸心下一寸、脐上三寸、脐下四寸各一百壮。儿小者随年。

图经治鬼持方　用虎睛爪并指骨毛，系儿臂上，辟恶鬼。

《外台》深师五邪方　疗鬼魅，妄言狂走，恍惚不识人。此为鬼忤。

丹砂　雄黄各别研　龙骨　马目毒公　鬼箭各五两　鬼臼二两　赤小豆三两　芫青一枚　桃仁百枚，去皮尖熬，别研

上捣末，细绢筛，合诸药拌令匀。后内蜡，和如弹丸。绛囊盛系臂。男左女右，小儿系颈。合时勿令妇人、鸡、犬见。服者，蜜和圆如桐子大，一服三丸，日三服。忌五辛生血物。

太乙备急散　主卒中恶、客忤，五尸入腹，鬼刺、鬼痱及中蛊疰，吐血、下血及心腹卒痛，腹满，伤寒阴毒病六七日。

雄黄　芫花　桂心各二两　丹砂　蜀椒各一两　藜芦　巴豆各一分　附子炮裂，去皮脐，五分　野葛三分

上九味，巴豆别治如脂，余合治下筛，以巴豆合和，更捣令匀，以铜器密贮之，勿泄。有急疾，水服一字匕。可加至半钱匕。老、小半之。病在头，当鼻衄，在膈上吐，在膈下利，在四肢当汗出。神效。

《圣惠》木香散　治小儿尸疰，心腹胀痛不可忍。

木香　鬼箭羽　桔梗去芦头　当归锉；微炒　紫苏茎叶各半两　槟榔三分

上捣为粗散。每一钱，以水一小盏，入生姜少许，煎五分，去滓。不计时温服。更量儿大小加减。

范汪方十七物紫参丸　疗大人、小儿蛊疰、瘕积聚，瘦削，大、小便不利，卒忤恶风，胪胀腹满，淋水转注。殚门尽户，延及子孙，医不能疗者。

紫参　人参　半夏汤洗　藜芦　代赭石　桔梗　白薇　肉苁蓉各一分　石膏　大黄牡蛎熬　丹参各一分　虾蟆烧灰　乌头炮，各四分　野狼毒七分　附子炮，

五分　巴豆七十枚，去心、皮熬

上药捣筛，蜜和为圆，以饮下如小豆一丸。日三服。老、小以意减之。蜂虿所螫，涂上神良。忌猪、羊肉、冷水。一方无虾蟆，有干姜四分。

羚羊角散　治小儿中蛊，腹内坚如石，面目青黄，小便淋沥，变易无常。

羚羊角屑　蘘荷各一两　栀子仁七枚　赤芍药　牡丹皮　黄连去须，各一分　犀角屑半两

上捣粗末，罗为散。每服一钱，以水一小盏，煎至五分，去滓温服。日三四服。更量儿大小，加减与之。

雄黄散　治小儿飞蛊，状如鬼气者，宜服。

雄黄　麝香各细研　犀角末，各半两

上药都研令匀。每服以温水调下半钱匕。日四五服。量儿大小加减。

小儿五种蛊毒方　上捣马兜铃根，罗为散。每服一钱，水一盏，煎五分，去滓，空腹顿服。当随吐蛊出。未吐再服。

败鼓皮方　上用败鼓皮一片，烧灰，细研为粉。空心粥饮调服一钱。病患须臾呼蛊主姓名，便愈。

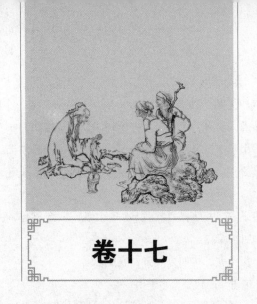

卷十七

奇经八脉脉证第七十九

奇经八脉，其诊又别。直上直下，浮则为督，牢则为冲，紧则任脉。寸左右弹，阳跷可决。尺左右弹，阴跷可别。关左右弹，带脉当诀。尺外斜上，至寸阴维。尺内斜上，至寸阳维。督脉为病，脊强癫痫。任脉为病，七疝瘕坚。冲脉为病，逆气里急。带主带下，脐痛精失。阳维寒热，目眩僵仆。阴维心痛，胸胁刺筑。阳跷为病，阴缓阳急。阴跷为病，阳缓阴急。癫痫瘛疭，寒热恍惚。八脉脉证，各有所属。

奇经八脉者，在十二经脉之外，无脏腑与之配偶，故曰奇。夫脏腑之脉，寸、关、尺有定位；左寸心、小肠，右寸肺、大肠，左关肝、胆，右关脾、胃，左尺肾、膀胱，右尺命门、三焦。浮、中、沉有定体；《难经》以三菽、六菽、九菽、十二菽按之至骨，分肺、心、脾、肝、肾。弦、钩、毛、石有定形。春弦肝木，夏钩心火，秋毛肺金，冬石肾水。此则另为一脉，形状固异，而隧道亦殊。病证不同，而诊治自别。盖督、任、冲三脉皆起于胞中，一源而三派。督行于背，总督诸阳。任行于腹，总督诸阴。冲则后行于背，前行于腹，上行于头，下行于足，以至溪谷肌肉，无处不到，诚十二经内外上下之要冲也。故《灵枢·顺逆肥瘦》篇曰：冲脉者，五脏六腑之海也，五脏六腑皆禀焉。二脉直行上下，发源最中，故见于脉，亦皆直上直下也。直上直下者，即三部俱长透之义。若直上下而浮，则气张扬，阳象也，故属督。若直上下而紧，则势敛束，阴象也，故属任。若直上下而牢，则体坚实，有余之象也，故属冲。阳跷、阴跷者，皆起于足跟。人身之超越矫捷者，亦莫过于足跟，故曰跷。一则为足太阳之别，循外踝上行，入风池，合于太阳，故名阳跷。一则为足少阴之别，循内踝上行，至咽喉，交贯冲脉，故名阴跷。寸以候阳，寸左右弹者，言在寸左右，皆有弹石搏手之势，是阳跷脉也。尺以候阴，尺左右弹者，言在尺左右，皆有弹石搏手之势，是阴跷脉也。二经之起，以踝之内外分阴阳者，外踝属太阳，而内踝属少阴也。二经之脉，以尺寸分阴阳者，以阳跷入风池，合太阳至头，故以寸候之。阴跷合少阴而不至头，故以尺候之也。带脉者，围身一周，不上不下，如束带然。故弹搏之脉，惟见于左、右中关耳。阳维、阴维者，维持一身。阳维维阳，起于诸阳之会。阴维维阴，起于诸阴之交。夫人身经脉繁密，二脉能于阴交阳会处，加一扎缚，举纲齐目，而阴阳斯得维持之力矣。其见于脉，自尺至寸，皆刺斜而上。阴则自外入内，阳则自内出外。盖其经亦皆自下而起，阳自外踝，出肩至脑，阴自内踝，入腹至喉故也。此八经之脉状，病则见，不病则不见。《难经·二十八难》曰：人脉隆盛，入于八脉而不环周，故十二经亦不能拘之。不能拘之者，谓十二经不能拘此八脉在环周之内。然而八脉之元元，已寓于十二经中矣。故平和不病，则不见也。其脉曰浮、曰牢、曰紧、曰左右弹、曰斜上，虽皆各因其阴阳道路呈象，而脉状则俱似有邪而实者。本难云：蓄则砭射，良有以哉。其病督脉脊强癫痫者，盖督脉起于少腹以下骨中央。女子入系庭孔之端，终阴器，绕篡，绕臀，至少阴，与太阳、少阴合，入股内，贯脊，属肾，与太阳起目内眦，上额交巅，上入络脑，还出，别下项，循肩膊内，夹脊，抵腰中，入循膂，络肾。自目内上额，下循膂络肾，皆合太阳而并行者也。其男子循茎下至篡，与女子等。其少腹直上者，贯脐中央，上贯心，入喉，上颐，环唇，上系两目之下中央。其脉之别，名曰长强，挟脊上项，散上头，下当肩胛，左右别走太阳，入贯臀。二十八难亦曰：督脉者，起于下极之俞，并于脊里，上至风府，入属于脑。由是观之，则督脉与太阳合行者十九，故邪客则脊强，以其贯脊也。督与太阳皆主表，而督为诸阳之总。太阳为诸阳之长，又曰巨阳。风邪从类伤阳，表必先受，故留则为癫痫疾也。癫痫时发时止，或筋脉牵引，或项背反张，虽云风伤督脉，亦太阳主筋故耳。宜羌活胜湿汤、生铁落饮、泻青丸之类。任脉为病，七疝瘕坚者。盖任脉总诸阴之会，其脉起于胞中，循腹里，为经络之海。其浮而外者，循腹里，上行于咽喉，别而络唇口。《难经》亦云：起于中极之下，以上毛际，循腹里，上关元，至咽喉。七疝者，在巢氏则曰厥疝、癥疝、寒疝、气疝、盘疝、胕疝、狼疝。张子和非之，另立七名。曰：寒疝、水疝、筋疝、血疝、气疝、狐疝、癞疝。而诸经之载，如《素问·四时刺逆从论》所云狐疝风、肺风疝、脾风疝、心风疝、肾风疝、肝风疝。《骨空论》所云冲疝。《脉解》篇所云癞疝。《玉机真脏论》所云疝瘕，少腹冤热而痛，出白，一名曰蛊。《灵枢·邪气脏腑病形》篇所云：小肠病者，小腹痛，腰脊控睾而痛，时窘之后。此亦疝类也。名虽多种，总不能出于七疝之外。盖七疝之发，

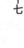

必在前阴、少腹之间，任脉所经之地。虽属他经，未有不以任为原者。瘕者，假也。气聚则坚，气散则平。亦似疝之时作时止，发则亦在任脉界分，多属血凝经滞，女子之病也。宜东垣丁香楝实丸、《三因》散聚汤、化气汤之类。冲脉为病，逆气里急者。冲之与任皆起胞中，上循背里，为经络之海，亦名血海。其浮而外者，亦循腹上行，会于咽喉，别而络唇口，强半与任脉同。《素问·骨空论》曰：冲脉者，起于气街，并足少阴之经，挟脐上行，至胸中而散。《二十八难》则曰：起于气冲，并足阳明之经，挟脐上行，至胸中而散。《痿论》亦曰：冲脉者，经脉之海，主渗灌溪谷，与阳明合于宗筋。二论所并，虽有少阴、阳明之不同，要知自脐至胸，与阳明则并于前，与少阴则并于后也，故与阳明皆得称为五脏六腑之海。其气不顺，血不和，则胸腹之气循经壅逆而里急矣。宜苏子降气汤、黑锡丹、震灵丹之类。带脉为病，带下脐痛精失者，以带脉起于季胁，回身如带，脏腑十二经络皆过于此。若饮食不节，劳欲纵伤，致令湿热下流，邪火内郁。外或风入胞宫；邪凝脐腹。带脉不任，与邪俱陷。或赤或白，如涕如脓。或青黄杂色，或浊黑异形。溢漏不时，淋沥不净。其兼证，则腰腹痠疼，足膝痿软，头目晕眩，经脉参差。甚或寒热往来，容颜枯瘁。然而发源于冲、任、脾胃者多，以冲为血海，任总诸阴，脾胃司水谷故耳。是以《骨空论》曰：任脉为病，女子带下瘕聚。又《痿论》曰：冲脉与阳明合于宗筋之会，而阳明为之长，皆属于带脉。带脉起于季胁章门，前则当脐上，故又或为脐痛。《灵枢·经别》篇曰：肾足少阴，当十四椎，出属带脉。盖肾主藏精，带固腰膂，虚则一不能藏，一不能固，而精有自失者矣。宜《金匮》桂枝龙骨牡蛎汤、《和剂》威喜丸之类。阳维为病，寒热、目眩、僵仆者，以阳维维络一身之阳，阳主卫，主气、主表，病则不能维阳，是阳无护持，而卫气亦因之不固，故在表则生寒热。其脉气所发，别于金门，在足太阳外踝下以阳交为郄，足少阳外踝上。与手、足太阳及跷脉会于俞，手太阳肩后。与手、足少阳会于天髎，手少阳缺盆上。又会于肩井足少阳肩上。其在头也，与足少阳会于阳白足少阳眉上，上于本神及临泣，俱在足少阳眉上。上至正营足少阳目窗上。及脑空，足少阳枕骨下。下至风池，足少阳颞颥后。与督脉会于风府、督脉后发际。哑门。督脉风府后。观此，则知本脉之维于头目手足颈项肩背诸阳，无一不到。其脉不荣，则不能维。在头目，无维则眩。在颈项肩背，无维则僵。在手足，无维则仆矣。宜东垣柴胡升阳汤、东垣退热汤之类。阴维为病，心痛、胸腹刺筑者，以阴维维络一身之阴。阴主荣、主里，不能维阴则阴无约束，而荣气因之不和，故在里则心痛。又荣主血，血合心，故心痛也。其脉气所发，阴维之郄名曰筑宾，足少阴内踝上与足太阴会于腹哀、足太阴乳下。大横，足太阴腹哀下。又与足太阴会于府舍、足太阴少腹下、期门，足厥阴乳下。与任脉会于天突、任脉喉下。廉泉。任脉舌本下。观此，则知本脉之维于胸腹诸阴，亦无一不到。其脉不荣，则不能维。在胸胁失所维，则动筑而刺痛矣。宜本事枳实散、奇效拈痛丸、四七汤之类。阳跷为病，阴缓阳急。阴跷为病，阳缓阴急，及癫痫瘛疭，寒热恍惚者，盖二跷之脉，同发一源。《难经·二十八难》曰：阳跷脉起于跟中，阴跷脉亦起于跟中，不唯同起于根，而又同终于目。《灵枢·脉度》篇曰：跷脉者，少阴之别。起于然谷之后，上内踝之上，直上循阴股，入阴，上循胸里，入缺盆，上出人迎之前，入頄，属目内眦，合于太阳、阳跷而上行。气并相还，则为濡目。濡润荣养于目。又曰：男子数其阳，女子数其阴。当数者为经，不当数者为络。观此，则知二跷之脉，虽以男女分阴阳，而实则迭为经络，是一本也。故其为病，亦不似前六脉，逐经分属。本文以癫痫瘛疭，寒热恍惚，总系二经之下，以二经均可病此。证虽云四，而病机可分为八。阴阳缓急之义，自是显然。夫人之身，背为阳，腹为阴。开为阳，阖为阴。外为阳，内为阴。热为阳，寒为阴。癫则目闭俯首，阴急而阳缓也。痫则目直僵仆，阳急而阴缓也。大惑论所谓卫气不得入于阴，常留于阳。留于阳则阳气满。阳气满则阳跷盛。不得入于阴则阴气虚，故目不瞑。卫气留于阴，不得行于阳。留于阴则阴气盛，阴气盛则阴跷满。不得入于阳则阳气虚，故目闭。《脉度》篇亦云：跷之阴脉荣其脏，阳脉荣其腑。又云：内溉五脏，外濡腠理。又阴出阳，则交于足太阳。阳入阴，则交于足少阴。虽一为太阳之别，一为少阴之别，而实则随卫气相终始者。故卫气之行留，即可征二跷之虚盛。瘛者，掣也。筋脉掣向里拘，阴急而阳缓也。疭者，纵也。筋脉纵从外弛，阳急而阴缓也。寒则气收敛，从里从阴，阴急而阳缓也。热则气散漫，从表从阳，阳急而阴缓也。恍者，目前恍然，若有所见。《缪刺论》曰：邪客于足阳跷之脉，令人目痛从内眦始，且合太阳上行而并濡于目，病属目而从外。阳跷之病，阳急而阴缓也。惚者，胸中怔惚，若有所失。《脉度》篇曰：跷脉者，少阴之别，起于然谷之后，循阴股，入阴，上循胸里，入缺盆。《二十八难》曰：阴跷脉者，亦起于跟中，循内踝上行至咽喉，交贯冲脉，病属胸腹而从内。阴跷之病，阴急而阳缓也。二脉一为经，一为络。病在经，则经急络缓。病在络，则经缓络急。总之，皆可言经，皆可言络，但以男女分阴阳之所属，缓急证病邪之所在，而正文以诸证为二经所共，义良深矣。宜胃风汤、交加散、海藏愈风汤、加味逍遥散、十全大补汤之类。

附　方

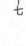

羌活胜湿汤见第六十五

生铁落饮　治肝木有余，或大怒诸火上炎。上盛下虚，发为癫狂，神气不宁，渴烦谵妄。生铁四十斤，入火烧赤沸。砧上锻之，有花出如兰如蛾，纷纷坠地者，是铁落。用水二斗，煮取一斗，入后药。

石膏三两　龙齿研　白茯苓　防风去芦，各一两半　玄参　秦艽各一两

上为粗散，入铁汁中，煮取五升。去滓，入竹沥一升和匀。温服二合，无时，日五服。

泻青丸见第四十九

东垣丁香楝实丸见第六十四

《三因》散聚汤　治九气积聚，状如癥瘕，随气上下，发作心腹绞痛，攻刺腰胁，小腹䐜胀，大小便不利。

半夏汤洗七次　槟榔　当归各七钱五分　陈皮去白　杏仁去皮尖，麸炒　桂心各二两　茯苓　炙甘草　附子炮去皮脐　川芎　枳壳去瓤，麸炒　厚朴姜制　吴茱萸汤浸、各一两

每服四钱。水一盏，姜三片，煎七分，食前温服。大便不利，加大黄。

《三因》化气汤　治息积。

砂仁　桂心　木香各二钱五分　甘草　茴香炒　丁香皮　青皮　陈皮　干姜　蓬术炮，各半两　胡椒　沉香各一钱

上为细末。每服二钱，姜苏盐汤调下。妇人醋汤下。

苏子降气汤见第七十

黑锡丹见第七十

震灵丹紫府元君南岳魏夫人方。出道藏。一名紫金丹　治男子真元衰惫，五劳七伤，脐腹冷疼，肢体酸痛，上盛下虚，头目眩晕，心神恍惚，血气衰微，及中风瘫痪，手足不遂，筋骨拘挛，腰膝沉重，容枯肌瘦，目暗耳聋，口苦舌干，饮食无味，心肾不足，精滑梦遗，膀胱疝坠，小腹淋沥，夜多盗汗，久泻久痢，呕吐不食，八风五痹，一切沉寒痼冷，服之如神。及治妇人血气不足，崩漏虚损，带下，久冷胎脏无子。

禹余粮火煅醋淬不计遍数，手捻得碎为度　紫石英　赤石脂　丁头代赭石如禹余粮炮制，各四两

以上四味，并作小块，入坩锅内，盐泥固济。候干，用炭十斤，通红，火尽为度。入地埋，出火毒二宿。滴乳香另研　五灵脂去砂石、筛　没药去砂石、研，各二两　朱砂水飞过，一两　上八味，并为细末，以糯米粉煮糊为丸，如鸡豆大。晒干出光。每一丸，空心温酒或冷水任下。常服镇心神，驻颜色，温脾胃，理腰脐，除尸疰蛊毒，辟鬼魅邪厉。久服轻身，渐入仙道。忌猪、羊血，恐减药力。妇人醋汤下。孕妇不可服。

《金匮》桂枝龙骨牡蛎汤　《金匮要略》云：夫失精家，少腹弦急，阴头寒，目

眩发落，脉极虚芤迟，清谷亡血失精，脉得诸芤动微紧。男子失精，女子梦交，桂枝龙骨牡蛎汤主之《小品》云：虚弱浮热汗出者，除桂加白薇、附子各三分，名二加龙骨汤

桂枝　芍药　生姜各三两　甘草二两　大枣十二枚　龙骨　牡蛎各三两

上七味，以水七升，煮取三升，分温三服。

《和剂》威喜丸　治丈夫元阳虚惫，精气不固，余沥常流，小便浊，梦寐频泄。及妇人血海久冷，白带，白漏，白淫，下部常湿，小便如米泔，或无子息。

黄蜡四两　白茯苓去皮四两作块，用猪苓二钱半同于瓷器内煮二十余沸，出，日干。不用猪苓

上以茯苓为末，熔黄蜡搜为丸，如弹子大。空心细嚼，满口生津，徐徐咽服，以小便清为度。忌米醋，尤忌使性气。只吃糟醋。

东垣柴胡升阳汤　治阳虚下陷，发热。

柴胡　升麻　葛根　独活　羌活各半两　防风二钱半　甘草生二钱、炙二钱　人参　白芍药各半两

上㕮咀。每服半两。水三大盏，煎一盏，去滓，稍热服。忌冷物、冰水月余。

东垣退热汤　治表中虚热，或遇夜则甚。

黄芪一钱　柴胡七分　生甘草　黄连酒制　黄芩　芍药　地骨皮　生地黄　苍术各五分　当归身　升麻各三分

上㕮咀，作一服。水二盏，煎一盏，去滓，食远温服。

本事枳实散　治男子两胁疼痛。

枳实一两　白芍药炒　雀脑芎　人参各半两

上细末，姜枣汤调二钱，酒亦得。食前日三服。

奇效拈痛丸　治九种心痛。

五灵脂　蓬莪术煨　木香　当归各等分

上为末，炼蜜和丸，如桐子大。每服二十丸。食前用橘皮煎汤下。

四七汤见第十七

胃风汤

白芷一钱二分　升麻二钱　葛根　苍术　蔓荆子　当归身各一钱　甘草　柴胡　藁本　羌活　黄柏　草豆蔻　麻黄不去节，各五分

水二钟，姜三片，枣二枚，煎八分。温服。

交加散　治瘈疭或颤振，或产后不省人事，口吐痰涎。

当归　荆芥

上为细末，每服二钱。水一盏，酒少许，煎七分，灌下神效。

海藏愈风丹一名举卿古拜散　治一切失血，筋脉紧急，产后及汗后搐搦。

荆芥为细末

先以炒大豆黄卷，以酒沃之。去黄卷，取清汁调前末三五钱，和滓服之。轻者一服，重者二服、三服即止。气虚者忌服。童便调亦得。

加味逍遥散见第五十一

十全大补汤见第十六

反关脉第八十

平人无脉，移于外络。兄位弟乘，阳溪列缺。平人无脉者，非无脉也。谓寸口脉不应指，而反从尺旁过肺之列缺，大肠之阳溪，斜刺出于外络。其三部定位，九候浅深，俱与平常应见于寸口者无异。若兄固有之位，弟窃而乘之。此反常异众之脉，千百中仅一见也。

真脏脉第八十一

病脉既明，吉凶当别。经脉之外，又有真脉。肝绝之脉，循刀责责。心绝之脉，转豆躁疾。脾则雀啄，如屋之漏，如水之流，如杯之覆。肺绝如毛，无根萧索，麻子动摇，浮波之合。肾脉将绝，至如省客，来如弹石，去如解索。命脉将绝，虾游鱼翔，至如涌泉，绝在膀胱。真脉既形，胃气已无。参察色证，断之以臆。

以上正文之论脉，首先源派，次及流行，次则左右男女定位，次则五脏阴阳合时。寒热，则属之迟数。内外，则别之浮沉。以至虚实异形，正邪各状。因脉知病，因病识脉。病则该于疮疡女幼，脉则穷于奇经反关，可谓明且详矣。然而诸脉之外，更有所谓真脉者，大关生死，故又审别于卷末焉。夫人禀五行而生，则五行原吾身之固有。外与天地通，内与谷神合，是得以默运潜行而不显然彰露。设五脏之元真败绝，谷神不将，则五行之死形，各随脏而见矣。在肝如循刀责责。强劲弦急，按之切手。所谓软弱轻虚而滑，端直以长者，无有也。在心如转豆躁疾。前屈后居，柔滑全无。所谓累累如连珠，如循琅玕者，无有也。在脾如雀啄粒，坚锐连属。如屋之漏，许久一滴，二脉乍疏乍数。如水之流，去而不返。如杯之覆。止而不扬。所谓和柔相离，如鸡践地者无有也，在肺如毛，无根萧索，上则微茫，下则断绝。麻子动摇，微散而乱。浮波之合。浮促无根。所谓

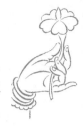

厌厌聂聂，如落榆荚者无有也。在肾至如省客，省问之客，一至即去。来如弹石，弹搏而来，所藏尽出。去如解索。解散而去，欲藏无入。所谓喘喘累累如钩，按之而坚者无有也。在命门右肾，与左肾同，但内涵相火。故其绝也，如虾之游，如鱼之翔，忽尔静中一跃，火欲绝而忽焰之象也。在膀胱，至如涌泉，泛滥不收。以其藏津液而为州都之官，故绝形如此。盖脉之和柔得体者，胃气与之俱耳。胃气者，即生生水谷之气也。胃气微少，亦成病，何况于无。无则生生之根本先绝，而五脏欲自持久，不可得矣。若能再察色证而以臆断之，理当不爽。

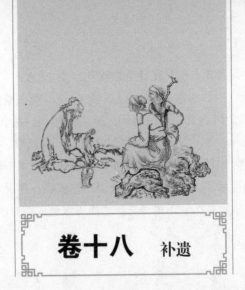

卷十八 补遗

正文病类多矣。考之方书，尚缺多种，皆属常见之疾，何可竟无方治。今补人。

嘈 杂

嘈杂一证，有火，有痰，有饮，有虫。虽云多种，而源则不离乎脾胃。膏粱之人，每多患此。其发也，如饥之欲食，甚则烦沸杂乱，与吞酸、吐酸、干呕、胃痛等疾，皆为噎膈反胃之渐。宜三圣丸、越鞠丸之类。夹痰者二陈加栀、连，夹饮者丹溪导饮丸，夹虫者乌梅丸、酒煮黄连丸之类。

附 方

三圣丸 治嘈杂神效。

白术四两　橘红一两　黄连炒，五钱‘

上为细末，神曲糊丸如绿豆大。每服七八十丸。食远津唾下，用姜汤亦得。

越鞠丸见第四十一

二陈汤见第十六

丹溪导饮丸 治水饮嘈杂。

吴茱萸三钱　白茯苓一两　黄连五钱　苍术炒，一两　独活七钱

上为细末，神曲糊丸服。

乌梅丸见第六十三

酒煮黄连丸见第五十五

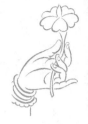

吞酸吐酸

吞酸与吐酸，大同小异。吞酸，酸在胸胃，忽作忽止，蜇胃刺心。吐酸，酸水酸物，随吐而出，味如酽醋，蜇喉软齿。是皆形寒胃冷，食郁饮停，谷气不分，中焦郁窒。正犹酿酒不发，过时而成酸味也。吞吐之所以异者，吞则胃中饮少，吐则胃中饮多耳。间有属火者，乃热不得散。属木者，乃气不得伸。火不散者发之，木不伸者达之。故统宜温中散寒，令郁滞开而病自愈矣。宜发明藿香安胃散、加减二陈汤、《三因》鞠术丸、二陈加茱、连、神曲、苍术方、酒煮黄连丸

附　方

藿香安胃散见第二十

加减二陈汤　治痰饮为患，呕吐，头眩，心悸。或因食生冷，脾胃不和，吞酸、吐酸等证。丁香一两　半夏　陈皮各五两　茯苓三两　甘草一两半

上㕮咀。每服四钱，水煎，入生姜三片煎服。

《三因》鞠术丸　治中脘宿食留饮，酸蜇心痛，口吐清水。

神曲炒，三两　苍术泔浸三宿，洗净，日干，炒，一两半

上为末，生姜汁别煮神曲糊为丸，姜汤送下。

二陈加茱连神曲苍术方

陈皮一钱　白茯苓一钱　苍术炒，一钱二分　黄连吴茱萸汁煮，炒，一钱　神曲炒，一钱

水二钟，生姜一片，煎八分服。

酒煮黄连丸见第五十五

噎　膈

噎者，食入不利，或挨塞而下，或负痛而纳，其病在喉。膈者，食虽入膈，或气逆，或满闷，或隐痛，或得嗳少宽，或得吐反快，其病在膈。二疾多并见，噎者必膈，膈者必噎也。即翻胃之先驱，积郁沉忧，气结不散，久久成此。《张鸡峰方论》曰：此病不在外，不在内，不属冷，不属热，不是实，不是虚，所以药难取效。多缘忧思恚怒，动气伤神。气积于内，动则诸证见，气静疾平。手扪之而不得疾之所在，目视之而不知色之所因，耳听之而不知音之所发，故针灸药石皆不获效。乃神意间病也，旨哉言乎。宜生姜半夏汤、香砂宽中汤、五膈

宽中散、谷神嘉禾散、《统旨》补气运脾汤、代抵当丸之类选用。

附　方

生姜半夏汤　止呕吐，开胃消食。

半夏　生姜各三钱

上㕮咀，水二盏，煎七分服。

《统旨》香砂宽中汤　治气滞，胸痞噎塞，或胃寒作痛。

木香临服时，磨水入药三四匙　白术炒　陈皮　香附各一钱五分　白豆蔻去壳　砂仁去壳　青皮　槟榔　半夏曲　白茯苓各一钱　厚朴姜制，一钱二分　甘草三分

水二钟，姜三片，煎八分。入蜜一匙，食前服。

《和剂》五膈宽中散　治七情四气伤于脾胃，以致阴阳不和，胸膈痞满，停痰气逆，遂成五膈。并治一切冷气。

白豆蔻去皮，二两　甘草五两　木香三两　厚朴去皮，姜汁炒，一斤　缩砂仁去壳　丁香　青皮去白　陈皮去白，各四两　香附子炒，去毛，十六两

上为细末。每服二钱。姜三片，盐少许，不拘时，沸汤点服。

《和剂》谷神嘉禾散　治脾胃不和，胸膈痞闷，气逆生痰，不进饮食。或五噎、五膈。

白茯苓去皮　缩砂仁去皮　薏苡仁炒　枇杷叶去毛，姜汁炙香　人参去芦，各一两　白术炒，二两　桑白皮炒　槟榔炒　白豆蔻炒，去皮　青皮去白　谷蘗炒　五味子炒，各半两　沉香　杜仲去皮，姜汁酒涂炙　丁香　藿香　随风子　石斛酒和炒　半夏姜汁捣和作饼，炙黄色　大腹子炒　木香各七钱半　甘草炙，二两　陈皮去白　神曲炒，各二钱半

每服三钱，水一盏，姜三片，枣二枚，煎七分，不拘时温服。五噎，入干柿一枚。膈气吐逆，入薤白三寸、枣五枚。

《统旨》补气运脾汤　治中气不运，噎塞。

人参二钱　白术三钱　橘红　茯苓各一钱五分　黄芪蜜炙，一钱　砂仁去皮，八分　甘草四分，炙

有痰加半夏曲一钱。水二钟，姜一片，枣一枚，煎八分，食远服。

代抵当丸　治瘀血噎膈，食下疼痛。方见第二十。

自　汗

自汗者，不因劳动，不因天暑，不因热饮食，时时汗自出，故曰自汗也。

乃卫气虚而不能固密，心液因之漏泄。宜当归补血汤倍黄芪、玉屏风散、保元汤、黄建中汤之类。若表中风邪者，亦能令卫腠空疏，而汗时自出。此邪去则汗止。宜桂枝汤。

附　方

当归补血汤 见第十六
《得效》玉屏风散 治自汗。
防风　黄芪各一两　白术炒，二两
每服三钱，水二盏，姜三片，煎六分，不拘时温服。
保元汤 治自汗无休止。
黄芪蜜炙，三钱　人参二钱　甘草炙，一钱
水二盏，煎七分，温服。
黄建中汤 见第三十三
桂枝汤 见第十九

盗　汗

盗汗者，睡中偷出。多发于夜，如盗之乘人不觉而夜出也。属阴虚。盖人之卫气昼行于阳，出外；夜行于阴，入内。入内则内热。内热，则不足之阴受其蒸。入内则表虚。表虚，则蒸泄之液无从固。于是阴失其守，阳失其卫，而汗淋漓于睡梦间者有矣。宜当归六黄汤、大建中汤之类。

附　方

当归六黄汤 治盗汗久不愈。面白黄，肌瘦，或夜热骨蒸，饮食减少，四肢无力，足膝疼，发无虚夜。服此神效。
当归　生地黄　熟地黄　黄柏　黄芩　黄连各一钱　黄芪二钱
上作一服，水二钟，煎一钟，临卧服。
大建中汤 治虚热盗汗，百节酸疼，肢体倦怠，日渐羸弱，口苦舌涩，心怔短气。
绵黄芪炙　远志灯心煮，去心　当归酒洗　泽泻各二钱　白芍药　龙骨煅　人参各一钱五分　炙甘草一钱
上作一服，水二钟，姜五片，煎一钟，食前服。气弱，加炮附子二钱，腰痛筋

急，加官桂去皮一钱。

悸、怔忡

《准绳》云：悸即怔忡。今历观病状，则二证少有分别。悸则心中微动，如恐如惊。怔忡则心胸振筑，莫知其来；忽尔宁寂，莫知其去。甚则头目眩晕，神气若浮，盖悸之重者也。大抵因痰积饮停，气冲火击所致。宜导痰汤、温胆汤、茯苓甘草汤、姜术汤之类。亦有中气虚而忡悸者。宜补中益气汤、四君子汤、六君子汤、小建中汤、黄芪建中汤之类。亦有心经气血不足，火不定，神不安而忡悸者。宜四物汤、朱雀丸、当归补血汤、经验定心丹之类。有心液过耗，汗多亡阳，脉代而忡悸者。宜炙甘草汤。

附　方

导痰汤见第四十一

温胆汤见第二十

茯苓甘草汤　治心下停水怔悸。

白茯苓去皮　桂枝各三钱　生姜半两　甘草二钱

水二钟，煎一钟，不拘时服。

姜术汤　治停饮怔忡。

白姜生　白术　茯苓　半夏曲各一钱　辣桂　甘草各五分

水一钟，姜三片，红枣一枚，煎六分，不拘时服。

补中益气汤见第二十九

四君子汤见第十六

六君子汤见第十六

小建中汤见第六十九

黄芪建中汤见第三十三

四物汤见第二十一

朱雀丸见第五十一

当归补血汤见第十六

经验定心丹楫自制

茯神去皮木，一两　远志酒浸软去心，五钱　人参去芦，八钱　沉香黑重沉水者，三钱，不见火　龙骨煅，七钱　怀生地洗去土，一两半　当归身酒洗，一两　白芍药酒炒，八钱　丹参去芦，一两　桂枝去骨，三钱　甘草炙，二钱　荷蕊出水而未开者

焙干，一个

为极细末，炼蜜为丸，如绿豆大，用上好水飞过，朱砂为衣。每服二钱，食远白汤下。午后勿服。此方验过多人矣。

炙甘草汤见第三十三

健 忘

道过之言，行过之事，久不记忆曰忘。若当下即不能记，索之胸臆，了不可得者，健忘也。乃心虚肾惫，水火不交，精血之府空，荣卫之道涩，致令机关不利，灵巧不开。高年衰朽者，多得之。宜归脾汤、读书丸、朱雀丸、二参丸、开心散之类。亦有痰血癖积碍其机关而成者，此又不以年高论也。宜寿星丸、导痰汤、代抵当丸选用。

附 方

归脾汤见第五十八

读书丸

石菖蒲　菟丝子酒煮　远志酒浸去心，各一两　地骨皮去骨洗净，二两　生地黄　五味子　川芎各一两

上为末，薄糊丸桐子大，每服七八十丸，临卧白汤下。

朱雀丸见第五十一

二参丸　治健忘，养神定志，和血安神，外华腠理。

天门冬去皮　熟地黄酒蒸捣　丹参各一两半　白茯苓去皮　麦门冬去心　甘草各一两　远志酒浸去心　人参去芦，各半两

上为细末，炼蜜和丸如桐子大。以朱砂研极细，水飞过半两为衣。每服五十丸，加至百丸。空心煎愈风汤送下。愈风汤系洁古方。其方三十三味，皆风药，繁杂之甚，故不录。今只以白汤送之。

开心散　治好忘。

石菖蒲一两　白茯苓去皮，二两　远志去皮　人参去芦，各二钱半

上为细末，每服一钱，食后米饮调下。

寿星丸　治痰滞经络多忘。方见第五十八

导痰汤见第四十一

代抵当丸　治瘀血喜忘。方见第二十

不　寐

《难经·四十六难》曰：老人寤而不寐，少壮寐而不寤者，何也？然经言少壮者，血气盛，肌肉滑，气道通，荣卫之行，不失其常，故昼日精，夜不寤。老人血气衰，肌肉不滑，荣卫之道涩，故昼日不能精，夜不寐也。故知老人不得寐也。宜八珍汤、归脾汤之类。虚劳虚烦不得眠者宜仲景酸枣仁汤。胆虚惊悸不寐者。宜温胆汤、六君子汤之类。痰饮停中，烦惑不合目者。宜内经半夏汤、导痰汤之类。

附　方

八珍汤见第十六

归脾汤见第五十八

仲景酸枣仁汤　治虚劳虚烦不得眠。

酸枣仁二升　甘草一两　知母　茯苓　芎藭各二两。深师有生姜二两

上五味，以水八升，煮酸枣仁得六升。内诸药，煮三升，分温三服。

温胆汤见第二十

六君子汤见第十六

内经半夏汤　治阴阳之气偏胜，不相和谐，阳不得入阴，故不瞑不寐。服此阴阳通，卧可立至。黄帝所谓决渎壅塞，经络大通，阴阳和得者也。亦治痰气阻塞，阳不入阴，成上证。大抵转动枢机，则阴阳自谐矣。其汤方以流水千里以外者八升，扬之万遍，取其清五升煮之。炊以苇薪火，沸，置秫米一升。秫米，北人谓之黄米，可以酿酒，治半夏五合。徐炊，令竭为一升半。去其滓，饮汁一小杯，日三。稍益，以知为度。故其病新发者，覆杯则卧，汗出则已。久者，三饮而已也。

导痰汤见第四十四

呃

呃，即哕也。有火、有痰饮、有寒、有虫、有食、有胃虚、有肾虚。种种不同，但虚寒者十九。然必细察得之久暴，声之远近，形之盛衰，及病之所由起，则施治自多效也。盖潜行默运，无声无臭者，中气之常也。若有所激，气即为火，易其常性，卒暴上冲。仍欲其潜行默运，无臭无声，安可得乎？至若痰饮停中，碍其清道。阴寒迫里，遏其阳升。或蛔卒动而气阻，或食暴入而气

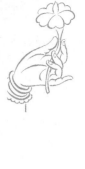

壅，或胃气虚于上而气不舒，或肾气虚于下而气不续，皆能挠挫运机，行不顺利，而呃呃之声，有自来矣。故因于火者，其声频以促，兼面赤而脉数。宜二陈汤加山栀、黄连之类。因于痰饮者，其声缓匀，兼吞酸面泽而脉滑。宜二陈汤、温胆汤、导痰汤之类。因于阴寒者，其声短，而声扼扼不扬，兼面色青白，恶寒而脉紧。宜二陈汤加干姜、丁桂之类。因于虫者，其声或作或止，或缓或促，兼面色不一，胃中或痛、或吐清水冷涎，或心中嘈杂，脉迟数大小不定。宜二陈汤去甘草加吴茱萸、制黄连、干姜、细辛之类。因于食者，其声浊而类呕，兼嗳逆酸腐，恶食，面黄，脉紧滑。宜《和剂》枳实半夏汤、鞠䕡枳术丸、法制陈皮、法制槟榔之类。因胃气虚寒者，其声促而无力，或得食少止，面青白，畏寒，脉缓弱无力。宜六君子汤、四君子汤、橘皮竹茹汤、理中汤、洁古柿钱散之类。因肾气虚寒者，其声远而长，或作或止，半刻一声，脐下或动筑，面黑，腰疼，或足冷恶寒，脉沉微。宜《金匮》肾气丸、良方参附汤之类。

附　方

二陈汤 见第十六

温胆汤 见第二十

导痰汤 见第四十一

《和剂》枳实半夏汤

枳实麸炒　半夏各等分　加麦蘖炒

每服七钱，水二盏，姜五片，煎八分，温服无时。

鞠䕡枳术丸 见第二十

法制陈皮 消食化气，宽利胸膈，美进饮食。

茴香炒　甘草炙，各二两　青盐炒，一两　干生姜　乌梅肉各半两　白檀香二钱半

上六味为末。外以陈皮半斤，汤浸去白，净四两，切作细条子。用水一大碗，煎药末三两，同陈皮条子一处慢火煮。候陈皮极软，控干少时，用干药末拌匀，焙干。每服不拘多少，细嚼，温姜汤下，无时。

法制槟榔 治酒食过度，胸膈膨满，口吐清水，一切积聚。

鸡心槟榔一两，切作小块　缩砂取仁　白豆蔻取仁　丁香切作细条　粉草切作细块，各一两　陈皮去白，切作细条　生姜切作细条，各半斤

上用河水二碗，浸一宿。次日用慢火，砂锅内煮干，焙干，入新瓶收。每服一撮，细嚼酒下。或为细末，汤调服亦可。

六君子汤 见第十六

四君子汤见第十六

橘皮竹茹汤　治胃虚寒，呕逆或呃。

陈皮二升　竹茹二升　大枣三十枚　生姜半斤　甘草五两　人参一两

以水一斗，煮取三升，温服一升，日五服。

理中汤见第十七

洁古柿钱散　治胃虚寒呃逆。

柿钱　丁香　人参各等分

上为细末，水煎，食后服。

《金匮》肾气丸见第十六

良方参附汤　治阳气虚寒，自汗恶寒，或手足逆冷，大便自利，或脐腹疼痛，呃逆不食，或汗多发痉等证。

人参一两　附子炮，五钱

上姜枣水煎，徐徐服。去人参，加黄芪，名芪附汤。

面

夫手、足六阳之脉，皆上至头，而面为诸阳之会。胃足阳明之脉，又起于鼻之交頞中，故面独能耐寒也。设反恶寒及面寒者，胃寒。恶热及面热者，胃热。面寒者，面多青白。面热者，面多赤。面黄而斑驳者，胃中虫积。面黄而已食如饥者，胃疸。面肿者，胃风。面疮者，胃火。膏粱积热，以胃脉起于面，故面病多属胃。亦有面疮之属脾肺风热，面尘之属肝胆燥热，面鼾黯之属风湿痰饮，又不独一阳明胃也。宜后方选对证者，主治之。

附　方

升麻胃风汤　治胃风面肿，或麻木，牙紧目瞤。

升麻二钱　白芷　当归　葛根　苍术各一钱　甘草一钱　柴胡　藁本　羌活　黄柏　草豆蔻各三分　麻黄不去节，五分　蔓荆子二分

姜一片，枣一枚，水二盏，煎七分。食后服。

升麻顺气汤　治忧思饮食失节，面色黧黑，心悬气促。

升麻一钱半　干葛　防风　白芷　黄芪　人参各一钱　白芍药六分　甘草　苍术各五分

水二盏，姜一片，大枣一枚，煎七分。食远温服。

犀角升麻汤　治阳明经络受风热，口唇、颊车、发鬓肿痛，及鼻额间连头面

痛。口不可开，虽能言语，有妨饮食。亦治面热。

犀角七钱半　川升麻半两　防风　黄芩各三钱半　香白芷　白附子　川芎各二钱半　羌活三钱一字　生甘草一钱半

上㕮咀，都作一服。水五盏，煎至三盏半。去滓，分作三服，一日一服讫，其证必减。如脏腑有些溏不妨。足阳明，胃经也。《经》云：肠胃为市。又云：阳明多血多气。胃之中，腥膻五味无所不纳，如市廛无所不有也。六经之中，血气俱多，腐熟饮食之毒聚于胃，故此方以犀角为主，升麻佐之入胃经。余药皆涤除风热，用之有效也。

补胃汤　治胃虚胫寒，面目浮肿。亦治面寒。

柏子仁　防风　细辛　桂心　陈皮各一钱　川芎　吴茱萸　人参各一钱半　甘草五分

水二钟，煎七分。食远温服。

茯苓桂枝五味子甘草汤　加大黄治咳逆倚息不得卧，面热如醉，此为胃热上冲，熏其面故耳。

七白散　治面黚、面垢。

白蔹　白术　白牵牛　白附子　白芷　白芍药　白僵蚕各等分

为末。每用五钱，煎汤洗之。

洗面药　治面生黚黯，或生小疮，或生痱痤，粉刺，皮肤瘙痒，面垢。

皂角三斤　升麻八两　楮实子五两　绿豆　白芨　白芷　天花粉各一两　甘松　砂仁　白丁香各五钱　三奈三钱

上为末，糯米饭捣丸，如弹子大。量用洗面。

面上五色疮方　用盐汤绵浸搨疮上。日五六度。面上豆痕或斑黚靥方用密陀僧细末，夜以人乳汁调敷。面上粉刺方用不语唾涂之。或捣菟丝子汁涂。或以白矾末少许，酒调涂。不语唾恐是平旦未言语先者。

斗门方　治黑黚令面色好。

白僵蚕　黑牵牛　北细辛各等分

为粗末，作澡豆。又去小儿胎秽。

指爪破面方　用生姜自然汁，调轻粉。敷破处。无瘢瑕。又方橄榄汁敷之。无痕。

平胃散　面疮。水调平胃散涂之。

白附子散　治面上热疮似癣。或生赤黑斑点。

白附子　密陀僧　白茯苓　白芷　定粉等分

上为末。先用萝卜煎汤洗面净，后用羊乳调。至夜敷患处，次早洗去，效。

祛风白芷散　治面上风癣疮。

白芷三钱　黄连　黄柏　黄丹各二钱　茯苓一钱五分　轻粉一钱

上为细末，用油调搽癣疮上。或加孩儿茶二钱，麝香二分，亦可。

目

《灵枢·大惑论》曰：五脏六腑之精气，皆上注于目而为之精。精之窠为眼，窠者，窝也。聚精成窝，搏结之义。骨之精为瞳子，筋之精为黑眼，血之精为络，大小眦赤络。其窠气之精为白眼，肌肉之精为约束、裹撷，上、下眼胞为目约裹筋骨血气之精而与脉并为系，众精并脉，以系于目上属于脑，后出于项中。又曰：瞳子黑眼法于阴，白眼赤脉法于阳，故阴阳合，转而精明也。观是论，则后人诊眼疾而分五轮八廓者，盖本乎此。其所云气轮者，金精之腾结也，即经所谓窠气之精为白眼。白眼属肺，肺主气，故曰气轮。肺在行为金，金至坚，故白珠独坚实。风轮者，木精之腾结也，即经所谓筋之精为黑眼。黑眼属肝，肝主筋，在行为木而应风，故曰风轮。风性动，故黑睛左右不定而色带青也。血轮者，火精之腾结也，即经所谓血之精为络。络属心，心主血，故曰血轮。心在行为火，火有君、相二种，故岐分于两角，无正轮也。肉轮者，土精之腾结也，即经所谓肌肉之精为约束、裹撷。属脾，脾主肌肉，故曰肉轮。脾在行为土，土包万物，该四脏。四脏皆为裹束，故开则动而万用，闭则静而万寂矣。水轮者，水精之腾结也，即经所谓骨之精为瞳子。瞳子属肾，肾主骨，在行为水，故曰水轮。水为天一之精，故独得居中。内有大络六，以通心、肺、脾、肝、肾、命门；中络六，以通胆、胃、大小肠、三焦、膀胱；外有小细之络，莫知其数。其络向明，视之了了可数，即禽兽异类，皆有此也。皆血贯于脑，下连脏腑，通畅血气，往来以滋于目。故凡病目，则有形色经络显见，而可验内之何脏何腑受病。外有二窍以通其气，内涵诸液，出而为泪。更有神膏、神水、神光、真气、真精，皆滋目之源液也。神膏者，目内包涵膏液，破则黑稠水出，由胆中渗润精汁积成，涵养瞳神，衰则有损。神水者，由三焦发源，先天真一之气所化。在目之内，不可得见。触物损破，则见黑膏，形如稠痰。在目之外者，即目上润泽之水也。水衰，则有火胜燥暴之患。水竭，则有目轮大小之疾。耗涩，则有昏眇之危。亏者多，盈者少。神光者，目自视之精华也。心火发源，胆火用事。夫神之于人也亦大矣，不独一视为然。即行走执捉，言笑听闻，无神宰率，则块然一形而已。真血者，职藏在肝，升以滋目，指五脏六腑经络之血，非肌腠散漫之血，故曰真也。真气者，以经络滋养，必先气响而后血濡，即发生真一之元气也。真精者，即先后二天，真元化汁，根于肾，施于胆，以及瞳仁之精也。凡此数者，一有所损，则目病矣。大概目形圆而长，外有坚壳数重，中含清脆，内包神膏。膏外神水，水外皆血。血以滋水，水以滋膏。膏内一点黑莹，即是肾胆所聚之精华也。唯此一点，空明净彻，烛照无穷，是曰水轮。然必三者具而后灵明全，三即胆汁、肾精、心神也。五轮足而外应溥，五即气、风、血、肉、水也。合之浑然，分之井然。水为体，火为用。气为运动，神为维持。妙合阴阳，光同日月。午前小，午后大，随天地之盈亏。男左胜，女右胜，别阴阳之禀赋。至若刚柔寿夭，诈直智愚，皆能以目验知。神哉宝乎。更有八廓，其说以八卦八方，内配脏腑，分别经络，似亦有理。前五轮说中已悉其义，今不更赘。唯录八廓之名，以备考证。一曰传送廓，应乾卦，位居西北，络通大肠而属肺。二曰津液廓，应坎卦，位居正北，络通膀胱而属肾。三曰会阴廓，应艮卦，位居东北，络通上焦而配属命门。四曰清净廓，应震卦，位居正中，络通胆而属肝。五曰养化廓，应巽卦，位居东南，络通中焦而配属肝络。六曰胞阳廓，应离卦，位居正南，络通小肠而属心。七曰水谷廓，应坤卦，位居西南，络通胃而属脾。八曰关泉廓，应兑卦，位居正西，络通下焦而配属肾络。以六配八，余二无配。重肝络、肾络配之者，盖目根源于肾，专窍于肝，故较他脏为独胜焉。以上五轮八廓之生成配合也。知此，则知内伤者，内动脏气，灾及五轮。外感者，不从脏变，外邪先袭于络，由络及廓，由廓及轮。故内伤见证，不肿不痛，痛亦不甚。或视物渐觉不明，或遇晚即为朦瞽，俗名鸡盲，亦名雀目。或羞明畏日，或不能久视远视，或涩不欲开，或眼胞收小，或倒睫拳毛，或青翳白膜，或白珠黄色、黑睛蓝色，或瞳仁散大，或紧小，或欹侧，或两眦脂糊，或弦烂，或泪流，或视物以一为二、以红为白、以正为斜，以曲为直，种种由渐而成者，属内伤。脏也，阴也。外感见证，则发如风火，痒痛不堪。或中如砂石，或外见疮疡，或脂泪不时，或星障卒起，或向天日如针刺，或近灯烛如火烘，或兼鼻塞齿疼，或兼身热头痛。种种卒暴而来者，属外感。腑也，阳也。是故病腑者易愈，病脏者难瘳。脏则视其何脏何因，腑则视其何邪何络而后调之、散之、补之、泻之。温凉升降，在圆机者自为斟酌也。选方。

附　方

简易补肝散　治肝虚目睛疼，冷泪不止，筋脉痛，及羞明怕日。

夏枯草五钱　香附子一两

上为末。每服一钱，腊茶调下。服无时。

本事菊花散　治肝肾风毒气上冲眼痛。

甘菊花　牛蒡子炒，各八两　防风三两　白蒺藜去刺，一两　甘草一两五钱上为细末，每服二钱，熟水调下。食后、临卧。

泻青丸　治眼暴发赤肿疼痛。方见第四十九

《局方》汤泡散　治肝经风热上壅，眼目赤涩，睛疼多泪。

赤芍药　当归　黄连各等分

上为末。每二钱汤顿调，热洗。日三五次。御药院方加荆芥。

汤泡散　治肝经风热攻睛，赤肿羞明，渐生翳膜。

杏仁　防风　黄连去须　赤芍药　当归尾各半两　铜青二钱　薄荷叶三钱

上锉散。每用二钱，极沸汤泡，乘热先熏后洗，冷则再暖用。日两三次。一方入白盐少许，闭目沃洗。盐亦散血。

分珠散　治眼患血灌瞳神，恶血不散。

槐花　白芷　地黄　栀子　荆芥　甘草　黄芩　龙胆草　赤芍药　当归各一两

上水煎服。春加大黄泻肝，夏加黄连泻心，秋加桑白皮泻肺。

清凉散　冰瑕深翳。

蔓荆子　荆芥　苦竹叶　甘草各半两　栀子二钱半

上薄荷水煎服。

二黄散　治努肉攀睛。

黄芩　大黄　防风　薄荷各等分

上水煎，入蜜少许，食后服。

照水丸　治翳神验。

海螵蛸　蛤粉南康真者，各五分　片脑半分　黄蜡五分

上末，先熔蜡搅微冷，入末和为丸，如麻子大，带匾些。

临卧纳眼中翳膜上。次日照水自落。

《千金》磁朱丸　治神水宽大渐散，昏如雾露中行，渐睹空中有黑花，渐睹物成二体。久则光不收，及内障，神水淡绿色、淡白色者。

磁石吸针者　辰砂　神曲

先以磁石置巨火中，醋淬七次，晒干，另研极细，二两。辰砂另研极细，一两，生神曲末三两，与前药和匀。更以神曲末一两，水和作饼，煮浮为度。搜入前药，炼蜜为丸，如梧桐子大。每服十丸，加至三十丸。空心饭汤下。按此方磁石法水入肾，朱砂法火入心，而神曲专入脾胃，乃道家黄婆媒合婴　之理。或加沉香半两，升降水火尤佳。

煮肝散　治内外障翳眼。上用猪肝二两，批开，以夜明砂末二钱匕，掺在肝内，麻绳缚定。用水一盏，煮令肝转色白。取出烂嚼，用煮肝汤送下，食后服。洗眼方治内外障，翳膜赤脉昏涩。上以桑条，于二三月间采嫩者，曝干，净器内烧过，令火自灭，成白灰。细研，每用三钱，入瓷器或银石器中，以沸汤泡，打转候

澄。倾清者入于别器内，更澄。以新绵滤过极清者，置重汤内令热，开眼淋洗，逐日一次。但是诸眼疾皆效。

菊睛丸　治肝肾不足，眼昏，常见黑花，多泪。

枸杞子三两　苁蓉酒浸、炒　巴戟去心，各一两　甘菊花四两

上为末，炼蜜为丸，如梧子大。每服五十丸，温酒、盐汤食远任下。余太宰方，加熟地黄二两。

驻景丸　治肝肾虚，眼昏翳。

熟地黄　车前子各三两　菟丝子酒煮，五两

为末。炼蜜丸，桐子大。每服五十丸，食前白茯苓、石菖蒲汤任下。又方加枸杞子一两半，尤佳。

枸杞子酒　治肝虚当风眼泪。上用枸杞子最肥者二升，捣破，内绢袋，置罐中。以酒一斗浸讫，密封勿泄气。候三七日，每日取饮之，勿醉。

地芝丸　治能远视，不能近视。亦能治脉风成疠。

生地黄焙　天门冬去心，各四两　枳壳炒　甘菊花去蒂，各二两

上为细末。炼蜜丸如桐子大。每服一百丸，茶清送下。

定志丸　治能近视，不能远视。

远志去苗、心　菖蒲各二两　人参　白茯苓去皮，各一两

为细末。炼蜜丸，以朱砂为衣。每服十丸，加至二十丸，食后米饮下。

耳

《素问·阴阳应象大论》曰：肾主耳，在窍为耳。《灵枢·脉度》篇曰：肾气通于耳。肾和，则耳能闻五音矣。《五阅五使》篇曰：耳者，肾之官也。《金匮真言》又曰：南方赤色，入通于心，开窍于耳。是耳一也，为两脏共开之窍，岂非心肾交通，水火相济之义乎？若二脏不和，虚实寒热，皆能上致耳疾。即经络之过于耳者，亦皆能作疾。如《灵枢·经脉》篇曰：小肠手太阳之脉，入耳中，其病耳聋。三焦手少阳之脉，从耳后，入耳中，出走耳前，其病耳聋浑浑焞焞。大肠手阳明之别脉，入耳，合宗脉，实则龋聋。《口问》篇曰：耳中鸣者，宗脉之所聚也。胃中空，则宗脉虚。虚则下溜而脉竭，故上虚而鸣。选方四首。

附 方

清神散　治风气壅上，头目不清，耳常重听。

僵蚕　菊花各一两　荆芥　羌活　木通　川芎　香附　防风　菖蒲　甘草各二钱

为末。每三钱，食后临卧茶清下。

磁石汤 治肾虚耳聋，面黑，饥不欲食，腰胁背痛。

磁石 五味子 杜仲 白术 白石英各二钱 黄芪 白茯苓各一钱

水煎服。

益肾散 治肾虚耳聋。

磁石 巴戟 沉香 菖蒲 川椒各一两

为末。每二钱，用猪肾一枚，细切，和以葱、盐并药，用湿纸十重包裹，煨熟。空心细嚼，酒下。

犀角饮子 治风热上壅，耳聋肿痛，脓水流出。

犀角 菖蒲 木通 玄参 赤芍药 赤小豆 甘菊花各五分 甘草二分半

姜煎，温服。

鼻

《素问·金匮真言》曰：西方色白，入通于肺，开窍于鼻。《阴阳应象大论》曰：肺主鼻，在窍为鼻。《脉度》篇曰：肺气通于鼻，肺和则鼻能知香臭矣。《五脏别论》曰：五气入鼻，藏于心肺。心肺有病，而鼻为不利也。《气厥论》曰：胆移热于脑则为辛頞鼻渊。《经脉》篇曰：胃足阳明之脉，起于鼻之交頞中，其病为鼽衄。大肠手阳明其病亦为鼽衄，膀胱足太阳亦为鼽衄。又曰：脾热者，鼻先赤。选方七首。

附 方

通气汤 治鼻塞不闻香臭。

羌活 独活 苍术 防风 升麻 葛根各六分 白芷 甘草 川椒各二分

冬月加麻黄二分，姜、枣、葱白煎服。

防风散 治鼻渊脑热渗下，浊流不止。

防风五分 黄芩 人参 甘草 川芎 麦门冬各二分

为末，食后沸汤调服。

单南星饮 治风邪入脑，宿冷不消，鼻内结物，壅塞脑气，遂流浊髓。

南星为细末。每二钱，用枣七枚，甘草少许同煎。食后服。三四服，其物自出，涕自收，外贴荜茇饼。

荜茇饼

荜茇 香附 大蒜等分

捣作饼。纱衬炙热，贴囟门上，用熨斗火熨透，其涕自止。

瓜矾散　治鼻痔肉，化水自下。

瓜蒂四钱　甘遂一钱　白矾枯　螺壳四钱　草乌尖各五分

为末。真麻油调，丸如鼻孔大。每日一次，以药入鼻内，令着痔肉上。

芷夷散　治鼻流浊涕。

白芷一两　辛夷五钱　苍耳仁三钱半　薄荷五分

为末。每二钱，葱、茶清调服。

鼻衄不止方　鲜生地捣汁，饮之立止。萝卜汁、无灰酒和服。阴炼人中白温汤调服，及单饮童便俱妙。

口　唇

《金匮真言论》曰：中央黄色，入通于脾，开窍于口。《五脏生成论》曰：脾之合肉也，其荣唇也。《六节藏象》论曰：脾胃之华，在唇四白。《脉度》篇曰：脾气通于口。脾和，则口能知谷味矣。《经脉》篇曰：大肠手阳明之脉，挟口交人中。其病为口干。胃足阳明之脉，挟口交承浆，其病口喎唇胗。胗即疮疹，字通用。足少阳病为口苦。足太阴终者唇反。《卫气失常》篇曰：唇青黄赤白黑者，病在肌肉。选方四首。

附　方

泻白汤　治大肠实热，便结脐痛，口疮。

橘皮　竹茹　黄芩　山栀　黄柏各五分　芒硝　茯苓各一钱　生地黄三钱

姜、枣煎服。

黄柏散　治茧唇。

黄柏二两　五倍子　密陀僧各二钱　甘草二分

为末，水调涂黄柏上，炙干再涂，药尽为度。后将黄柏切作薄片，贴茧唇上。

五福化毒丹　见第七十八

冰柏丸　治口舌生疮。

黄柏　薄荷　硼砂各等分　冰片减半

为末，蜜丸弹子大。每噙化一丸。

舌

《阴阳应象大论》曰：心主舌，在窍为舌。《脉度》篇曰：心气通于舌，心和则舌能知五味矣。夫言出于心，非舌不能发，故云舌者心之苗。其色赤，其形尖而善动，火之象也。《经脉》篇曰：脾足太阴之脉，连舌本，散舌下。其病舌本强，及舌本痛。肾脉循喉咙挟舌本，其病口热舌干。《口问》篇曰：少阴气至则啮舌。以上目、耳、鼻、口、舌为脏之开窍，固当见五脏之变病，所谓五脏不和，则七窍不通。然而经络病多，脏气病少，若识别不真，即有毫厘千里之谬。惟谛审而治之，则善矣。选四方与第七十八小儿门参看。

附　方

薄荷煎　治口舌生疮，咽喉肿痛，痰涎壅塞。

薄荷二两半　川芎二钱　甘草　砂仁各二钱半　片脑五分

各另为末和匀，蜜调成膏，任意嚼咽。

黑参丸　治口舌生疮，久不愈。

玄参　天门冬　麦门冬各等分

为末蜜丸，弹子大。每一丸，绵裹噙化，津液下。

薏苡仁汤　治风热在脾，唇口瞤动，或结核。

薏苡仁　防己　赤小豆　甘草等分

加生姜煎服。舌血、舌肿、舌出方炒槐花细末掺之即止。肿胀者，蒲黄末掺之。患热病多舌出不能入者，冰片搽之愈。

齿

齿者，骨之余。骨不外露，齿质乃骨而外露，故曰余。如唇为肉余、爪为筋余、发为血余，俱内藏者，余出而外露也。气则不言余，以气呼出可见耳。肾主骨，故齿属肾，言其本也。胃足阳明之入上齿龈，大肠手阳明之入下齿龈，言其经也。是故本病者多病齿骨，经病者多病齿龈。然有虚实风火虫蚀之不同，在诊之细为分别，则无不效。选方七首。

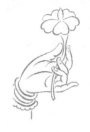

附　方

清胃汤见第四十九

香盐散　治虫牙及肾虚宣露，一切齿疾。

香附三两　青盐五钱

谢傅笑去散　治牙疼。

乳香　没药　雄黄　胡椒　乌药　两头尖各等分

为末擦牙。初时甚痛，良久涎出便愈。

白蒺藜散　治风虚牙疼，齿龈摇动。

白蒺藜生捣去刺，筛末擦牙。或煎水入盐一捻，带热时漱。

青白散　治一切牙疼，及漱水洗目尤妙。

青盐二两　白盐四两

用川椒四两，煎汁拌炒二盐，为末擦之。

齿缝出血一名牙宣惟以白盐擦之妙。

齿肉壅出鲜生地黄汁一碗。牙皂角数铤，火上炙热，蘸汁，再炙，再蘸尽汁，焙燥末之。敷上立消。

须　发

《素问·五脏生成》篇曰：肾之合骨也，其荣发也。《上古天真论》曰：肾气实，齿更发长。是发为属肾。又心主血，发者血之余，是发又属心。发生上指，象火，用心过度者，发早白，皆心之验也。巢氏云：胆之荣在须，又《灵枢》曰：冲、任二脉，不荣于口唇者，故须不生焉。是须发虽殊，总不外荣血之为润养也。选方五首。

附　方

天宝单方　治丈夫妇人，久患头风眩闷，头发干落，胸中痰壅。每发，即头旋眼昏，不觉欲倒者，是其候也。先灸两风池，各二七壮，并服此酒及散。永瘥。其法春末夏初，收白菊软苗阴干，捣末。空腹取一方寸匕，和无灰酒服之。日再服，渐加三方寸匕。若不饮酒者，但和羹粥汁服亦得。秋八月合花收曝干。切取三大斤，以生绢袋盛，贮三大斗酒中，经七日服之。日三次，常令酒气相续为佳。

巨胜丸　治风眩。能返白发为黑。

巨胜子　白茯苓　甘菊花等分

炼蜜丸如桐子大。每服三钱，清晨白汤下。

旱莲膏　黑须发，益肾阴。旱莲草，用泉水煮汁熬膏。日服外，即以膏揩之。

地黄膏　久服乌须发。

生地黄三斤，捣取汁　茜草一斤，水五大碗，煎绞取汁，滓再煎二三次取汁。

合二汁，缓火煎如膏。以瓶盛之，每日空心温酒服半匙。一月髭须如漆。

鸡峰杂兴方　用何首乌雌、雄各半斤，分作四分。一分用当归汁浸，一分生地黄汁浸，一分旱莲汁浸，一分人乳浸。三日取出。各曝干，瓦焙，石臼捣末，蒸枣肉和丸，梧子大。每服四十丸，空心百沸汤下。

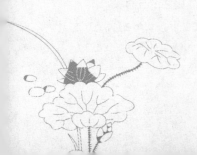

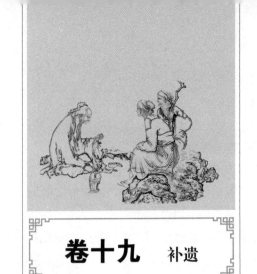

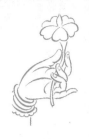

卷十九　补遗

附：拟补内外因第九六淫方

阴淫、上下厥逆、中外寒栗

附子理中汤 见第十七

四逆汤 见第二十二

阳淫、狂谵烦渴、血泄浸淫

白虎汤 见第四十三

犀角地黄汤　治小肠淋沥，出血疼痛，及心血妄行，吐血、衄血等疾。食后临卧服。

犀角如无，以升麻代之。半两　白芍药二钱　牡丹皮半两　生地黄二钱

上，锉作一服，水一盏，煎八分，空心服。

风淫、肢废毛落、蛰习瘈疭

《宝鉴》醉仙散　治疠风遍身麻木。

胡麻子炒　牛蒡子炒　枸杞子　蔓荆子炒，各一两　白蒺藜　苦参　防风　瓜蒌根各五钱

上为细末。每一两四钱，入轻粉二钱拌匀。每服一钱，茶清调，晨午各一服。至五七日，于牙缝中出臭涎，令人如醉，或下脓血，病根乃去。仍量病之轻重、人之虚实用。病重者，须先以再造散下之。候元气将复，再用此药。忌一切炙煿厚味，只可食淡粥时菜。诸蛇以淡酒蒸熟食之，可以助药力。

通天再造散　治大风恶疾。

郁金半两　大黄煨，一两　皂角刺黑大者，炒，一两　白牵牛六两，半生半炒

为末。每服五钱。日未出，面东，无灰酒调下。

雨淫、腹满肿胀、肠鸣濡泻

平胃散见第四十七

五苓散见第十七

胃苓汤见第十七

晦淫、百合、狐惑、热中脏燥

《金匮·百合病》论曰：百合病者，百脉一宗，悉致其病也。意欲食，复不能食。常默默，欲卧不能卧。欲行不能行。饮食或有美时，或有不用，恶闻食臭。时如寒无寒，如热无热，口苦，小便赤。诸药不能治，得药则剧吐利，如有神灵者。身形如和，其脉微数。每溺时头痛者，六十日乃愈。若溺时头不痛，淅然者，四十日愈。若溺快然，但头眩者，二十日愈。其证或未病而预见，或病四、五日而出，或病二十日，或一月后见者，各随证治之。

百合知母汤　百合病，发汗后者，主此方。

百合七枚擘　知母三两切

上先以水洗百合，渍一宿，当白沫出。去其水，更以泉水二升，煎取一升，去滓。别以泉水二升，煎知母取一升去滓。后合和煎取一升五合，分温再服。

滑石代赭汤　百合病，下后者，主此方。

百合七枚擘　滑石三两碎，绵裹　代赭石如弹丸大一枚，碎绵裹

上先以水洗百合，渍一宿，当白沫出。去其水，更以泉水二升，煎取一升，去滓。别以泉水二升，煎滑石、代赭取一升，去滓。后合重煎，取一升五合，分温再服。

百合鸡子汤　百合病，吐后者，主此方。

百合七枚擘　鸡子黄一枚

上先水洗百合，渍一宿，当沫出。去其水，更以泉水二升，煎取一升。去滓，内鸡子黄搅匀，煎五分温服。

百合地黄汤　百合病，不经吐下发汗，病形如初者，主此方。

百合七枚擘　生地黄汁一升

上以水洗百合，浸一宿，当白沫出。去其水，更以泉水二升，煎取一升。去滓，内地黄汁，煎取一升五合，分温再服。中病勿更服，大便当如漆。

狐惑之为病，状如伤寒，默默欲眠，目不得闭，卧起不安。蚀于喉为惑，蚀于阴为狐。不用饮食，恶闻食臭，其面目乍赤、乍黑、乍白。蚀于上部，则声喝一作嗄，甘草泻心汤主之。

甘草泻心汤

甘草四两　黄芩　人参　干姜各三两　黄连一两　大枣十二枚　半夏半升

蚀于下部，则咽干，苦参汤主之。蚀于肛者，雄黄熏之。

雄黄上一味为末，筒瓦二片合之烧，向肛熏之。《脉经》云：病患或从呼

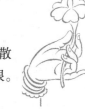

吸，上蚀其咽，或从下焦蚀其肛阴。蚀上为惑，蚀下为狐。狐惑病者，猪苓散主之。病者脉数，无热微烦，默默但欲卧，汗出。初得之三四日，目赤如鸠眼。七八日，目四眦黑。若能食者，脓已成也，赤小豆当归散主之。

赤小豆当归散

当归十两　赤小豆三升，浸令芽出，曝干

上二味，杵为散。浆水服方寸匕。日三服。

《金匮》甘麦大枣汤　治妇人喜悲伤欲哭，象如神灵所作，数欠伸，名曰脏躁。

甘草三两　小麦一升　大枣十枚

上三味，以水六升，煮三升。温分三服。亦补脾气。明淫、恍惚动悸、错妄失神。

《金匮》桂枝去芍药加蜀漆龙骨牡蛎救逆汤　治惊狂不安，阳气散失，或因灸熨火邪而阳气浮越，致成上证。

桂枝三两，去皮　甘草二两，炙　生姜三两　牡蛎五两熬　龙骨四两大枣十二枚　蜀漆三两，洗去腥

上为末。以水一斗二升，先煮蜀漆减二升，内诸药，煮取三升。去滓，温服一升。

东垣朱砂安神丸见第十九

医灯续焰

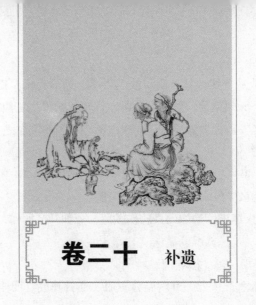

卷二十 补遗

古有四诊，谓望、闻、问、切也。经以神、圣、工、巧配之。正文八十一，第其言非以脉求证，则问证合脉，仅从事于工巧，而望、闻之法，十无一二。岂以后学庸劣，皆不足与语神圣之道乎？今汇辑补入。至若触类引申，又不止此数条已也。惟同志者属意焉。

望　诊

脏腑部分

《灵枢·五色》篇曰：五脏六腑，各有部分。能别部分，万举万当。自额而下阙庭上，属咽喉之部分也。自阙中循鼻而下鼻端，属五脏之部分也。自内眦挟鼻而下至承浆，属六腑之部分也。自颧而下颊，属肩背手之部分也。自牙车以下颐，属股膝胫足之部分也。又曰：五脏次于中央，六腑挟其两侧，首面上于阙庭，王宫在于下极者是也。

五　官

《灵枢·五阅五使》篇曰：鼻者，肺之官也。目者，肝之官也。口唇者，脾之官也。舌者，心之官也。耳者，肾之官也。故肺病者，喘息鼻张。肝病者，眦青。脾病者，唇黄。心病者，舌卷短、颧赤。肾病者，颧与颜黑。

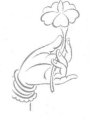

诊病新久

《素问·脉要精微论》曰：征其脉小，色不夺者，新病也。征其脉不夺，其色夺者，此久病也。征其脉与五色俱夺者，此久病也。征其脉与五色俱不夺者，新病也。《五色》篇曰：明堂者，鼻也。阙者，眉间也。庭者，颜也。蕃者，颊侧也。蔽者，耳门也。其间欲方大。去之十步，皆见于外。如是者，寿必中百岁。明堂骨高以起，平以直。五脏次于中央，六腑挟其两侧，首面上于阙庭，王宫在于下极。五脏安于胸中，真色以致，病色不见。明堂润泽以清，五官恶得无辨乎？

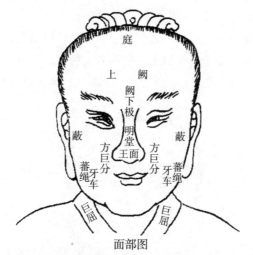

面部图

庭者，首面也。阙上者，咽喉也。阙中者，肺也。下极者，心也。直下者，肝也。肝左者，胆也。下者，脾也。方上者，胃也。中央者，大肠也。挟大肠者，肾也。当肾者，脐也。面王以上者，小肠也。面王以下者，膀胱子处也。男子色在于面王，为小腹痛，下为卵痛，其圜直为茎痛。在女子为膀胱子处之病，散为痛，抟为聚。

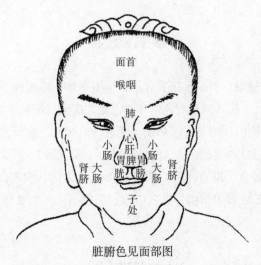

脏腑色见面部图

颧者，肩也。颧后者，臂也。臂下者，手也。目内眦上者，膺乳也。挟绳
而上者，背也。循牙车以上者，股也。中央者，膝也。膝以下者，胫也。当胫
以下者，足也。巨分者，股里也。巨屈者，膝膑也。此五脏六腑肢节之部也。

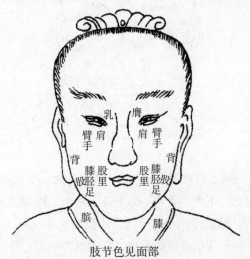

肢节色见面部

统论色

《素问·脉要精微论》曰：能合色脉，可以万全。五色者，气之华也。赤
欲如帛裹朱，不欲如赭。白欲如鹅羽，不欲如盐。青欲如苍璧之泽，不欲如
蓝。黄欲如罗裹雄黄，不欲如黄土。黑欲如重漆色，不欲如地苍。《素问·五脏
生成》篇曰：青如翠羽者生，赤如鸡冠者生，黄如蟹腹者生，白如豕膏者生，

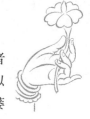

黑如乌羽者生。此五色之见生也。青如草滋者死，黄如枳实者死，黑如炱^①者死，赤如衃^②血者死，白如枯骨者死。此五色之见死也。又云：生于心，如以缟裹朱。生于肺，如以缟裹红。生于肝，如以缟裹绀。生于脾，如以缟裹瓜蒌实。生于肾，如以缟裹紫。此五脏所生之外荣也。夫气由脏发，色随气华。如青、黄、赤、白、黑者，色也。如帛裹朱、如鹅羽、如苍璧之泽、如罗裹雄黄、如重漆色。又云：如翠羽、如鸡冠，如蟹腹，如豕膏，如乌羽。或有鲜明外露，或有光润内含者，气也。气至而后色彰，故曰欲、曰生。若赤如赭、白如盐、青如蓝、黄如土色、黑如地苍，甚则青如草滋、黄如枳实、黑如炱、赤如衃血、白如枯骨，或晦黯不泽，或悴槁不荣。败色虽呈，气于何有，故曰不欲，且曰死。由此观之，则色与气，固不可须臾离也。然而外露者不如内含。内含则气藏，外露则气泄。亦犹脉之弦、钩、毛、石，欲其微，不欲其甚。下文所云如以缟裹者，正取五色之微见，方是五脏之外荣。否则过于彰露，与弦、钩、毛、石之独见而无胃气，名曰真脏者，何以异乎？

面

《难经·十三难》曰：五脏有五色，皆见于面，亦当与寸口、尺内相应。假令色青，其脉当弦而急。色赤，其脉浮大而散。色黄，其脉中缓而大。色白，其脉浮涩而短。色黑，其脉沉濡而滑。脉数，尺之皮肤亦数。脉急，尺之皮肤亦急。脉缓，尺之皮肤亦缓。脉涩，尺之皮肤亦涩。脉滑，尺之皮肤亦滑。假令色青，其脉浮涩而短，若大而缓，为相胜。色青为肝。脉得浮涩而短，为肺脉，为金克木；大而缓为脾脉，为木克土，是谓相胜。浮大而散，若小而滑，为相生也。浮大而散为心脉，为木生火；小而滑为肾脉，为水生木，是谓相生。《玉机真脏论》曰：凡治病，察其形气色泽，脉之盛衰，病之新故，乃治之，无后其时。形气相得，谓之可治。色泽以浮，谓之易已。脉从四时，谓之可治。脉弱以滑，是有胃气，命曰易治，取之以时。形气相失，谓之难治。色夭不泽，谓之难治。脉实以坚，谓之益甚。脉逆四时，为不可治。必察四难而明告之。《五脏生成》篇曰：色味当五脏。白当肺，辛。赤当心，苦。青当肝，酸。黄当脾，甘。黑当肾，咸。故白当皮、赤当脉，青当筋，黄当肉，黑当骨。《灵枢·五色》篇曰：五脏六腑之肢节，各有部分。有部分，用阴和阳，用阳和阴。当明部分，万举万当。和阴阳之盛衰，衰多益寡。和而平之，万举万当矣。能别左右，是谓大

---

① 炱：（tái）同"炱"，烟气凝积而成的黑灰。

② 衃：（pēi）瘀血之意。

道。男女易位，故曰阴阳。审察泽夭，谓之良工。左右乃阴阳之道路。而男女从逆不同，故位亦异。位定然后能察其润泽枯夭也。沉浊为内，浮泽为外。内为脏，外为腑，以沉浮别之。然在色上看，非心会不能得。黄赤为风，青黑为痛，白为寒，黄而膏润为脓，赤甚者为血，痛甚为挛，寒甚为皮不仁。五色各见其部。察其浮沉，以知浅深。察其泽夭，以观成败。察其散抟，以知远近。视色上下，以知病处。浮则病浅，沉则病深。泽则成全，夭则败亡。散解者新近，抟聚者久远。上则在上，下则在下，皆以色形知病也。积神于心，以知往今。故相气不微，不知是非。属意勿去，乃知新故。视色之道，必积神属意，乃知已往来今及新病故疾。色明不粗，沉夭为甚，不明不泽，其病不甚。明泽不粗显，而但见沉夭，病必甚也。若无沉夭，虽不明泽，病亦不甚。其色散，驹驹然未有聚，其病散而气痛，聚未成也。驹，小马也。奔逸不定，言其色散无定所。气虽聚，痛未成形也。肾乘心，心先病，肾为应，色皆如是。脏必自虚，而后贼邪乘之。所见之色，自是胜我者。五脏皆然。男子色见于面王，为小腹痛，下为卵痛。其圜直为茎痛。高为本，下为首，狐疝癞阴之属也。卵茎、狐癞，乃膀胱、小肠、子处之病也。其部位在于面王上下，故色见于彼。圜直象茎，故以色见之高下，分茎病之本末。俗以鼻之大小，验前阴之巨细，有以哉。女子在于面王，为膀胱子处之病。散为痛，抟为聚。方圆左右，各如其色形。其随而下至胝为淫。有润如膏状，为暴食不洁。女子部分亦同，而病亦在下。但所见皆冲、任、带脉如淫带、淋浊、瘕聚之类。或有因暴食，湿热下流而成前证者。若色抟则聚而结，色散者但痛而已。左为左，右为右。其色有邪，聚散而不端，面色所指者也。病见于色，左右不爽，故随其色之所指，察聚散而知邪之抟与痛也。色者，青、黑、赤、白、黄，皆端满，有别乡。别乡赤者，其色赤大如榆荚。在面王，为不日。五色之正端满合时日者，是为无邪。有别乡者，犹言正色之外，别部又见一色也。如赤见于面王，则非其部。不当见而见，又非其时矣。其色上锐，首空上向，下锐下向，在左右如法。色之侵乘，必视其尖锐处为乘之首。上锐上乘，下锐下乘，左右皆如其法。以五色命脏。青为肝，赤为心，白为肺，黄为脾，黑为肾。肝合筋，心合脉，肺合皮，脾合肉，肾合骨也。别五色而知五脏，因五脏而知五合。再察在何部，而分生克吉凶，病固无遁情矣。面上白点，腹中虫积。面青白黄色不常，及面上如蟹爪路，一黄一白者，食积。两颧时赤，虚火上炎。病人面无血色，无寒热，脉沉弦者，衄也。病人见黄色光泽者，为有胃气，不死。干黄者凶。赤色出两颧，大如拇指，病虽小愈，必卒死。黑色出于庭，大如拇指，必不病而卒死。冬月面惨，伤寒。紫浊，时病。色白而肥，气虚多痰。黑而瘦，阴虚火旺。

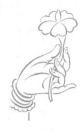

目

《灵枢·论疾诊尺》篇曰：目赤色者，病在心。白在肺，青在肝，黄在脾，黑在肾。黄色不可名者，病在胸中。白睛黄淡，脾伤泄痢。黄而浊，兼面如熏，湿盛黄胆。黄如橘子明者，热多。黄中兼青紫，脉芤，是瘀血，胸中两胁必有块。眼黑而颊赤者，热痰也。眼胞上下如烟煤者，痰也。眼黑而行走艰难，呻吟者，入骨痰也。其证遍体骨节酸痛。眼黑，面带土色，四肢痿痹，屈伸不便者，风痰也。目黄，大烦，脉大为病进。目黄、心烦、脉和者，为病将愈。目精晕黄，衄未止，平人见黑气起口、鼻、耳、目者凶。目睛黄，酒疸。黄白及眼胞上下肿者，谷疸。其人心下必痞胀。明堂眼下青色，多欲、精神劳伤。不尔，即未睡。面黄目青，为伤酒。面无精光，齿黑者，凶。瘰疬赤脉贯瞳者，凶。一脉，一岁死。一脉半，岁半死。二脉，二岁死。三脉，三岁死。目间青脉起者，掣痛。乃少阳胆经之滞也。瞳子高硕者，太阳不足。病人面目俱等者，吉。面黄目青，面黄目赤，面黄目白，面黄目黑，皆不死。面赤目白，面青目黑，面黑目白，面赤目青皆死。面目有黄色，是有胃气，为吉。前二节，一有胃气，一无胃气。伤寒眼下青色，属夹阴。夹阴者，俗指房事也。《金匮要略》曰：其目正圆者，痉不治。瞪直属太阳经绝。太阳主筋，故痉。痉一作死。又色青为痛，色黑为劳，色赤为风，色黄者小便难，色鲜明者有留饮。鲜明者，俗言水汪汪也。俱指白珠。目睛不了了，鼻中呼不出，吸不入，气短促而冷者，阴病。目睛了了，鼻中呼吸出入，能往能来，口鼻息长而皆热者，阳病也。

鼻

《金匮要略》曰：病患有气色见于面部，愿闻其说。师曰：鼻头色微黑者，有水气。色黄者，胸上有寒。色白者，亡血也。设微赤非时者死。鼻头色黄，小便必难。上云：胸上有寒。寒则水谷不运，故小便难也。余处无恙，独鼻尖青黄者，其人必为淋也。鼻头青，腹中痛，舌冷者死。鼻孔忽仰起者死。鼻枯槁不泽者死。鼻冷如冰，连两颐者，多死。病患鼻头明，山根亮，目黄光，起色。鼻头微白者，亡血。

血　脉

《论疾诊尺》篇曰：诊血脉者，多赤多热，多青多痛，多黑为久痹，多赤、多黑、多青皆见者，寒热。血脉即络脉。肌皮嫩薄者，视之可见。《素问·平人气象论》曰：臂多青脉曰脱血。络中血脱，故不红而多青。

毛　发

发枯生穗，血少火盛。毛发不坚，多堕落者，卫气疏，或有风。眉堕者，风也。病人头毛上逆者，凶。血枯不荣，如枯草不柔顺而劲直。小儿疳病多此，亦主有虫。

形　体

人之大体为形，形之所充者气。形胜气者夭，肥白气不充。气胜形者寿。修长黑色有神。气实形实，气虚形虚。形盛脉细，少气不足以息者死。形瘦脉大，胸中多气者死。形气相得者生，参伍不调者死。肥人多中风，以形厚气虚，难以周流，而多郁滞生痰。痰壅气塞成火，而多暴厥也。瘦人阴虚，血液衰少，相火易亢，故多劳嗽。病人形脱而气盛者死。正虚则形脱，邪实则气盛。形体充大而皮肤宽缓者寿。形体充大而皮肤紧急者夭。形气相失，谓之难治。形盛气虚，气盛形虚，形涩而脉滑，形大脉小，形小脉大，形长脉短，形短脉长，形滑脉涩，肥人脉细小轻虚如丝，羸人脉躁，俱凶。血实气虚则肥，气实血虚则瘦。肥者，能寒不能热。能读耐。瘦者，能热不能寒。美髯而长至胸，阳明血气盈。髯少血气弱。不足，则无髯。美髯者，太阳多血。坐而下一脚者，腰痛也。行迟者，痹也。或表强，或腰脚痛，或麻木风疾，里实护腹，如怀卵物者，心痛也。持脉，病人欠者，无病也。《经》云：阳引而上，阴引而下则欠。阴阳相引，故云无病，病亦即愈。息摇肩者，心中坚。息引胸中上气者，咳。息张口短气者，肺痿吐沫。形肉已脱，九候虽调者死。掌中寒者，腹中寒。掌中热者，阴不足，虚火盛。诊时，病人叉手扪心，闭目不言，必心虚怔忡。仓廪不藏者，门户不要也。水泉不止者，膀胱不藏也。头者，精明之府。头倾视深，精神将夺。背者，胸中之府。背曲肩随，府将坏矣。腰者，肾之府。转摇不能，肾将惫矣。膝者，筋之府。屈伸不能，行则偻俯，筋将惫矣。骨者，髓之府。不能久立，行则振掉，骨将惫矣。眼胞肿，十指头微肿者，必久咳。

死　证

尸臭，舌卷，囊缩肝绝。口不合脾绝。肌肉不滑，唇反胃绝。发直，齿枯，

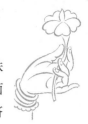

及遗尿肾绝。毛焦，面黑，直视，目瞑不见阴气绝。目眶陷，目系倾，汗出如珠阳系绝。病后喘泻脾脉将绝。目正圆，手撒，戴眼太阳绝。吐沫。声如鼾睡。面赤。面青黑，唇青。人中满，唇反。发与眉冲起。爪甲下肉黑。手掌无纹，脐凸，足跗肿。面青，但欲伏眠，目视不见，汗出如油，肝绝，八日死。眉倾者胆死。手足爪甲青，或脱落，呼骂不休，筋绝，八日死。肩息，直视，心绝，立死。发直如麻，不得屈伸，自汗不止，小肠绝，六日死。口冷，足肿，腹热，胪胀，泄利无时不觉，脾绝，五日死。脊痛肿，身重不可反复，胃绝，五日死。耳干，舌背肿，溺血，大便赤泄，肉绝，九日死。口张气出不返，肺绝，三日死。泄利无度，大肠绝。齿枯，面黑，目黄，腰欲折，自汗，肾绝，四日死。齿黄枯落，骨绝。

五脏绝证

五脏已夺，神明不守，声嘶。循衣摸床，谵语，阳明绝；妄语错乱，及不语失音，热病犹可生。脉浮而洪，身汗如油，喘而不休，肺绝。汗腻不流，脉洪而喘不休，真气外散。阳反独留，形体如烟熏，直视摇头，心绝。心为火脏，故阳热独存。烟熏，火极焦灼之象。唇吻反青，四肢絷絷汗出，肝绝。唇吻属脾，而青色属木。木乘土，故曰反。环口黧黑，柔汗，发黄，脾绝。水色凌土。冷汗、身黄，脾真散越。溲便遗失，狂言，目反，直视，肾绝。溲、便，二阴肾脏所司。遗失则门户不闭，水精败绝，目背瞳人。阳气先绝，阴气后竭者，死时身面必青。阳先脱，阴绝于后，故青色存也。阴气先绝，阳气后竭者，死时身面、手足必赤，腋下温，心下热。阴先脱，阳绝于后，故赤色见。余阳未尽，故腋温、心热。水浆不下，形体不仁，乍静乍乱，胃绝。胃纳水谷，合肌肉故。六腑气绝，足冷脚缩。五脏气绝，便利不禁，手足不仁。手太阴气绝则皮毛焦。太阴者，肺也，行气温于皮毛者也。故气不荣，则皮毛焦而津液去。津液去则皮节伤。皮上之纹。皮节伤，则皮枯毛折。津液去而皮节平，毛无润养而折。毛折者，则毛先死。丙日笃，丁日死。火克金。余仿此。手少阴气绝则脉不通，脉不通则血不流，血不流则色泽去，故面色黑如黧。此血先死。壬日笃，癸日死。足太阴气绝，则脉不荣其口唇。口唇者，肌肉之本也。脉不荣，则肌肉不滑泽。肌肉不滑泽，则肉满。肉满则唇反，唇反则肉先死。甲日笃，乙日死。足少阴气绝，则骨枯。少阴者，冬脉也。伏行而温于骨髓。故骨髓不温，则肉不着骨。骨肉不相亲，则肉濡而却。肉濡而却。故齿长而垢，齿龈肉退却，而齿则长垢也。发无润泽。无润泽者，则骨先死。戊日笃，己日死。足厥阴气绝，则筋缩引卵与舌。厥阴者，肝也。肝者，筋之合也。筋者，聚于阴器而络于舌本。故脉不荣，则筋缩急。

筋缩急，则引卵与舌，故舌卷囊缩。此筋先死。庚日笃，辛日死。三阴气俱绝，则目眩转，目蒙。目蒙者，为失志。失志则志先死，死即目矇也。目不见也。脱阴者目。六阳气俱绝，则阴与阳相离。阴阳相离则腠理泄，绝汗乃出，大如贯珠，转出不流。旦占夕死，夕占旦死。

诈 病

向壁卧。闻师到，不惊起而目盼视，若二言三止，脉之咽唾者，此诈病也。若脉和平，当言此病太甚，须针灸数十处，服吐下药乃愈。吓其诈也。

闻 诊

声

《难经·六十一难》曰：闻其五音以别其病。以五脏有五声，以合于五音。谓肝呼应角，心言应徵，脾歌应宫，肺哭应商，肾呻应羽是也。然此义深奥，非寻常所可仿佛者。今惟以名贤简易之法，汇着于下。脉之呻者，痛也。为彼诊时，有呻吟之声。言迟者，风也。风滞于气，机关不利，出言迟吃而蹇涩。声如从室中言，此中气之湿也。湿浊涫气，言不清亮。言而微，终乃复言者，此夺气也。谓气短弱不相接，言未已，停止半响复言。衣被不敛，言语骂詈不避亲疏者，此神明之乱也。即风狂之类。热病不论。出言懒怯，先轻后重者，内伤不足。出言壮厉，先重后轻者，外感有邪。攒眉呻吟者，苦头痛。叫喊，或呻吟，以手扪心下者，中脘痛。呻吟不能转身，或转而作楚态者，腰痛。呻吟摇头，或攒眉以手扪腮唇者，齿痛。呻吟不能行起者，腰脚痛。为彼诊时，数吁气者，属郁结。吁则气郁少伸。摇头言者，里痛。形羸声哑，劳瘵不治。此必咽中有疮，肺金火克。肺主声故耳。暴哑者，风痰，伏火或忿怒叫喊所致。声嘶色败，久病不治。坐而气促喉声者，痰火哮喘。言语蹇涩者，风痰。中年人声浊，痰火。诊时独言独语、言谈无绪者，思虑伤神。心神他寄故耳。伤寒坏证，声哑为狐惑。上唇有疮，虫食其脏。下唇有疮，虫食其肛。虽病而声音响如故者，吉。《金匮要略》曰：病患语声寂然喜惊呼者，骨节间病。语声喑喑然不彻者，心膈间病。语声啾啾然细而长者，头中病。欲言复寂，忽又惊呼，非深入骨节之病，不如此也。况骨节中属大筋。筋为肝合，骨乃胆主，惊呼亦出于肝胆故耳。喑喑，低渺之声，听不

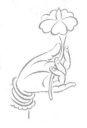

明彻，必心膈间有所阻碍。啾啾，细长之声，所谓如室中、瓮中出者。头中有湿，混其清阳，故鼻窒发声如此也。

息

气短促不足以息，虚甚。气不能应呼吸。平人无寒热，短气不足以息者，实也中焦有碍或痰火。吸而微数，其病在中焦，实也。当下之即愈。中实，吸不得入，还出复入，故微数也。虚者不治。实则可下。中虚，吸不尽入而微数者，肝肾欲绝。在上焦者，其吸促。在下焦者，其吸远。此皆难治。呼吸动摇振振者不治。病在上焦，气宜通下。病在下焦，气宜达上。上下交通，病斯愈矣。今上焦者吸促而不能通下，下焦者吸远而不能达上。上下不交通，病岂易治乎？动摇振振，气不载形也。

问 诊

人品起居

属性：凡诊病，必先问所看何人，或男或女，或老或幼，或童仆，或婢妾。次问得病之日，受病之原，及饮食胃气如何？便利如何？曾服何药？日间何如？夜间何如或寐或寤，有无胀闷痛处？

病 证

问病不答，必耳聋。即当询之，是素聋否？不则病久，或汗下过伤虚聋。问而懒言答，惟点头者，是中气虚。昏愦不知人，问是暴厥，抑是久病？妇女僵厥，多是中气，亦须问其曾大怒否？妇女当问其月水如何？寡妇气血凝滞，两尺多滑，不可误断为胎。室女同。心腹胀痛，问其旧病、新病。

嗜欲苦乐

问其所欲何味，所嗜何物？或纵酒，或斋素。喜酸者，则知肝虚。喜甘，脾虚。他味准此。头身臂膊作痛，必问曾病恶疮否？临病必审形志。或形劳志苦，或抑郁伤中，故贵脱势，眷恋于心。虽不中邪，病从内生，名曰脱营。谓脱散营气。尝富后贫，悲忧内结，名曰失精。谓精神丧失。二者皮焦筋屈，痿痹为挛。以其外耗于卫，内夺于荣。良工诊之，必知病情。再问饮食起居，暴乐暴苦，始乐后苦。暴怒伤阴，暴喜伤阳，形体毁沮，精华日脱，邪气内并。邪乘虚而袭。

附：辨舌

张三锡曰：《金镜录》载三十六舌，辨伤寒之深浅吉凶，可称详备。然细讨究，不过阴阳、表里、寒热、虚实而已。陶节庵曰：伤寒邪在表，则舌无苔。热邪在表，则苔渐生。自白而黄，黄而黑甚则黑裂矣。黑苔多凶。若根黑或中黑，或尖黑，皆属里热。全黑，则热极而难治。常见外感夹内伤，宿食重而结于心下者。五六日，舌渐黄，或中干而边润，名中焙舌。此则里热尚浅。若全干，无论黄黑，皆属里证，分轻重下之。若曾经下，或屡下不减，乃宿滞结于中宫也。询其脉之虚实，及中气何如。实者润而下之。虚人神气不足，当生津固中气。有用生脉散，对解毒汤而愈者。有用附子理中汤，冷服而愈者。一则阴极似阳，一则阳极似阴，不可不辨。白苔属寒。外证烦躁，欲坐卧于泥水中，乃阴寒逼其无根失守之火而然。脉大不鼓，当从阴证治。若不大躁，呕吐者，从食阴治之。白苔燥虚而微热，或不得汗，或胃中少有饮而不行，宜温解。白滑苔虚寒胃寒，阳气不振，宜温。白苔起芒刺津液不足，胃中有物，宜运动。黄苔微热，热渐入里，或燥渴之象。宜清解。灰色苔胃中有物，中气虚热，渴而不能消饮者，宜温解。黑色苔热入里实。燥厚者，宜下。滑润者，水困火，宜温。虽黑而润，所谓水极似火也。不燥为异。凡伤寒辨舌者，以舌属心而主火。寒为水也，水寒凌火，舌受其困。产后辨舌者，以心主血也。《经》云：少阴气绝，则血不流。故舌紫黑者，为血先死。凡见黑舌，要问曾食酸甜咸物否？能染成黑色。凡视舌色，虽有成见，亦必细审兼证，及脉之虚实。不尔，恐有毫厘千里之谬。

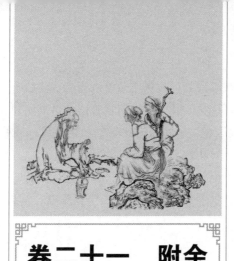

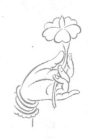

卷二十一　附余

医　范

张仲景曰：夫天布五行以运万类，人禀五常以有五脏。经络府俞，阴阳会通，玄冥幽微，变化难极。自非才高识妙，岂能探其理致哉？上古有神农、黄帝、岐伯、伯高、雷公、少俞、少师、仲文，中世有长桑、扁鹊，汉有公乘阳庆及仓公。下此以往，未之闻也。观今之医，不念思求经旨，以演其所知，各承家技，始终顺旧。省疾问病，务在口给，相对斯须，便处汤药。按寸不及尺，握手不及足；人迎趺阳，三部不参；动数发息，不满五十。短期未知决诊，九候曾无仿佛；明堂阙庭，尽不见察，所谓窥管而已。夫欲视死别生，实为难矣。孔子云：生而知之者上，学则亚之。多闻博识，知之次也。余宿尚方术，请事斯语。孙真人曰：医方卜筮，艺能之难精者也。既非神授，何以得其幽微？世有愚者，读方三年，便谓天下无病可治；及治病三年，乃知天下无方可用。故学人必须博极医源，精勤不倦。至若道听途说而言医者，岂不深自误哉。史崧曰：夫为医者，在读书耳。读而不能为医者有矣，未有不读而能为医者也。不读医书，又非世业，杀人岂不甚于梃刃乎？金华戴叔能曰：医以活人为务，与吾儒道最切近。自唐书列之技艺，而吾儒不屑为之。世之习医者，不过诵一家之说，守一定之方，以幸其病之偶中；不复深探远索，上求圣贤之意，以明夫阴阳造化之会归；又不能博极群书，采择众议，以资论治之权变；甚者至于屏弃古方，附会臆见，辗转相迷，而其为患不少矣。是岂圣贤慈惠生民之本意哉。学士商辂曰：医者，意也。如对敌之将，操舟之工，贵乎临机应变。方固难于尽用，然非方，则古人之心弗传，茫如望洋，如捕风，必有率意而失之者矣。方果可以弗用乎？虽然，方固良矣，然必熟之《素问》以求其本，熟之《本草》

以究其用，熟之诊视以察其证，熟之治疗以通其变。始于用方，而终至于无俟于方，夫然后医之道成矣。昔许胤宗谓我善读仲景书而知其意，然未尝专用其方，诚名言哉！《续医说》云：近时医者，偏执己见，或好用热药，或好用凉药。然《素问》有《异法方宜论》，抑何尝偏执耶？古之良医，必量人之虚实，察病之阴阳，而后投以汤剂。或补或泻，各随其证。若的是阳虚失血，治以干姜、附子；诸虚百损，补以人参、黄芪；痰热壅嗽、清以芩、连；大便结热，利以硝黄。其法岂尽废乎？许叔微有云：形有寒邪，虽婴孩亦可服金液；脏有热毒，虽老赢亦可服大黄。至哉通变之说也。杨仁斋曰：治病如操舟。操舟在手，当风波震荡之冲，一有转移，则舟覆矣。医衡主持在我，不可遍徇病家所欲。尤不可张惶，使病人惊闻。有病家粗识皮肤，辨难反复，万勿惑焉。又有瘥后触犯再复，隐讳不言，须诘问其由，庶得对病施药。陆宣公论云：医以活人为心，故曰医乃仁术。有疾而求疗，不啻求救焚溺于水火也。医乃仁慈之术，须披发缨冠而往救之可也。否则焦濡之祸及，少有仁心者能忍乎？窃有医者，乘人之急而诈取货财，是则孜孜为利，跖之徒也，岂仁术而然哉。比之作不善者尤甚也，天地岂不报之以殃乎？今见医家后裔，多获余庆，荣擢高科，此天道果报之验。奚必计一时之利而戕贼仁义之心，甚与道术相反背，有乖生物之天理也。从事者，可不鉴哉！医者当自念云：人身疾苦，与我无异。凡来请召，急去无迟。或止求药，宜即发付。勿问贵贱，勿择贫富。专以救人为心，冥冥中自有佑之者。乘人之急，故意求财，用心不仁，冥冥中自有祸之者。吾乡有张彦明，善医。僧道、贫士、军兵及贫者求药，皆不受钱，或反以钱米与之。人来请召，虽至贫下，亦去。富者以钱求药，不问多寡，必多与药，期于必愈。未尝萌再携钱来求药之心。病若危笃，亦多与好药，以慰其心，终不肯受钱。予与处甚久，详知其人为医而口终不言钱，可谓医人中第一等人矣。一日城中火灾，周回焚尽，烟焰中独存其居。一岁牛灾尤甚，而彦明庄上独全。此神明助之也。其子读书，乃与魁荐。孙二三人，皆庞厚俊爽，亦天道福善之信然也。使其孜孜以钱物为心，失此数者，所得不足以偿其所失矣。同门之人，可不鉴哉。孙真人曰：其有患疮痍下痢，臭秽不可瞻视，人所恶见者，但发怜悯爱恤之心，不得起畏难蒂芥之意，是吾志也。孙真人曰：夫为医之法，不得多语调笑，谈谑喧哗，道说是非，议论人物，炫耀声名，訾毁诸医，自矜己德。偶然治瘥一病，则昂头戴面，而有自许之貌，谓天下无双，此医人之膏肓也。孙真人曰：医到病家，纵绮罗满目，勿左右顾盼。丝竹凑耳，无得自有所娱。珍羞迭荐，食如无味。醹醁兼陈，看若无有。所以尔者，夫一人向隅，满堂不乐，而况病患苦楚，不离斯须，而医者安然欢娱，傲然自得，真人神之所共耻，至人之所不为也。老君曰：人行阳德，人自报之。行阴德，鬼神善之。阴阳报施，岂诬也哉。所以医人不得恃己所长，专心经略财物。但作救苦之心，于冥冥之中，自膺多福矣。钱乙在神宗时，治皇子仪国公病瘛疭。国医莫能治。乙进黄土汤，遂愈。神宗问曰：黄土汤何以愈斯疾？乙对曰：以土胜水，木得其平，则风自止。且诸医所治垂愈，但小臣适当其愈耳。神宗悦其对，赏赉甚浓。程篁墩云：近世有儒名者，立说斥东垣、丹溪之书为不足观。曰：二家动引《素》《难》，犹儒者动引唐虞三代，何益于事？噫！为此言者，亦悖之甚矣。谭景升《化书》云：誉人者，人誉之。谤人者，人谤之。朱丹溪先生诲子十说。其一云：同道中，切宜谦和，不可傲慢于人。年尊者，恭敬之。有学人，师事之。倘有医类，但当义让，不可攘夺，致怨招谤。《经》云：礼之用，和为贵。《泊宅编》云：王居安秀才，久苦痔疾。闻萧山有善工，力不能招致，遂命舟自乌程走钱塘，舍于静邸中，使人迎医。医绝江至杭。既见，欣然为治药饵。且云：请以五日为期，可以除根本。初以一药，放下大肠数寸。又以一药洗之。徐用药线结痔。信宿痔脱，其大如桃。复以药饵调养，数日遂安。此工初无难色，但放下大肠了，方议报谢之物。病者知命悬其手，尽许行囊所有为酬，方许治疗。又玉山周仅，调官京师。旧患膀胱气，外肾偏坠。有货药人云：只立谈间，可使之止。约以万钱及三缣之报。相次入室中，施一针，所苦果平。周大喜，即如数酬金帛而去。后半月，其疾如故。使人访医者，已不见矣。古之贤人，或在医卜之中。今之医者，急于声利，率用诡道以劫流俗，殆与穴坏挟刀之徒无异。予目击二事，今书之以为世警。《申志》载温州医僧法程，字无枉。少瞽，百端治之不愈，但昼夜诵观世音菩萨名号，如是十五年。梦中闻菩萨呼之使前，若有物縶其足，不可动。菩萨叹曰：汝前世为灸师，误灸损人眼。今生当授此报，难以免。但吾怜汝诚心，但使汝衣食丰足。遂探怀中，掬宝珠满手与之。既寤，医道大行，衣钵甚富。至七十犹在。《巳志》载宜兴段务之，医术精高。然贪顾财贿，非大势力者，不能屈致。翟忠惠公居常熟，欲见之不可。诿平江守梁尚书邀之始来。既回平江，适一富人病，来谒医。段曰：此病不过汤药数剂可疗，然非五百千为谢不可。其家始许半酬，拂衣去。竟从其请。别奉银五十两为药资。段求益至百两，乃出药为治。数日愈，挟所获西归。中途夜梦一朱衣曰：上帝以尔为医，而厚取贿赂，殊无济物之心。命杖脊二十，遂敕左右捽[①]而鞭之。既寤，觉脊痛。呼仆视之，捶痕宛然。还家未几而死。宣城符里镇人符助教治痈疽，操心亡状。病者疮不毒，先以药发之。忽一黄衣卒来，持片纸示之云：阴司追汝，以藤杖点其背。符大叫痛。黄衣曰：汝原来也知痛。随手成大疽而死。《名医录》云：京师有一妇人，姓白，有美容，京人皆

---

① 捽（zuó）：揪，抓。

称为白牡丹。货下胎药为生。忽患脑疼，日增其肿，名医治之皆不愈。日久溃烂，臭秽不可闻。每夜声唤，远近皆闻之。一日遂与家中云：我所蓄下胎方，尽为我焚之。戒子弟曰：誓不可传此业。其子告母云：我母因此起家，何弃之有？其母曰：我夜夜梦数百小儿咂我脑袋，所以疼痛叫唤。此皆是我以毒药坏胎，获此果报。言讫遂死。《医说》载宣城管内水阳村，医陆阳，字义若，以技称。建炎中，朱萃老编修妻避寇惊忧致疾，陆误投以小柴胡汤杀之。溧水高淳镇李氏子，病瘵召之。用药未效。从出娼家饮，索钱并酒馔。不与。投以刚剂数十粒，又杀之。绍兴九年，陆暴病。呼曰：朱宜人、李六郎，休打我，我便去也。旬日死。黄帝曰：经脉十二，络脉三百六十五，此皆人之所明知，工之所循用也。所以不十全者，精神不专，志意不理，外因相失，故时疑殆，诊不知阴阳逆从之理，此治之一失也。受师不卒，妄作杂术，谬言为道，更名自功，妄用针药，后遗身咎，此治之二失。不适贫富贵贱之居，生之厚薄，形之寒温，不适饮食之宜，不别人之勇怯，不知比类，足以自乱，不足以自明，此治之三失也。诊病不问其始，忧虑饮食之失节，起居之过度，或伤于毒，不先言此，卒持寸口，何病能中？妄言作名，为粗所穷，此治之四失也。黄帝曰：凡未诊病者，必问尝贵后贱。虽不中邪，病从内生，名曰脱营。尝富后贫，名曰失精。五气留连，病有所并。医工诊之，不在脏腑，不变躯形。诊之而疑，不知病名。身体日减，气虚无精。病深无气，洒洒然时惊。病深者，以其外耗于卫，内夺于营。良工所失，不知病情，此亦治之一过也。凡欲诊病者，必问饮食居处。暴乐暴苦，始乐后苦，皆伤精气。精气竭绝，形体毁沮。暴怒伤阴，暴喜伤阳。厥气上行，满脉去形。愚医治之，不知补泻，不知病情。精华日脱，邪气乃并。此治之二过也。善为脉者，必以比类奇恒，从容知之，为工而不知道，此诊之不足贵。此治之三过也。诊有三常，必问贵贱，封君败伤，及欲候王。故贵脱势，虽不中邪，精神内伤，身必败亡。始富后贫，虽不伤邪，皮焦筋出，痿躄为挛。医不能严，不能动神。外为柔弱，乱至失常，病不能移，则医事不行。此治之四过也。凡诊者，必知终始，有知余绪。切脉问名，当合男女。离绝菀结，忧恐喜怒，五脏空虚，血气离守。工不能知，何术之语。尝富大伤，斩筋绝脉，身体复行，令泽不息，故伤败结，留薄归阳，脓积寒炅。粗工治之，亟刺阴阳。身体解散，四肢转筋，死日有期，医不能明。不问所发，惟言死日，亦为粗工，此治之五过也。凡此五者，皆受术不通，人事不明也。《周礼》：医师掌医之政令，聚毒药以共医事。凡邦之有疾病者，疕疡者造焉，则使医分而治之。政谓聚毒药以供医事。令谓使医分而治之，毒药药之。辛苦者，头疮曰疕，身疮曰疡。分治者，医各有能也。凡药有有毒者，有无毒者。无毒所以疗病，有毒所以发病。而药物之性，随四时而生死。金石之性，禀五行而厚薄。其类不一，其性必偏。而人之身，感阴阳寒暑之偏而有病。病以偏而感，药以偏而用，必相攻而后相济。用之不善，则无毒亦毒矣。必欲医者知用药之为毒，而不敢轻。辨君臣佐使之制，调温凉燥湿之宜，审表里吐纳之方，达造化性命之理，则虽毒不毒矣。故其职以聚毒药为主者，重之也？岁终，则稽其医事以制其食。十全为上。十失一，次之。十失二，次之。十失三，次之。十失四为下。稽，计也。食，禄也。十全谓所治十人皆愈也。失谓其不效者。失四为下，则其禄最薄。失五者黜之而无禄。罚之重者，重民命也。岂他职之可比也。疾医，掌养万民之疾病。四时皆有疠疾。春时有痟[1]首疾，夏时有痒疥疾，秋时有疟寒疾，冬时有嗽上气疾。天有六气，谓阴阳风雨晦明，皆足以伤形。人有六疾，谓寒热末腹惑心，皆足以伤气。运行于荣卫，周流于四肢。交通则为和，有余、不足则为疾。苟调养不得其道，而与之值焉。是以气疾交攻，甚者或至于病。此疾医于治病言养者，精察夫六疾之本，而顺适夫六气之运，此医之良者也。疠疾者，气不和之疾。痟，酸削也。首疾，头痛也。嗽，咳也。上气，逆喘也。凡人四时之间，冬伤于寒，阳主于内。春木用事，而阳发于外，然后寒气搏之，为痟首之疾。春木为肝，而主色。火胜于夏，以子胜母，故暑气溢而为疥痒之疾。夏伤于暑，阴主于内。秋金用事，而阴发于外，然后暑气搏之，为疟寒之疾。秋金为肺，而主声。水胜于冬，以子胜母，故寒气壅而为嗽上气疾。是四者，皆四时不和之气，故谓之疠。以五味、五谷、五药养其病，以五气、五声、五色视其死生。两之以九窍之变，参之以九脏之动。五味酰、酒、饴蜜、姜、盐之属。五谷麻、黍、稷、麦、豆也。五药草、木、虫、石、谷也。养犹治也。病由气胜，负而生气之赢，则攻之。其不足则养之也。五气者，肝气温，心气热，脾气和，肺气凉，肾气寒是已。五声者，肝声呼，心声叹，脾声歌，肺声哭，肾声呻是已。五色者，肝色青，心色赤，脾色黄，肺色白，肾色黑是已。三者剧易之征见于外。察其盈虚休王，则吉凶可知矣。九窍者，阳窍七，两耳、两目、两鼻、一口也。阴窍二，大小二府也。窍谓其有形而见于外者。两之谓阴阳，变谓阴阳之变。观其证之变而有通塞之二候。九脏者，正脏五，谓肺、心、肝、脾、肾，及六腑中胃、膀胱、大肠、小肠四者。脏谓皆有形而藏于内者。参之谓阳阴与冲气。察其脉之动，而有浮、中、沉之三部。以要而言，九脏皆不出于五脏，而上关九窍。两之参之而得其要。则五要可用，而医无过误之失矣。凡民之有疾病者，分而治之。死终，则各书其所以而入于医师。少者曰死，老者曰终，所以谓治疾不愈之状也。入于医师者，医师得以制其禄，且以为后戒。疡医，掌肿疡、溃疡、金疡、折疡之祝药刮杀之齐。（肿疡痈而上生创者。溃疡痈而含脓血者。金疡刃创也。折疡跅[2]跌者。祝当为注，以药附之也。刮，刮去脓血也。杀，以药食其恶肉也。）凡疗疡，以

---

① 痟（xiāo）：头痛。

② 跅（wǎn）：病名，手脚弯曲不能伸直。

五毒攻之，以五气养之，以五药疗之，以五味节之。止病曰疗。五毒，五药之有毒者。今医方有五毒之药，作之合黄垫，置石胆、丹砂、雄黄、矾石、磁石其中，烧之三昼夜。其烟上着，以鸡羽扫取之。以注创，恶肉破则骨尽出。刮谓刮去败血。杀谓蚀去恶肉。盖肿者欲散，溃者欲合，伤者欲复，断者欲续。故必先攻之以五毒，而后养之以五谷，疗之以五药，节之以五味也。凡药以酸养骨，以辛养筋，以咸养脉，以苦养气，以甘养肉，以滑养窍。凡有疡者，受其药焉。此言各以其类相养也。酸，木味。木根立地中似骨。辛，金味。金之缠合异物似筋。咸，水味。水之流行地中似脉。苦，火味。火出入无形似气。甘，土味。土含载四者似肉。滑，滑石也。凡诸滑物通利往来，似窍然。治疡以骨为主，而筋脉气不可以过盛，用药宜得其中焉。陶弘景曰：今庸医处疗，皆耻看《本草》。或倚约旧方，或闻人传说，或遇其所忆，便揽笔疏之。俄然戴面，以此表奇。其恶畏相反，故自寡昧。而药类违僻，分量参差，亦不以为疑。脱或偶尔值瘥，则自信方验。若旬月未瘳，则言病源深结，了不反求诸己，详思得失。虚构声称，多纳金帛，非惟在显宜贵，固将居幽贻谴矣。张湛曰：夫经方之难精，由来尚矣。今病有内同而外异，亦有内异而外同。故五脏六腑之盈虚，血脉荣卫之通塞，固非耳目之所察，必先诊候以审之。而寸口关尺，有浮沉弦紧之乱；俞穴流注，有高下浅深之差；肌肤筋骨，有浓薄刚柔之异。惟用心精微者，始可与言于兹矣。今以至精至微之事，求之于至粗至浅之思，岂不殆哉。若盈而益之，虚而彻之，塞而壅之，寒而滞之，是重加其疾而望其生，吾见其死矣。孙真人曰：凡古今病名，率多不同。缓急寻检，常致疑阻。若不判别，何以示众。且如世人呼阴毒伤寒，最为剧病。尝深撼其由。然口称阴毒之名，意指少阴之证，病实阴阳之候。命一疾而涉三病，以此为治，岂不茫昧。殊不知阴毒、少阴、阴阳，自是三候，为治全别。古有方证，其说甚明。今而混淆，害人最急。又如肠风、脏毒、咳逆、慢惊，遍稽方论，无此名称。深穷其状，肠风，乃肠痔下血。脏毒，乃痢之蛊毒。咳逆者，哕逆之名。慢惊者，阴痫之病。若不知古知今，何以为人司命？加以古之经方，言多雅奥，以利为滞下，以蹶为脚气，以淋为癃，以实为秘，以天行为伤寒，以白虎为历节，以膈气为膏肓，以喘嗽为咳逆，以僵直为痉，以不语为癔，以缓纵为痱，以怔忪为悸，以痰为饮，以黄为瘅。诸如此论，可不讨论？而况病有数候相类，二病同名者哉。宜其视伤寒、中风、热病、瘟疫，通曰伤寒。肤胀、鼓胀、肠覃、石瘕，率为水气。疗中风专用平痰药，指滞下或以为劳疾，伏梁不辨乎风根，中风不分乎时疾。此今天下医者之公患也，是以别白而言之。古云：不得为贤宰相，则为明医，甚者医之难明也。略举数事。一曰凉药治损谬。其说盛于丹溪。谓人之一身，阳常有余，阴常不足。而用知母，黄柏等，谓之滋阴。至今治虚劳者遵而用之。初服胃气尚强，久之则中寒而食减。阴未滋，

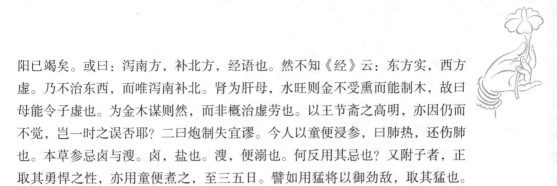

阳已竭矣。或曰：泻南方，补北方，经语也。然不知《经》云：东方实，西方虚。乃不治东西，而唯泻南补北。肾为肝母，水旺则金不受熏而能制木，故曰母能令子虚也。为金木谋则然，而非概治虚劳也。以王节斋之高明，亦因仍而不觉，岂一时之误否耶？二曰炮制失宜谬。今人以童便浸参，曰肺热，还伤肺也。本草参忌卤与溲。卤，盐也。溲，便溺也。何反用其忌也？又附子者，正取其勇悍之性，亦用童便煮之，至三五日。譬如用猛将以御劲敌，取其猛也。而损伤其手足，饥饿其体肤，乃使其临阵，可乎？夫用药者，宜察其当用与否。如不当用，曷若已之。三曰认药舛错谬。青皮则以小枳实混之，其枳壳则以香圆混之，石膏则以方解石混之。又另立软石膏、软柴胡之说。犹未也，以五倍子为文蛤，以莲花须为莲花蕊，以山萝卜为沙参，皆舛也。夫青皮入足厥阴经，故陈皮治高，青皮治低。小枳实，胸中药也，何由入厥阴经也？余可类推矣。又枸杞子、地骨皮，根之于实，一树也。王节斋分属草木二部，皆舛也。四率意处方谬。古人处方，慎重不苟。所有成方，如四君子、四物、二陈、平胃等号玉笈三十六方，孙思邈真人传自龙宫，而杂布于诸方书中。名各皆有深意，后人合宜则用，稍为增减出入，无不应者。乃今时处方，或散漫无纪，或任便自用，或惯作平淡庸柔之剂。无大益，亦无大损者。将谓成则归功，败则无所归咎，而不知紧要之疾，乃作误害矣。又王氏类方，最为精密。而四君子易甘草以黄芪。夫临证处方，自无死法，而录刻古方，不宜变损。或古有之则可，古未有，则仍旧为是。愚谓用药如用兵，兵本杀人，善用之则生人。医本生人，不善用之则杀人。旨哉言乎，故孔子以战、疾并慎。而医家者言，则有四诊九候，五科八要，诚慎之也。不然而平日不调习，临敌无节制，卤莽决裂，其不以兵为戏乎？王忠文公祎云：李明之弟子多在中州，独刘守真之学，传之荆山浮图师。师至江南，传之中人罗知悌，而南方之医皆宗之矣。及国朝，天下之言医者，非刘氏之学，弗道也。刘李之法，虽攻补不同，会而通之，随证而用之，自中其病矣。近时吾吴中称良医师，则以能持东垣者，谓之王；持张刘者，谓之伯。噫！尧舜以揖让，汤武以干戈。苟合道济世，何必曰同。余尝病世之专于攻伐者，邪气未退，而真气先尔然矣。专于补养者，或致气道壅塞，为祸不少，正气未复，而邪气愈炽。古人有云：药贵合宜，法当应变。泥其常者，人参反以杀人；通其变者，乌头可以活命。孙真人所谓随时增损，物无定方，真知言哉。震泽王文恪公云：今之医者，祖述李明之、朱彦修，其处方不出参术之类，所谓医之王道，信知本者矣。然病出于变，非术参辈所能效者，则药亦不得不变。可变而不知变，则坐以待亡。变而失之毫厘，则反促其死，均之为不可也。故曰：可与立，未可与权。药而能权，可谓妙矣。明之、彦修未尝废权也。世医师其常，而不师其变，非用权之难乎？孔志约云：动植形生，因方舛性。春秋节变，感气殊功。离其本土，则质同而效异。乖于采摘，乃物是而时非。名实既爽，寒温多谬。用之凡庶，其欺已甚。施之君父，逆莫大焉。陈嘉谟曰：医学贸易，多在市家。谚云：卖药者，一眼。用药者，两眼。服药者，无眼，非虚语也。古圹灰云死龙骨，苜蓿根为土黄芪，麝香捣荔核搀，藿香采茄叶杂，煮半夏为玄胡索，盐松梢为肉苁蓉，草仁充草豆蔻，西呆代木香，熬广胶入荞麦作阿胶，煮鸡子及鱼枕为琥珀，枇杷蕊代款冬花，驴脚胫作虎骨，松脂混麒麟，番硝和龙脑香。巧诈百般，甘受其侮，甚至杀人，归咎用药，乃大关系，非比寻常，不可不慎也。《陶贞白外传》云：有弟子桓闿，先得道，将超升。弘景问曰：某行教修道，勤亦至矣，得非有过而淹延在世乎？桓闿曰：君之阴功着矣。所修本草，以虻虫、水蛭为药，功虽及人而害于物命。以此一纪之后，当解形去世，署蓬莱都水监耳。言讫乃去。弘景复以草木之药，可代物命者，著《别录本草》三卷，以赎其过焉。后陶弘景果解形仙去，又为茅山上清第九代宗师也。许胤宗曰：医特意耳。思虑精则得之。脉之候幽而难明。吾意所解，口莫能宣也。古之上医要在视脉，病乃可识。病与药值，惟用一物攻之，气纯而愈速。今之人不善为脉，以情度病，多其物以幸有功。譬猎不知兔，广络原野，冀一人获之，术亦疏矣。一药偶得，它味相制，弗能专力，此难愈之验也。脉之妙处不可传，虚着方剂，终无益于世，此吾所以不着书也。《太微仙君功过格》云：以符法针药救重疾，一人为十功。小疾，一人为五功。如受病家贿赂，则无功。施药一服，为一功。传人保益性命符法药术等，每一事为五功。如受贿而传，则一功。凡有重疾告治，不为拯救者，一人为二过。小疾，一人为一过。治不如法，为一过。不愈而受贿，百钱为一过，贯钱为十过。修合毒药，欲害于人，为十过。害人性命，为百过。害人不死而病，为五十过。害一切众生禽畜性命，为十过。害而不死，为五过。故伤杀人性命者，为百过。误伤杀性命，为八十过。大明律，凡庸医为人用药针刺，误不依本方，因而致死者，责令别医辨验药饵穴道。如无故害之情者，以过失杀人论，不许行医。若故违本方，诈疗疾病而取财物者，计赃，准窃盗论。因而致死，及因事故，用药杀人者斩。樵谈有曰：杀人者死，法也。庸医杀人，不死。猛将杀人，不死。酷吏杀人，不死。法在乎？

缪仲淳祝医五则

　　凡人疾病，皆由多生不惜众生身命，竭用人力，好杀鸟兽昆虫，好棰楚下贱，甚则枉用毒刑，加诸无罪。种种业因，感此苦报。业作医师，为人司命，

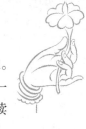

见诸苦恼，当兴悲悯。详检方书，精求药道。谛察深思，务期协中，常自思惟。药不对病，病不对机，二旨或乖，则下咽不返。人命至重，冥报难逃。勿谓一时衣食，自贻莫忏之罪于千百劫。戒之哉！宜惧不宜喜也。凡为医师，当先读书。凡欲读书，当先识字。字者，文之始也。不识字义，宁解文理。文理不通，动成窒碍。虽诗书满目，于神不染，触途成滞，何由省入？譬诸面墙，亦同木偶。望其拯生民之疾苦，顾不难哉？故昔称太医，今曰儒医。太医者，通天地人者也。儒医者，读书穷理，本之身心，验之事物，战战兢兢，求中于道。造次之际，罔敢或肆者也。外此，则俗工耳，不可以言医矣。凡为医师，当先识药。药之所产，方隅不同，则精粗顿异；收采不时，则力用全乖。又或市肆饰伪，足以混真。苟非确认形质，精尝气味，鲜有不为其误者。譬如将不知兵，立功何自？医之于药，亦犹是耳。既识药矣，宜习修事。雷公炮炙，固为大法。或有未尽，可以意通。必期躬亲，勿图苟且。譬诸饮食，烹调失度，尚不益人，反能增害，何况药物关乎躯命者耶。可不慎诸。凡作医师，宜先虚怀。灵知空洞，本无一物。苟执我见，便与物对。我见坚固，势必轻人。我是人非，与境角立。一灵虚窍，动为所塞。虽日亲至人，终不获益。白首故吾，良可悲已。执而不化，害加于人。清夜深思，宜先愧耻。况人之才识，自非生知，必假问学。问学之益，广博难量。脱不虚怀，何由纳受？不耻无学，而耻下问，私心自胜，于道何益。苟非至愚，能不傲省乎？医师不患道术不精，而患取金不多。舍其本业，专事旁求。假宠贵人，冀其口吻，以希世重。纵得多金，无拔苦力。于当来世，岂不酬偿。作是思惟，是苦非乐。故当勤求道术，以济物命。纵有功效，任其自酬。勿责浓报。等心施治，勿轻贫贱。如此，则德植厥躬，鬼神幽赞矣。以上所祝五条，皆关切医师才品道术，利济功过，仰愿来学，俯从吾祝，则进乎道而不囿于技矣。讵非生人之至幸，医道之大光也哉。陶弘景曰：五经四部，军国礼服，若讲用乖越者，犹可矣。止于事迹非宜尔。至于汤药，一物有谬，便性命及之。千乘之君，百夫之长，何不深思戒慎耶？昔许太子侍药不尝，招弑君之恶。季孙馈药，仲尼有未达之辞。知其药性之不可轻信也。

袁氏医家十事

一、医之志。须发慈悲恻隐之心，誓救大地含灵之苦。视众生之病，不论亲疏贵贱，贤愚贫富，皆当恫瘝[①]乃身，尽力殚力，曲为拯理。

[①] 恫瘝：(tōng guān) 恫：痛苦；恐惧；创伤、溃烂。瘝：疾病、疾苦。

二、医之学。须上通天道，使五运六气，变化郁复之理，无一不精。中察人身，使十四经络，内而五脏六腑之渊涵，外而四肢百骸之贯串，无一不彻。下明物理，使昆虫草木之性情气味，无一不畅。然后可以识病而用药。

三、医之识。医之用药，如将之用兵。纵横合变，呼吸异宜。非识见之高，不能神会而独断也。然此识非可袭取，非可商量。全在方寸中，虚明活泼。须涤除嗜欲，恬憺无为，则虚空自然生白也。

四、医之慎。医为人之司命，生死系之。用药之际，须兢兢业业，不可好奇而妄投一药，不可轻人命而擅试一方，不可骋聪明而遽违古法。倘或稍误，明有人非，幽有鬼责，可惧也。

五、医之善。君子之游艺，与据德依仁，皆为实学。故古人技艺之工，都从善养中得来。若承蜩，若养鸡，皆是法也。医虽小道，实具甚深三昧。须收摄心体，涵泳性灵，动中习存，忙中习定。外则四体常和，内则元神常寂。然后望色闻声，问病切脉。自然得其精，而施治得宜也。

六、医之术。医非徒仁术，亦仙术也。谚云：古来医道通仙道，此岂无稽之言哉。凡欲学医，须将玄门之旨，留神讲究。玄牝之门，生身之户，守中养气之诀，观窍观妙之理，务求明师指示，亲造其藩而闯其室。此处看得明白，则病候之生灭，身中之造化，已洞悉矣。以之治疾，岂不易易。况人之疾，有草木金石所不能治者，则教之根据法用功，无不立愈。天台智者禅师，谓一日一夜调息之功，可以已二十余年之痼疾。盖天之阳气一回，则万物生色。人之元气一复，则百体皆和。宿疾普消，特其余事耳。

七、医之量。书云：必有忍，其乃有济。有容德乃大。医者术业既高，则同类不能无忌。识见出众，则庸庶不能无疑。疑与忌合，而诽谤指摘，无所不至矣。须容之于不校，付之于无心，而但尽力于所事。间有排挤戕詈，形之辞色者，亦须以孟子三自反之法应之。彼以逆来，我以顺受。处之超然，待之有礼，勿使病家动念可也。

八、医之言。仲尼大圣屡以慎言为训。而医者之言，尤当慎者，不可夸己之长，不可谈人之短，不可浮诞而骇惑病患，不可轻躁而诋诽同类。病情之来历，用药之权衡，皆当据实晓告，使之安心调理。不可诬轻为重，不可诳重为轻。即有不讳，亦须委曲明谕。病未剧，则宽以慰之，使安心调理；病既剧，则示以全归之道，使心意泰然。宁默毋哗，宁慎毋躁。

九、医之行。语曰：以身教之从，以言教之讼。故慎吾之言，不若端吾之行。道高天下，守之以谦。智绝人群，处之以晦。敦孝弟，重伦理，而于礼、义、廉、耻四字，则秉之如蓍龟，遵之如柱石。久而勿失，自然起敬起信，而医道易行也。

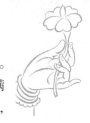

十、医之守。医虽为养家，尤须以不贪为本。凡有病人在，即举家不宁。当此时而勒人酬谢。家稍不足，则百计营求，艰难更倍。即充足之家，亦于满堂懊恼之中，而受其咨诅痛苦之惠，亦非心之所安也。故我生平于病患所馈，不敢纤毫轻受。有不给者，或更多方周给之。非以市恩，吾尽吾心而已矣。子孙习医而能根据此十事，古之圣贤，何以加此。

为医八要楫著

医家存心，当自重，不当自轻。当自谦，不当自傲。当计功，不当计利。当怜贫，不当谄富。自重必多道气，自轻必无恒心。自谦者，久必学进；自傲者，久必术疏。计功则用心于治病而伎巧生，计利则用心于肥家而诡诈出。怜贫则不择人而医，阴德无穷。谄富则不待请而至，卑污莫状。

采芝八则明州蒋式金著

立己宜养重，不宜自轻。吾党既以斯道为己任，则此一人之身，实千万人之所系命者也。必当立志清华，持躬敦朴，以示吾道之不苟。倘复徇人丧己，径窦甘趋，且非怀珍待聘之心，难免枉寻直尺之诮。临证宜计功，不宜图利。业以治生。若谓忧道不忧贫，斯不近情之语也。第贪得之念胜，则随在而急欲奏功。未能殚厥心以从事，有以人图侥幸者矣。是宜痌瘝乃身，以祈必济。庶功成而利亦随之。洵不必撄情得失，而已禄在其中。持心宜善下，不宜恃能。学问之道，虚己者多助，自恃者罔功。况岐伯之传，义精理奥，岂一人之私智所能洞测者乎？若彼管窥，狃于一得，遂有蔑视侪类之思。是以安于寡陋，而所业日荒，古人所以有持满之戒也。良贾深藏，允宜被服。行道宜怜贫，不宜谄富。炎凉丑态，涉世恒情。吾党虽无是行，而或存是心。每见遇贵介之子，持术惟患其不精。值娄寒之徒，用意辄邻于忽略。抑思此术，原为救人而设。独无告者，更宜加以矜怜。匪第完济世之初心，是亦阴行善之一节。看书宜辨理，不宜执方。陈言往论，虽古人己试之明验，然神而明之，存乎其人。况五方之风气强弱不齐，古今人之禀性浓薄亦异。若必执成法而不善变，是何异强方柄以就圆凿也。渊博之士，宜出自心之玄解，毋泥括帖之旧闻。治病宜究因，不宜务末。标本之说，昔人论之甚祥。今之图治者，不审其致之之由，而漫施补救。如救焚者，第扑其燎原之焰，而不灭其火。焰虽熄而火性尚存，终必复燃也。是在培其根、塞其源，歼厥渠魁，而群丑自向风而遁矣。处友宜从浓，不宜怀谖。慨自人不古处，交道浸衰。在同途共事者，更深操戈下石之惨。不知潜人者，人亦潜之。曷若息厥雌黄，互相规劝。宏其党类，各借声援。一以收同人之益，一以维声气之穷。制药宜求精，不宜就简。质本五行，各宜其用，制法咸宗雷公矣。然考诸出处，或一本而根梢异治，或一味而咬咀不同。所产有地土之殊，所藏有新旧之别。慎毋指鹿为马，徒取充宠。认鲁为鱼，漫夸具眼。致令奇方圣剂，竟介于效与不效之间。不惟无以起沉，而适足以损令望。

吴鹤皋太素脉论

医家以岐黄为祖。其所论脉，不过测病情、决死生而已，未有所谓太素也。扁鹊、仓公之神，仲景、叔和之圣，亦无所谓太素也。何后世有所谓太素者，不惟测人之病情，而能占人之穷通。不惟决人之死生，而能知人之祸福，岂其术反过于先圣耶？是亦风鉴巫家之教耳。初学之士，先须格致此理，免为邪说摇惑，则造诣日精，而仓、扁、张、王之堂可闯矣。故太素乃医之旁门，不得不辨，亦恶紫乱朱，距邪放淫之意。又：太素之说，固为不经，然其间亦有可采者。如曰脉形圆净，至数分明，谓之清。脉形散涩，至数模糊，谓之浊。质清脉清，富贵而多喜。质浊脉浊，贫贱而多忧。质清脉浊，此谓清中之浊。外富贵而内贫贱，失意处多，得意处少也。质浊脉清，此谓浊中之清。外贫贱而内富贵，得意处多，失意处少也。若清不甚清，浊不甚浊，其得失相半而无大得丧也。富贵而寿，脉清而长。贫贱而夭，脉浊而促。清而促者，富贵而夭。浊而长者，贫贱而寿。此皆太素可采之句也，然亦不能外乎风鉴，故业太素者，不必师太素。但师风鉴，风鉴精而太素之说自神矣。至其甚者，索隐行怪，无所不至，是又巫家之教耳。孔子曰：攻乎异端，斯害也已，正士岂为之。

吴鹤皋脉案式

脉案者，窃公案之义。医者察得病情，立定方法，使病邪不能逃吾之方论。药至而邪伏，譬之老吏听讼，援律定刑，使奸人无所逃也。一书某年、某月、某地、某人。二书其人年之高下，形之肥瘦长短，色之黑白枯润，声之清浊长短。三书其人之苦乐病由，始于何日。四书初时病证，服某药，次服某药，再服某药。某药少效，某药不效。五书时下昼夜孰甚，寒热孰多，喜恶何物，脉

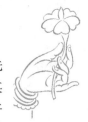

之三部九候如何。六引经旨以定病名。某证为标，某证为本。某证为急，当先治。某证为缓，当后治。某脏当补，某脏当泻。七书当用某方，加减某药。某药补某脏，某药泻某脏。君臣佐使之理，吐下汗和之意，一一详尽。书年之干支，月之春秋者，占运气也。书某地者，占方宜也。书年形声色者，用之以合脉也。书苦乐者，占七情也。书始于何日者，占久近也。历问某病证药物而书其验否者，以之斟酌己见也。书昼夜寒热者，辨气血也。书喜恶何物者，察阴阳脏腑也。书脉状者，以之合年形声色病证也。书经旨者，如法家引律，使确乎不可逃也。书病名者，用药如用兵，师出贵有名也。书标本者，识轻重也。书方药君臣之理者，欲病人达而尝也。凡看王公大人，贵宦儒门之病，必书此一案，便无一毫苟且，自然奏功。即不愈，亦免误投药剂之疑也。陶弘景曰：晋时有一才人，欲刻正周易及诸药方，先与祖讷共论。祖云：辩释经典，纵有异同，不足以伤风教。至于汤药，小小不达，便至于寿夭所由，则后人受弊不少，何可轻以裁断。祖之此言，可为仁识，足为龟镜矣。《曲礼》曰：医不三世，不服其药。宋景濂云：古之医师，必通于三世之书。所谓三世者，一曰黄帝针灸，二曰《神农本草》，三曰素问脉经。《脉经》所以察证，《本草》所以辨药，针灸所以祛疾。非是三者，不足以言医。传经者，既明载其说，复斥其非，而以父子相承三世为言，何其惑与？夫医之为道，必志虑渊微，机颖明发，然后可与于斯，虽父不能必其子也。施笠泽曰：愚按古今之称神医者，莫若扁鹊、仓公。而扁鹊之术，则受之长桑君。仓公之术，则传之公乘阳庆，初未闻以世传也。至如李东垣、朱丹溪、滑伯仁辈，皆豪杰自振者。是知医在读三世书，而不在于祖父之三世也。

张顾存先生回头歌

奉劝仁术们，亟回头，从宽譬，不为良相为良医，愿得博济行仁义，资彼青蚨半养身。先要阴功积渐次，念关天，休计利。朱秀水宰相钱山阴宰相严云南冢宰廖云南中丞齐昌嗣。楫曰：虚言谤人而不知悔，大言誉己而不知惭。惟以利乱厥心，不顾丑出其口。此小人之尤者也，而医党特甚。殊不知世有明眼。虚言大言，如见肺肝，不旋踵而为人鄙笑者多矣。所谓谤人誉己者，适所以誉人谤己也。吴因之先生曰：造谤者甚忙，受谤者甚闲。忙者不能造闲者之命，闲者则能定忙者之品。亦名言哉。

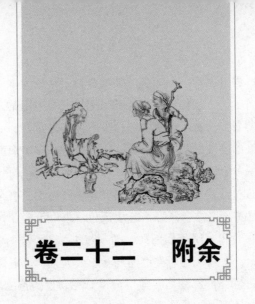

卷二十二　附余

病　则

《史记》曰：病有六不治。骄恣不论于理，一不治也。轻身重财，二不治也。衣食不能适，三不治也。阴阳并脏气不定，四不治也。形羸不能服药，五不治也。信巫不信医，六不治也。秦观《劝善录》云：今人或为汤火所伤，或为针刀误伤，手足痛已难忍，必号叫求救。至于临时头昏腹痛，或小可疾病，便须呼医买药，百般救疗，于我自身，爱惜如此。至于生物，则恣意屠宰，不生怜悯。未论佛法，明有劝戒。未论天理，明有报应。若不仁不恕，惟知爱物，亦非君子长者之所当为。谛观物情，当念众生。不可不戒。不可不戒。沈莲池曰：世人有疾，杀牲祀神，以祈福佑。不思己之祀神，欲免死而求生也。杀他命而延我命，逆天悖理，莫甚于此矣。夫正直者为神，神其有私乎？寇宗曰：治妇人，虽有别科，然亦有不能尽圣人之法者。今豪足之家，居奥室之中，处帷幔之内，复以帛蒙手臂，既不能行望色之神，又不能殚切脉之巧，四者有二缺焉。黄帝有言曰：凡治病，察其形气色泽。形气相得，谓之可治。色泽以浮，谓之易已。形气相失，谓之难治。色夭不泽，谓之难已。又曰：诊病之道，观人勇怯，骨肉皮肤，能治其情，以为诊法。若患人脉病不相应，既不得见其形，医人只据脉供药，其可得乎？如此言之，乌能尽其术也。此医家之公患。世不能革，医者不免尽理质问。病家见所问繁沓，为医业不精，往往得药不肯服。似此甚多。扁鹊见齐候之色，尚不肯信，况其不得见者乎？呜呼！可谓难也已。王海藏云：常人求诊拱默，苟令切脉，试其能知病否。且脉者，人之气血，附于经络。热胜则脉疾，寒胜则脉迟。实则有力，虚则无力。至于得病之由及所伤之物，岂能以脉知乎？故医者不可不问其由，病者不可不说其故。孙真人云：

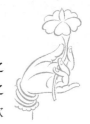

未诊先问，最为有准。丹溪云：病而服药，须守禁忌。孙真人《千金方》言之详矣，但不详言所以禁忌之由。敢陈其略，以为规戒。夫胃气者，精纯冲和之气，人之所赖以为生者也。若谋虑神劳，动作形苦，嗜欲无节，思想不遂，饮食失虑，药饵违法，皆能致伤。况伤之后，须用调补。恬不知怪，而又恣意犯禁。旧染之疾，与日俱积。吾见医将日不给，而伤败之胃气，无复完全之望，去死近矣。龚廷贤曰：南方人有患病者，每延医至家诊视后，只索一方，令人购药于市。不论药之真伪新陈，有无炮炙制度，辄用服之。不效，不责己之非，惟责医之庸。明日遂易一医。如是者数，致使病证愈增。而医人亦惑乱，莫知其所以误也。吁！此由病家之过欤？抑医家之不明欤？王海藏曰：病人服药，必择人煎药，能识煎熬制度。须令亲信恭诚至意者。煎药铫器，除油垢腥秽。必新净甜水为上。量水大小，斟酌以慢火煎熬。分数用纱滤去滓，取清汁服之，无不效也。孙真人曰：古来医人皆相嫉害。扁鹊为秦太医令李醯所害，即其事也。一医处方，不得使别医和合。脱或私加毒药，令人增疾，渐以致困。如此者非一，特须慎之。宁可不服其药，以任天真。不得使愚医相嫉，贼人性命，甚可哀伤。陶弘景曰：王公贵胜，合药之日，悉付群下。其中好药贵石，无不窃换。乃有紫石英、丹砂吞出洗取，一片动经十数过卖。诸有此例，巧伪百端。虽复监检，终不能觉。以此疗病，故难即效。如斯并是药家之盈虚，不是医人之浅拙也。龚廷贤曰：北方有患病者，每延医至家，不论病之轻重，时刻欲效。

否则即复求试，朝秦暮楚。殊不知人禀有虚实，病感有浅深。且夫感冒腠理之疾，一二剂可愈；至于内伤劳瘵之证，岂可以一二剂而愈哉？此习俗之弊，误人者多矣。惟智者辨之。寇宗奭曰：夫病不可治者，有六失。失于不审，失于不信，失于过时，失于不择医，失于不识病，失于不知药。六失之中，有一于此，即为难治。非只医家之罪，亦病家之罪也。矧有医不慈仁，病者猜鄙，二理交驰，于病何益。由是言之，医者不可不慈仁，不慈仁则招非。病者不可猜鄙，猜鄙则招祸。惟贤者洞达物情，各就安乐，亦治病之一说耳。苏东坡曰：脉之难明，古今之所病也。至虚有盛候，大实有羸状。疑似之间，便有死生之异。士大夫多秘所患以求痊，验医能否，使索病于冥漠之中，辨虚实冷热于疑似之间。医者不幸而失，终不肯自谓失也，巧饰遂非以全其名。间有谨愿者，虽合主人之言，亦参以所见，两存而杂治。吾平生求医，盖于平时默验其工拙。有疾求疗，必尽告以所患，使医了然知患之所在，然后诊之。虚实冷热，先定于中，脉之疑似，不能惑也。故虽中医，治吾疾常愈。吾求疾愈而已，岂以困医为事哉。褚澄曰：用药如用兵，用医如用将。善用兵者，徒有车之功。善用药者，姜有桂之用。知其才智，以军付之，用将之道也。知其方伎，以生付之，用医之道也。世无难治之疾，有不善治之医。药无难代之品，有不善代之人。

非命而绝，从可知矣。《素问》曰：拘于鬼神者，不可与言至德。恶于针石者，不可与言至巧。病不许治者，病必不治，治之无功矣。王符《潜夫论》曰：疾弃医药，更往事神，故至于死亡。不自知为巫所欺误，乃反恨事巫之晚，此荧惑细民之甚者也。

病家须知 潘之淇著

一、养神明。凡人一身精血从气，气从神。神者，精气之母也。《礼》曰：有疾。疾者斋，养者皆斋。斋也者，清明之至也。心不苟虑，身不苟动，志一气应，达乎神明，所以理阴阳而迎天麻也。肝主仁。心主礼，肺主义，肾主智，脾主信，性情之宅也。是故却病法有曰：静坐观空，觉四大皆从假合，此上之上者也。又曰：常将不如我者，巧自宽解。万事到来，以死譬之。庶亦心安意定，清虚日来。又曰：时请高明亲友，讲开怀出世之事，亦足以荡涤烦襟，开发志意。若夫愁思缕结，则神郁于内。内而不出，为滞为幽。暴怒炎攻，则气冲于上。上而不下，为张为蹶。又或栖栖身后，盼盼妻孥，视眼前一切可欣可喜。难割难舍之物，系恋不已，营度不休，未有不至于伤生殒命者也。试想到伤生殒命时，那一人能替得我，那一物能将得去耶。苏东坡曰：因病得闲殊不恶，安心是药更无方。此真病人一服清凉散也。

一、防邪物。房室不远，则耗其精。劳动不戒，则耗其力。言语不省，则耗其气，此邪之自内受者也。起居不谨则风露侵，饮食不节则肠胃损，此邪之自外入者也。健人有此，不免于病，况病者而可以益之毒乎。然病人性情多恣，稍不当意，忿悁意生。父母妻子惧其拂也而任之。偏于数事，多所违犯。故病者不可自轻其生，而侍病者尤不可不慎防密摄，事事留心。若纵其所欲，未有不至于坏者。慎之慎之。

一、戒讳疾。《医家四要》曰：望、闻、问、切，犹人之有四肢也。一肢废，不成其为人。一要缺，不成其为医。然必先望、先闻而后切者，所重有甚于切也。乃病家不知此理，往往秘其所患，以俟医之先言，即以验医之能否。岂知病固有证似脉同，而所患大相刺谬。若不先言明白，猝持气口，其何能中？昔丹溪有叔祖，年七十，患泄泻，脉涩而带弦，询其喜食鲤鱼，遂以茱萸、陈皮、生姜、砂糖等药，探吐胶痰而泻止。又有邻人素患疳疮。夏初泄泻，脉亦涩而弦。丹溪曰：此下疳之重者，与当归芦荟丸去麝，四剂而泻止。此两人证似脉同而治之迥别者，以其问之详，言之明也。又如其人，或先贵后贱，或先贫后富，暴乐暴苦，始乐后苦，及所思所喜，所恶所欲，所疑所惧之云何。

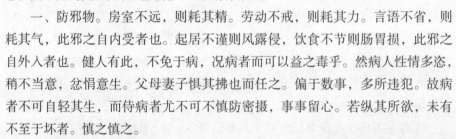

其始病所伤所感，所起所在之云何。以至病体日逐转变之情形，病后所服药饵之违合，必详言之，则切脉自无疑惑，投剂便可奏功。若种种讳忌不言，而懵然伸臂授医，使其倖邀射覆之一中，是直以性命为戏也。王海藏曰：常人求诊，拱默惟令切脉。殊不知气血附于经络，热则脉疾，寒则脉迟，实则有力，虚则无力。若得病之因与所伤之物，岂能以脉知之乎？苏东坡曰：吾疾必尽告医者，使胸中了然，然后诊脉，疑似不能惑也。吾求疾愈而已，岂以困医为事哉。两翁真高明之见也，病家不可不知。

一、谨微疾。凡服药于微，则其病易疗。若过半而治疗者，什三矣。过七八而治疗者，什不得一矣。昔齐中尉潘满如小腹痛，仓公诊曰：病得之酒且内。中尉不复自止于内。二十八日，当溲血而死。居二十五日，果溲血，三日死。王仲宣年二十。仲景谓之曰：君有病，四十岁当眉落，半年而死。授五石汤令服，可免。居数日，复问之。诡云：已服汤。仲景曰：色候固非服汤之诊，君何轻命也。后至期果如其言，眉落而死。今人染病在身，不自珍惜，罔遵医戒，忽略初机。直至深重，乃始张惶，卒以丧亡而不救。噫！晚矣。

一、慎药石。病家有三种陋习。一者听信师巫，广行杀戮，祷赛鬼神，而医药反若可缓，煎调漫托匪人。二者不明药理，旦暮更医，致使源流不清，臧否淆溷，乱投杂剂，罔知适从。三者自命知医，胶持意见，妄为加减，以掣医人之肘。有此三弊，虽仓扁无以见其能矣。善养者知之。

尊生十二鉴辑著

《远房室·经脉》篇云：人始生，先成精。又上古天真论为《素问》首篇，亦单说得一精字。盖精者，先天之胚胎，生生之种子也。故欲修长年，必先远色，矧病者乎。病既因虚致邪，务宜坚城却寇。寡嗜欲嗜欲不满，心无宁时。损耗精神，莫此为甚。人非木石，安能绝无。简而寡之，斯为得矣。断思想，思想无穷，神结于内。展转勿置，烦由以生。时日未觉，久则暗损气血多矣。亟宜斩绝。消暴怒，《内经》云：怒则气上。上而不下，病从生矣。其有呕血者，痰塞仆蹶者，皆气上不下故耳。能临事顾身，怒将潜灭。戒劳动，动而生阳，勉力动之成火矣。故劳字上从火，下从力。动亦从力、从重，非重力不能动也。劳动，则气火烦沸，诸火上腾，病变不出。而素有火疾者，更为甚焉。惟静逸为对治之法。省言语，言由心发。既发于心，则恐其错误，未免烦费吾心，细为检点。又人之一言一语，必由呼吸而出。费心损神，呼吸损气。神气两亏，于人何益？慎起居起居者何，一切行住坐卧，早起晚息也。慎起居，者何，言一切行住坐卧，早起晚息间，谨而慎之。勿使风寒暑湿之邪，乘虚侵袭。而病中尤当防备，要令我城坚固，莫教围寇益兵。勿迎送，迎送劳形。周全于迎送之间，则劳神矣。谅我病夫，虽礼可废。节饮食，饮食赖以养生。而养生中，有戕生者。故《生气通天论》云：阴之所生，本在五味。阴之五宫，伤在五味。伤者，言其偏胜也。五味且不可偏，而乃有偏于凉冷，偏于炙煿，偏于膏粱，偏于曲蘖者。渐令湿热垢腻，久积肠胃。一旦发为疮疡疔毒，痰火痈疽，种种恶疾，必不能免。人又何苦取一时之快，而博他日之大不快也。愚哉！检药石，药石听医，吾何以检之哉？择其善者从之，其不善者弃之。善与不善，评之于理而已。更有效医自试，君佐妄施，致令轻者困，重者笃。忽于入口，遗而噬脐，愚之甚矣。修德行，古语云：人有善念，天必从之。故国有灾异，君惟修德，可以弭之。是君一身修德，即能荫庇一国，而人一心修德，岂不能获免己身。所谓修德者何，即忏悔改过也。要在扫除旧习，顿悟昨非，束步绳趋，兢时惕日，如此不辍，如此终身，是之谓真忏悔，真改过也。天意自然向注，凶眚自然潜消。若急来抱佛脚，上岸讨行李，试问头上翁，已早知之矣。明用度，谚言黄白为世间活宝。宝固不可浪费，活岂教人死守乎。有等家富矣，而贫状浮面，穷语挂唇，惟利是图，卑污不顾。讵知此生之光景有限，饶君粟贯陈红，究竟来一样耳。较彼处贫安，随分乐者，果孰得孰失乎？嘻！良可悲也。闽李廉泉者，商吾浙。戊辰正月，忽中风昏愦。延医治疗，至四月不愈。召余诊。余与药，复谆谆戒忌。逾月，复不减。询知其以余所嘱戒忌者，竟忘矣。因命笔书调摄事宜十二则，令置座右。不月而李疾顿愈。是知调摄力胜吾笼中物百倍，敢梓传为病家一助云。寇宗奭曰：夫未闻道者，放逸其心，逆于生乐，以精神徇智巧，以忧畏徇得失，以劳苦徇礼节，以身世徇财利。四徇不置，心为之病矣。极力劳形，躁暴气逆，当风纵酒，食嗜辛咸，肝为之病矣。饮食生冷，温凉失度，久坐久卧，大饱大饥，脾为之病矣。呼叫过常，辩争陪答，冒犯寒暄，恣食咸苦，肺为之病矣。久坐湿地，强力入水，纵欲劳形，三田漏溢，肾为之病矣。五病既作，故未老而羸，未羸而病。病至则重，重则必毙。呜呼！是皆弗思而自取之也。卫生之士，谨此五者，终身无苦。经曰：不治已病，治未病，正此谓矣。寇宗奭曰：夫安乐之道，在能保养者得之。况招来和气之药少，攻决之药多，不可不察也。是知人之生，须假保养，无犯和气以资生命。才失将护，便至病生。苟或处治乖方，旋见颠越。防患须在闲日，故曰：安不忘危，存不忘亡。此圣人之预戒也。朱丹溪曰：与其救疗于有疾之后，不若摄养于无疾之先。是故已病而求治，所以为医家之法。未病而先治，所以明摄生之理。夫如是，则思虑而预防者，何患之有哉。此圣人不治已病，治未病之意也。《食治通说》云：燕居暇日，何所用心。善养形神，周防疾患。

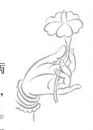

常存谨畏，无失调将。食饮之间，最为急务。安危所系，智力可分。与其畏病而求医，孰若明理以自求。与其有病而治以药，孰若抑情而预治。情斯可抑，理亦自明。能任理而不任情，则所养可谓善养者矣。防患却病之要，其在兹乎。

寇宗奭曰：夫用药如用刑。刑不可误，误即干人命，用药亦然。一误，即便隔生死。然刑有鞫司，鞫成然后议定，议定然后书罪。盖人命一死，不可复生，故须如此详谨。今医人才到病家，便以所见用药。若高医识病知脉，药又相当，如此即应手作效。或庸下之流孟浪乱投汤剂，逡巡便至困危。如此杀人，何太容易。世间此事甚多，良由病家不择医，平日未尝留心于医术也。可不惧哉。

《物理论》曰：夫医者，非仁爱不可托也。非聪明达理，不可任也。非廉洁淳良，不可信也。是以古之用医，必选名姓之后。其德能仁恕博爱，其智能宣畅曲解，能知天地神祇之次，能明性命吉凶之数。处虚实之分，定逆顺之节。原疾诊之轻重，而量药剂之多少。贯微达幽，不失细小，如此乃谓良医，岂区区俗学人能之哉。陶弘景曰：医贵有恒，不可权饰妄造。所以医不三世，不服其药。九折臂者，乃成良医，盖谓药功积深故也。今之承藉者，多恃炫名价，不能精心研习，虚传声美。京邑诸人，皆尚声誉，不取实学，闻风兢往。自有新

学该明，而名称未播贵胜，以为始习，多不信用。委命虚名，良可惜也。吴球曰：西乡一人患病，久慕城间名医，舆迎治病。因事绊，不得亲行，遂令伊兄前去。患者不乐，服药无效，遂送归。仍请本医。至途遇兄，询其病源。兄曰：某病，某脉，用某药，今在此囊中。遂将药带至病家。病者闻至，遂有喜色。诊脉后，竟将前药煎与服之。病者曰：此药气味与前者大不相同。须臾问曰：何如？答曰：稍可。次日又进，其病瘳矣。吁！药一也，其气味异焉，盖其人疑心故耳。《宋景濂赠郑院判序》云：有其术而无所于用，值可用之机而人不能任之。欲望其以有成者，百家之所难也，惟医为甚。扁鹊、华佗，天下固不常有也。使有之而值浅易之疾。遇难语之人，上之不足展吾术，次之不能从吾所欲为。法宜针而责我以砭，法宜实而命我以虚。乖迕拘执，卒之与恒医无异。是岂医之罪哉？势使然也。诚有善任人者，惟吾所用而不较，期以成效而不泥于私谋，人人皆可得而勉矣。故疾有死于过爱而生于达理。过爱者，恐其危而不肯任人。达理者，知非己之所能为，则信人而求其成效。其达者，乃所以生之，而爱乃所以杀之也。若福建承宣布政使陈君彦铭，其达理者欤。陈君之妻，偶得寒疾，羸弱已甚，征太医院判官郑某治之。郑请曰：愈否在我，幸无挠我。陈君许诺。郑君乃视脉而疗之。或谓药性与疾戾，以语惧陈君。君不听，任之不变。已而果愈。陈君出金帛谢之。郑君辞曰：子善任吾故尔。使子不我任而自用，虽欲愈，可得耶？孙真人曰：世间凡有病人亲朋、故旧，交游来问疾，其人曾不经事，未读一方，自夸了了，诈作明能，谈说异端。或言是虚，或言

是实，或云是风，或云是虫，或云是水，或云是痰。纷纷谬说，种种不同。破坏病人心意，不知孰是，迁延未就。时不待人，欻然致祸，各自散走。是病先须好人及好名医，识病深浅，探赜方书，博览古今，事事明解者看病。不尔，大误人事。《见闻搜玉》云：饮食男女，人之大欲存焉。制之若无，斯为圣人。节而不纵，可谓贤人。纵而不节，是为下愚。盖杀生以资口腹，淫欲以丧天真，二者更相助法。因美饮食，则血气盛。血气盛，则淫欲多。淫欲多，则反损血气。血气损，则又赖饮食以资补。是二者更相造罪也。若欲省口腹，先节淫欲。若能节淫欲，即可省口腹，此乃安身延年之道。若纵之，则人生受用之数有限，限尽则早终矣。徐真甫云：愚见患者小愈，胃气才回，咸谓以为能食者不死，率意恣欲，妄投厚味，惟其不嗜胜人为忧。噫！弗思甚也。殊不悟浓味遂邪。古人摄养，每以寡嗜欲，薄滋味为先。况病人伤败之际，而又重伤，其不危殆者寡矣。又见久病之人少愈，而目尚昏，腰尚重痛，谓病久郁抑，精闭不通，率尔入房，以疏郁结。往三行而病遽起，反至不救者多矣。饮食不节，反轻为重，反安为危者，历历有之。此天下之通弊，惟贤者知之。《本草衍义》云：身以安乐为本，安乐以保养为本。本既固，疾病何由而生，夭横何由而至。摄生之道，无逮于此。夫草木无知，犹假灌溉。矧人为万物之灵，岂不资保养。

然保养之义，其理万计。约而言之，其术有三。一养神、二惜气、三堤疾。忘情去智，恬憺虚无，杂事全真，内外无寄。如是，则神不内耗，境不外惑，真一不杂，神自宁矣。此养神也。抱元一之本根，固归真之精气，三焦定位，六贼忘形，识界既空，大同斯契，则气自定矣。此惜气也。饮食得宜，温凉合度，出处无犯于八邪，瘔寐不可以勉强，则身自安矣。此堤疾也。和气汤专治一切客风怒气、怨气、抑郁不平之气。先用一忍字，后用一忘字。上二味和匀，不语唾送下。服后更饮醇酒五七杯，使熏然半酣尤佳。快活无忧散除烦恼，断妄想。上二味等，研为极细末，用清净汤调服。凡合此药，先要洒扫一净室。窗棂虚朗，前列小槛，栽花种竹，贮水养鱼。室中设一几、一榻、一蒲团。每跏趺静坐，瞑目调息，将前药服之。至三炷香久，任意所适，或散步空庭，吟弄风月，或展玩法帖名画，或歌古诗二三首。倦则啜苦茗一瓯，就枕偃息。久之，觉神清气爽，天君泰然，不知人间有烦恼，不见我心有妄想，斯则效可睹矣。我命在我，不在于天。愚人所自致百病风邪者，皆由恣意极情，不知自惜，故虚损生也。譬如枯朽之木，遇风即折；将崩之岸，值水先颓。今若不能服药，但知爱精节情，亦得一二百年寿也。《吴山里人日记》云：太上曰：真人在己，莫问邻。老子曰：事天治人莫如啬，是为深根固蒂、长生久视之道。则彼家采战之说，决非真道可知矣。其原始于富贵。人既欲长生，又耽情欲。方术之士因进其说，以逢其欲，而要重糈。据余所见，士大夫误信而误用之，弱者必夭，

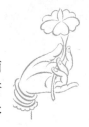

强者必衰，大都不得终其天年，况长生乎。夫参、芪，草木也，可以补虚。酒肉、长食也，可以助赢。秋石、河车，人所弃也，制而服之，可以起废。如所云二弦真气，童少津液，岂得无补。但采取之法，既无真传；临境之时，又多危险。所得者少，所失者多，不如一切屏绝可也。《奉亲养老书》云：老人之食，宜其温热熟软，忌粘硬生冷。每日晨朝，宜以醇酒先进平补下元药一服，女人则平补血海药一服，无燥热者良。寻猪、羊肾，煮一杯压之，五味葱薤鹑等粥皆可。至辰时，服人参平气散一服，然后次第以顺四时温软饮食进之。食后引行一二百步，令运动消散。临卧时，进化痰利膈人参半夏丸一服。尊年之人，不可顿饱。但频频与食，使脾胃易化，谷气长存。若顿令饱食，肠胃虚薄，不能消纳，故成疾患。为人子者，深宜体悉此养老之大要也。日只可进前药三服，不可多饵。如无疾患，亦不须服药，但只调停饮食，自然无恙矣。《奉亲养老书》云：老人药饵，只是扶持之法。只可用温平顺气，进食补虚、中和之药治之。不可用市肆赎买、他人惠送、不知方味及狼虎之药。与之服饵，切宜详审。《奉亲养老书》云：天癸数穷，则精血耗竭。神气浮弱，返同小儿，全假将护以助衰晚。若遇水火兵寇，非横惊怖之事，必先扶持老人于安稳处避之，不可喧忙惊动。尊年之人，一遭大惊，便至冒昧，因生余疢。凡丧葬凶祸，不可

令吊。疾病危困，不可令问。寝寐饮食，不可令惊。悲哀忧愁，不可令人预报。秽恶臭败，不可令闻。生冷粘硬毒物，不可令食。蔽漏卑湿，不可令居。卒风暴寒，不可令冒。烦恼大热，不可令中。动作行步，不可令劳。暮夜之食，不可令饱。阴雾晦暝，不可令饥。假借鞍马，不可令乘。偏僻药饵，不可令服。废宅欹宇，不可令入。坟园冢墓，不可令游。危险之地，不可令登。渊急之水，不可令渡。暗昧之室，不可令孤。凶祸远报，不可令知。轻薄婢使，不可令亲。家园冗事，不可令管。皆宜忌之，以保长年。《奉亲养老书》云：老人骨肉疏，冷风易中。若窄衣贴身，暖气着体，自然气血流利，四肢和畅。虽遇盛夏，亦不可袒露。其颈后连项，常用紫软夹帛，自颈后巾帻中垂下着肉，入衣领中，至背脾间，以护腠理。中年人肌肉瘦怯，腠理开疏。若风伤腠中，便成大患。深宜慎之。《琐碎录》云：老不医风。非不医风也，只当调气尔。少不医劳，非不医劳也，只当调脾尔。《琐碎录》云：世人奉养，往往倒置。早漱口，不若将困而漱，去齿间所积，牙亦坚固。《千金要方》云：大喜大悲、男女热病未瘥、女子月血新产者，不可合阴阳。热疾新瘥，交者死。《千金要方》云：老子曰：凡人生多疾病者，是风日之子。生而早死者，是晦日之子。在胎而伤者，是朔日之子。生而母子俱死者，是雷霆霹雳日之子。能行步有知而死者，是下旬之子。兵血死者，是月水尽之子，又是月蚀之子。能胎不成者，是弦望之子。命不长者，是大醉之子。不痴必狂者，是大劳之子。生而不成者，是平晓

之子。意多恐悸者，是日出之子。好为盗贼贪欲者，是禺中之子。性行不良者，是日中之子。命能不全者，是日映之子。好诈及妄者，是晡时之子。不喑耳聋者，是人定之子。天地闭，气不通，其子死。夜半合阴阳，生子上寿贤明。夜半后合会，生子中寿，聪明智能。鸡鸣合会，生子下寿，克父母。此乃天地之常理也。《千金要方》云；患赤目，须忌房事。不然，令人患内障。《千金要方》云：善摄生者，凡觉阳事转盛，必谨而抑之，不可纵心竭意，以自贼也。若一度制得，则一度火灭，一度增油。若不能制，纵情施泻，即是膏火将灭，更去其油，可不深自防。《千金要方》云：夜梦恶，不须说。且以水面东噀之。咒曰：恶梦着草木，好梦成宝玉。即无咎也。巢氏《病源论》云：人卧不寤，皆是魂魄外游，为他邪所枕录，欲还未得，致成魇也。忌火照，则神魂不复入，乃至于死。而人有于灯光前魇者，是本由明出，故不忌火。葛洪《肘后方》云：人忽不寤，勿以灯照之，杀人。但痛啮其踵及足拇指甲际而唾其面，则活。取韭捣汁，吹鼻中。薤汁亦得。冬月用韭根汁灌于口中。《琐碎录》云：浴出不可和衫裙寝熟。恐成外肾疼，腰背拳曲。方勺《泊宅篇》云：眼疾不可浴。浴则病，甚至有失明者。能断沐头，则一生无眼疾。《沐浴身心经》云：沐浴用五种香汤。一者白芷，能去三尸。二者桃皮，能辟邪气。三者柏叶，能降真仙。四者零陵香，能集灵圣。五者青木香，能消秽召真。《本草》云：甑气水浴发，令发长密黑润。《本草》云：干粳米饭，常食令人热中，唇口干。不可和苍耳食，令人卒心痛。急烧仓米炭，和蜜浆服之。不尔，即死。不可与马肉食，发痼疾。陈仓米亦然。张文潜云：张安道每晨起食粥一大碗。空腹胃虚，谷气便作。所补不细，又极柔腻，与脏腑相得。妙齐和尚说：山中僧每将旦一粥，甚系利害。如不食，则终日觉脏腑燥渴。盖能畅胃气，生津液也。东坡云：夜坐饥甚，吴子野劝食白粥，云能推陈致新，利膈养胃。《食治通说》云：食饮以时，饥饱得中，水谷变化，冲气和融，精血以生，荣卫以行，腑脏调平，神志安宁。正气充实于内，元真通会于外。内外邪莫能干，一切疾患无从作。《琐碎录》云：啖饵之类过多，觉不快者，惟饮酒至醉。则既醒之后，所苦皆瘥。其效过于服药。陈橘皮汤亦能解。《食治通说》云：当盛暑时，食饮加意调节。缘伏阴在内，腐化稍迟。又果蓏①园蔬，多将生啖。苏水桂浆，唯冷饮生冷相值，克化尤难。微伤即飧泄，重伤即霍乱吐利。是以暑月食物，尤要节减，使脾胃易于磨化。戒忌生冷，免有腹脏之患。《食治通说》云：好食生冷者，将为腹痛、心疼、呕吐、泄痢之疾。好食炙煿者，将为口疮咽痛、壅热痈疡之疾。《翰府名谈》云：今人食冷物，必饮汤，将温其脾。已冰其脾，何温之有？不若未食冷

----

① 蓏（luǒ）：草本植物的果实。

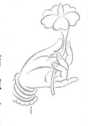

物，先饮汤温之，继食冷无患。《千金要方》云：善养性者，先饥而食，先渴而饮。食欲数而少，不欲顿而多，则难消也。常欲令如饱中饥，饥中饱耳。盖饱则伤脾，饥则伤气。故每学淡食。食当熟嚼，使米脂入腹。《食治通说》云：食饮之宜，当候已饥而进食，食不厌熟嚼。仍候焦渴而引饮，饮不厌细呷。无待饥甚而后食，食不可太饱。或觉微渴而省饮，饮不欲太频。食不厌精细，食不厌温热。王叔和洞识摄生之道，常谓人曰：食不欲杂，杂则或有所犯。当时或无灾患，积久为人作疾。寻常饮食，每令得所。多餐令人膨胀短气，或致暴疾。夏至秋分，少食肥腻饼臛^①之属。此物与酒食瓜果相妨。当时不觉病，入秋阳消阴盛，寒气总至，多诸暴卒，良由涉夏取冷太过，饮食不节故也。而不达者，皆至病至之日，谓是受病之始，不知其所由来者渐矣。岂不惑哉？《琐碎录》云：食后以小纸捻打喷嚏数次。气通，则目自明，痰自化。《食疗本草》云：野鸭九月以后即中食，全胜家者。虽寒不动气。人身上小热疮，多年不好者，但多食之即瘥。《本草》云：饮食须逐日熬熟用。经宿即动气。有牙齿并脾疾人，切不可吃。《琐碎录》云：伏热者，不可饮水。冲寒者，不可饮汤。《本草拾遗》云：温病起，食莼菜多死。《博物志》云：秋蟹毒者，无药可疗。目相向，足斑者，尤甚。《食疗本草》云：女人倒生，吞麻子二三粒，即顺生。《琐碎录》云：欲醒酒，食橄榄。《琐碎录》云：食韭后，杨枝皮擦牙，用冷水漱之，不作气。《琐碎录》云：大雪中跣足，不可便以热汤洗，或饮热酒，足指随堕。《云笈七签》云：饮食伏床凶，不可向北吃食。本草服药食忌：凡药中有甘草，忌食猪肉、菘菜、海菜。黄连、胡黄连忌猪肉、冷水。苍耳忌猪肉、马肉、米泔。桔梗、乌梅忌猪肉。仙茅忌牛肉、牛乳。半夏、菖蒲忌羊肉、羊血、饴糖。牛膝忌牛肉。阳起石、云母、钟乳、硇砂、矾石并忌羊血。商陆忌犬肉。丹砂、空青、轻粉并忌一切血。吴茱萸忌猪心、猪肉。地黄、何首乌忌一切血、葱、蒜、萝卜。补骨脂忌猪血、芸薹。细辛、藜芦忌狸肉、生菜。荆芥忌驴肉、黄颡鱼、河豚、一切无鳞鱼蟹。紫苏、天门冬、丹砂、龙骨忌鲤鱼。巴豆忌野猪肉、菰笋、芦笋、酱、冷水。苍术、白术忌雀肉、青鱼、菘菜、桃、李。薄荷忌鳖肉。麦门冬忌鲫鱼。常山忌生葱、生菜。附子、乌头、天雄忌豉汁、稷米。牡丹忌葱、胡荽。厚朴、蓖麻忌炒豆。鳖甲忌苋菜。威灵仙、土茯苓忌醋及一切酸味。蜜忌鲊^②及生葱。凡服药，不可杂食肥猪、犬肉，油腻，羹脍，腥臊，陈臭诸物。凡服药，不可多食生蒜、胡荽、生葱、诸果、诸滑滞之物。《琐碎录》云：凡服药，药气与食气不得相逢。食气消，则服药。药气散，则进食。其药有食

---

① 臛（huò）：肉羹。

② 鲊（zhǎ）：用米粉、面粉等加盐和其他作料拌制的切碎的菜，也指一种用盐和红曲腌的鱼。

前、食后者，皆宜审此。

医家难事有三情 张介宾著

一曰病患之情。所谓病患之情者，有素禀之情，如五脏各有所偏，七情各有所胜。阳脏者，偏宜于凉。阴脏者，偏宜于热。耐毒者，缓之无功。不耐毒者，峻之为害。此脏气之有不同也。有好恶之情者，不惟饮食有憎爱，抑且举动皆关心。性好吉者，危言见非。意多忧者，慰安云伪。未信者，忠告难行。善疑者，深言则忌。此情性之有不同也。有富贵之情者，富多任性，贵多自尊。任性者，自是其是。真是者，反成非是。自尊者，遇士或慢。自重者，安肯自轻。此交际之有不同也。有贫贱之情者，贫者衣食不能周，况乎药饵。贱者焦劳不能释，怀抱可知。此调摄之有不同也。又若有良言甫信，谬说更新，多岐亡羊，终成画饼，此中无主而易乱者之为害也。有最畏出奇，惟求稳当，车薪杯水，宁甘败亡，此内多惧而过慎者之为害也。有以富贵而贫贱，或深情而挂牵，戚戚于心，心病焉能心药，此得失之情为害也。有以急性而遭迟病，以更医而致杂投，惶惶求速，速变所以速亡，此缓急之情为害也。有偏执者，曰吾乡不宜补，则虚者受其祸。曰吾乡不宜泻，则实者被其伤。夫十室且有忠信，一乡焉能皆符，此习俗之情为害也。有参、术入唇，惧补心先痞塞。硝、黄沾口，畏攻神即飘扬。夫杯影亦能为祟，多疑岂法之良，此成心之情为害也。有讳疾而不肯言者，终当自误。有隐情而不敢露者，安得其详。然尚有故隐病情，试医以脉者。使其言而偶中，则信为明良。言有弗合，则目为庸劣。抑孰知脉之常体，仅二十四，病之变象，何啻百千。是以一脉所主非一病，一病所见非一脉。脉病相应者，如某病得某脉则吉。脉病相逆者，某脉值某病则凶。然则理之吉凶，虽融会在心，而病之变态，又安能以脉尽言哉。故知一、知二、知三，神圣谆谆于参伍。曰工、曰神、曰明，精详岂独于指端。彼俗人之浅见，固无足怪；而士夫之明慧，亦每有蹈此弊者。故忌望闻者，诊无声色之可辨。恶详问者，医避多言之自惭。是于望、闻、问、切，已舍三而取一，且多有并一未明。而欲得夫病情者，吾知其必不能也。所以志意未通，医不免为病困。而朦胧猜疑，病不多为医困乎？凡此皆病患之情，不可不察也。

二曰旁人之情。所谓旁人之情者，如浮言为利害所关，而人多不知检。故或为自负之狂言，则医中有神理，岂其能测。或执有据之凿论，而病情多亥豕，最所难知。或操是非之柄，则同于我者是之，异于我者非之，而真是真非，不是真人不识。或执见在之见，则头疼者云救头，脚疼者云救脚，而本标纲目，反为迂远庸谈。或议论于贵贱之间，而尊贵执言，孰堪违抗，故明哲保身之士，宁为好好先生。或辨析于亲疏之际，而亲者主持，牢不可拔，虽真才实学之师，亦当唯唯而退。又若荐医，为死生之攸系，而人多不知慎。有或见轻浅之偶中而为之荐者，有意气之私厚而为之荐者，有信其便便之谈而为之荐者，有见其外饰之貌而为之荐者，皆非知之真者也。又或有贪得而荐者，阴利其酬。关情而荐者，别图冀望。甚有斗筲之辈者，妄自骄矜，好人趋奉，薰莸不辨，擅肆品评。誉之则盗跖即尧舜，毁之则鸾凤亦鸱鸮[1]，洗垢索瘢，无所不至。而怀真抱德之士，必其不伴。若此流者，虽其发言容易，欣戚无关，其于淆乱人情，莫此为甚。多致明医有掣肘之去，病家起刻骨之疑。此所以千古是非之不明，总为庸人扰之耳。故竭力为人任事者，岂不岌岌其危哉。凡此皆旁人之情，不可不察也。

　　三曰同道人之情。所谓同道人之情者，尤为闪灼，更多隐微。如管窥蠡测，醯鸡笑天者，固不足道；而见偏性拗，必不可移者，又安足论。有专恃口给者，牵合支吾，无稽信口。或为套语以诳人，或为甘言以悦人，或为强辩以欺人，或为危词以吓人，俨然格物君子，此便佞之流也。有专务人事者，典籍经书，不知何物，道听途说，拾人唾余，然而终日营营，绰风求售，不邀自赴，儇媚取容，偏投好者之心，此阿谄之流也。有专务奇异者，腹无藏墨，眼不识丁，乃诡言神授，伪托秘传，或假脉以言祸福，或弄巧以乱经常，最觉新奇，动人甚易，此诈欺之流也。有务饰外观者，夸张侈口，羊质虎皮。不望色，不闻声，不详问，一诊而药，若谓人浅我深，我明人昧，此粗疏孟浪之流也。有专务排挤者，阳若同心，阴为浸润。夫是曰是，非曰非，犹避隐恶之嫌，第以死生之际，有不得不辨者，固未失为真诚之君子。若以非为是，以是为非，颠倒阴阳，掀翻祸福，不知而然，庸庸不免，知而故言，此其良心已丧，谗妒之小人也。有贪得无知，藐人性命者。如事已疑难，死生反掌，斯时也，虽在神良，未必其活。故一药不敢苟，一着不敢乱，而仅仅冀于挽回。忽遭若辈，求速贪功，谬妄一投，中流失楫，以致必不可救。因而嫁谤自文，极口反噬。虽朱紫或被混淆，而苍赤何辜受害，此贪幸无知之流也。有道不同不相为谋者，意见各持，异同不决。夫轻者不妨少谬，重者难以略瘥。故凡非常之病，非非常之医不能察。用非常之治，又岂常人之所知。故独闻者，不伴于众；独见者，不合于人。大都行高者谤多，曲高者和寡，所以一齐之傅，何当众楚之咻。直至于败，而后群然退散，什之一人，则事已无及矣，此庸庸不揣之流也。又有久习成风，苟且应命者。病不关心，些须惟利。盖病家既不识医，则倏赵倏钱；

---

　　① 鸮（xiāo）：俗称猫头鹰。

医家莫肯任怨，则惟苓惟梗。或延医务多，则互为观望。或利害攸系，则彼此避嫌。故爬之不痒，挝之不痛。医称稳当，诚然得矣。其于坐失机宜，奚堪耽误乎？此无他，亦惟知医者不真，而任医者不专耳。诗云：发言盈庭，谁执其咎？筑室于道，不溃于成。此病家、医家近日之通弊也，尚多难尽。必期不失，未免迁就。但迁就，则碍于病情。不迁就，则碍于人情。有必不可迁就之病情，而复有不得不迁就之人情，其将奈之何哉。当局者，能详察斯言，而各为儆省。非惟病人之情，旁人之情，同道人之情，不难于不失，而相与共保天年，同登寿域之地，端从此始，惟明者鉴之。陶弘景曰：凡煮汤欲微火，令小沸。其水根据方。大略二十四药，用水一斗，煮取四升，以此为推。然利汤欲生，少水而多取汁。补汤欲熟，多水而少取汁，不得令水多少。用新布两人一尺木绞之，澄去垽①浊，纸覆令密。温汤勿用铁器服。汤宁小沸，热则易下，冷则呕涌。李时珍曰：陶氏所说乃古法也。今之小小汤剂，每一两，用水二瓯为准。多则加，少则减之。如剂多水少，则药味不出。剂少水多，又煎耗药力也。凡煎药，并忌铜、铁器，宜用银器、瓦罐，洗净封固，令小心者看守。须识火候，不可太过、不及。火用木炭、芦苇为佳。其水须新汲味甘者。流水、井水、沸汤等各依方法。若发汗药，必用紧火热服。攻下药，亦用紧火煎熟，下硝黄再煎，温服。补中药宜慢火，温服。阴寒急病，亦宜紧火急煎服之。又有阴寒烦躁，及暑月伏阴在内者，宜水中沉冷服。孙真人曰：夫百病之本，有中风、伤寒、寒热、温疟、中恶、霍乱、大腹水肿、肠澼、下利、大小便不通、贲豚、上气、咳逆、呕吐、黄胆、消渴、留饮、癖食、坚积、癥瘕、惊邪、癫痫、鬼疰、喉痹、齿痛、耳聋、目盲、金疮、踒折、痈肿、恶疮、痔瘘、瘤瘿、男子五劳七伤、虚乏羸瘦、女子带下、崩中、血闭、阴蚀、蛊蛇蛊毒。此皆大略宗兆，其间变动枝叶，各根据端绪以取之。又有冷热劳损、伤饱、房劳、惊悸、恐惧、忧恚、怵惕，又有产乳、落胎、堕下、瘀血，又有贪饵五石，以求房中之乐，此皆病之根源，为患生诸枝叶也，不可不知其本末。但向医说，男女长幼之病，有半与病源相附会者，便可服药也。男子者，众阳所归，常居于燥。阳气游动，强力施泄，便成劳损。损伤之病，亦以众矣。若比之女人，则十倍易治。凡女子十四以上，则有月事，月事来日，得风冷湿热，四时之病相协者，皆自说之。不尔，与治误相触动，更增困也。处方者，亦应问之。孙真人曰：比来田野下里家，因市得药，随便市上雇人捣合，非止诸不如法，至于石斛、菟丝子等难捣之药，费人功力，赁作捣者，隐主悉盗弃之。又为尘埃秽气入药中，罗筛粗恶，随风飘扬。众口尝之，众鼻嗅之。药之精气，一切都尽，与朽木不殊。又

---

① 垽（yìn）：渣滓。

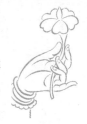

复服饵不能尽如法。服尽之后，反加虚损，遂谤医者处方不效。夫如此者，非医之咎。自缘发意甚误，宜熟思之。《玉华子》云：知邪思者，觉也。断邪思者，不续也。人之有疾，必有所因。及知其因，则谨于未因，及去其因，勿复其因，此愈疾之功也。断念之觉，由于不续。每觉每去，勿续则已。故曰：瞥求是病，不续是药。张大复曰：杀物以疗病，不若全物以疗之之善也。昔予舅氏之病疹也。外大父将求鹳卵而疗焉。既得之矣，鹳且逐卵而仆于地。大父伤之曰：有死子而求生之，有生卵而必伤之，何见之舛也。遂舍之。夜半疹愈。夫使食卵而愈，未有不以为卵验矣。鹳有其卵而子得生，亦非鹳之能生之也。然而生非卵验也，因是可以解世人之惑。余常病悸。有医者教之食鳖。曰：食鳖则血滋，血滋则悸去。从之期月而悸自如也。一夕梦群鳖来嗍余，自颈以及于臂，肤无完者。觉而心怦怦焉，悸乃益甚。嗟乎！固有以杀而病甚者也。

跋

　　尝谓天地无脉，则辘轳不转；山川无脉，则灵秀不钟；草木无脉，则苍翠不舒。凡所以能生生者，惟有脉之纤回运行而已。乃知人一小天地耳。胎形于先，生成于后。形具而气周，气周而脉见。是人之生于脉也益信。今欲治生者，孰不洞悉脉之原委，以察阴阳之虚实，辨脏腑之寒热，定吉凶于呼吸乎。第紫虚以《四言举要》阐奥于前，意括未赅。我师推展于今，钩深致远，因脉及证，因证及方，辩析无剩义，而且多别解，即郭象之注庄、张湛之注老，不是过焉。书成，题曰：医灯续焰。夫以五都九市之奇，罗于暗室，非太乙之藜，无以别其珍奇异宝。是集也，洵紫虚之薪传，后学之指南也欤。所谓一灯才煜，而千百世之暗皆除。予追随历有年所，周旋于风雨晦明，得藉离明之照。兹杀青告成，分校及门，因附言于殿。以是知寿天下、寿万世者，端此矣，宁小补哉。

　　　　　　　　　壬辰浴佛日，甬东门人蒋式金顿首谨跋并书

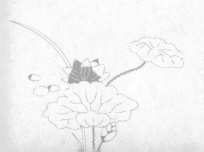